高等院校"十二五"规划教材

医学计算机
应用基础

娄岩　主编

徐东雨　刘尚辉　张志常　副主编

U0313715

人民邮电出版社

北　京

图书在版编目（CIP）数据

医学计算机应用基础 / 娄岩主编. -- 北京 ：人民
邮电出版社，2014.9
高等院校"十二五"规划教材
ISBN 978-7-115-35904-9

Ⅰ．①医… Ⅱ．①娄… Ⅲ．①计算机应用－医学－高
等学校－教材 Ⅳ．①R319

中国版本图书馆CIP数据核字(2014)第180380号

内 容 提 要

本书根据教育部高等学校计算机基础课程教学指导委员会公布的《计算机基础课程教学基本要求》编写而成，重点介绍了IT新技术在医疗卫生与生命科学领域的最新进展。

本书主要内容包括：计算机基础知识、Windows操作系统、网络应用技术、医院信息系统应用、计算机与医学影像技术、多媒体技术、Flash动画设计技术、Photoshop图像处理技术、网页设计与制作等，还增添了目前IT业炙手可热的前沿知识"大数据概论"一章。对大数据的原理进行了深入浅出的介绍，并给出了其在医学以及多个领域的应用方法及案例，使本书更具时代特色。

本书内容全面、通俗易懂，书中采用的所有实例都经过反复验证和测试。本书既可以作为高等学校医学专业计算机基础课程的教材，也可以作为医学职业培训教育的参考书。

◆ 主　　编　娄　岩
　　副 主 编　徐东雨　刘尚辉　张志常
　　责任编辑　吴宏伟
　　责任印制　张佳莹　焦志炜

◆ 人民邮电出版社出版发行　　北京市丰台区成寿寺路 11 号
　　邮编　100164　电子邮件　315@ptpress.com.cn
　　网址　http://www.ptpress.com.cn
　　大厂聚鑫印刷有限责任公司印刷

◆ 开本：787×1092　1/16
　　印张：20　　　　　　　　　2014 年 9 月第 1 版
　　字数：550 千字　　　　　　2014 年 9 月河北第 1 次印刷

定价：39.80 元

读者服务热线：(010)81055256　印装质量热线：(010)81055316
反盗版热线：(010)81055315

随着计算机科学和信息技术的高速发展，国内高校的计算机基础教育对学生的计算机应用能力提出了更高的要求。为了适应这种新发展，编者根据教育部高等学校计算机基础课程教学指导委员会公布的"关于进一步加强高等学校计算机基础教学的意见暨计算机基础课程教学基本要求"的指导思想，同时兼顾 IT 技术在医疗卫生、生命科学领域中最新的应用进展和发展趋势，编写了本教材。

大学计算机基础是高等院校中非计算机专业的公共必修课程。本教材编写的宗旨是使学生能够全面、系统地了解计算机基础知识，具备计算机实际应用能力，并能在各自的专业领域自觉地应用计算机进行学习与研究。

本教材照顾了不同专业、不同层次学生的需要，增强了计算机网络技术、多媒体技术、大数据信息处理技术等方面的教学内容，促使学生在数据分析和多媒体信息处理等方面的自我创新、自主学习能力得到提高。

本书共分 10 章，第 1 章计算机基础知识由娄岩编写，第 2 章 Windows 操作系统由霍妍编写，第 3 章网络应用技术基础由庞东兴编写，第 4 章医院信息系统由徐东雨编写，第 5 章计算机与医学影像技术由刘尚辉编写，第 6 章多媒体技术由付淼编写，第 7 章 Flash 动画设计技术基础由李静编写，第 8 章 Photoshop 图像处理技术基础由张志常编写，第 9 章网站设计与制作由曹鹏编写，第 10 章大数据概论由娄岩编写。

本书可以作为全国高等医药院校各专业的计算机公共基础课程主教材使用。本书提供开放式的省级精品课程体系网络平台 www.cmu.edu.cn/computer，共享丰富的教学资源。

在本书的编写过程中，编者们参阅了大量的中外书籍、文献和网络资源，在此向所有参加编写的同事、曾帮助和指导过我们工作的朋友以及所有资源的作者表示衷心的感谢。

由于水平有限，书中难免存在疏漏和错误之处，希望广大读者批评指正。

娄岩

2014 年 6 月

目录 CONTENTS

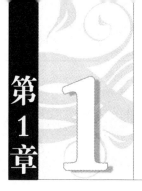

第1章 计算机基础知识

计算机（computer）诞生于 20 世纪 40 年代，其应用从最初的军事方面扩展到社会的各个层面。微型计算机的出现和计算机网络的迅猛发展，让生活在当今信息社会中的人们无时无刻不获益于它的存在，并享受它带给我们的便利。随着计算机技术与应用的不断发展，信息社会对人才培养新需求的不断变化，以及高等教育改革的不断深化，计算机基础教育已经成为我国计算机教育体系中的重要环节，对非计算机专业学生计算机知识与能力的培养起着更加重要的作用，计算机应用基础课程已成为高等院校学生必修的公共基础课程。本章的宗旨是努力提高学生利用信息技术解决专业领域问题的能力。

学习目标：

- 了解计算机的发展历史及其在社会变革中的作用。
- 全面了解计算机技术的应用与发展趋势。
- 理解与掌握现代信息技术应用的基本概念与知识。

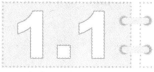 计算机的基本概念

随着计算机技术的飞速发展，计算机应用日益普及。计算机被称为"智力工具"，因为计算机能提高人们完成任务的能力。计算机擅长于执行快速计算、信息处理以及自动控制等工作。虽然人类也能做这些事情，但计算机可以做得更快、更精确，使用计算机可以让人类更具创造力。有效使用计算机的关键是要知道计算机能做什么，计算机如何工作，以及如何使用计算机。本章将讨论计算机的基本概念，初步了解计算机的工作原理，为后面的学习奠定基础。

1.1.1 计算机的发展

世界上第一台电子计算机"ENIAC"诞生于 1946 年美国宾夕法尼亚州立大学。虽然从外观上看它是个庞然大物，就其性能上看却远逊于现在的微型计算机（即 PC），但这并不影响它成为 20 世纪科学技术发展进程中最卓越的成就之一。它的出现为人类社会进入信息时代奠定了坚实的基础，有力地推动了其他科学技术的发展，对人类社会的进步产生了极其深远的影响。

20 世纪 40 年代中期，冯·诺依曼（1903—1957 年）参加了宾夕法尼亚大学的小组，1945 年设计电子离散可变自动计算机（electronic discrete variable automatic computer，EDVAC），将程序和数据以相同的格式一起储存在存储器中。这使得计算机可以在任意点暂停或继续工作，机器结构的关键部分是中央处理器，它使计算机所有功能通过单一的资源统一起来。

1946 年，美国物理学家莫奇利任总设计师，和他的学生爱克特（Eckert）（见图 1-1），研制成功了世上第一台电子管计算机 ENIAC，如图 1-2 所示。

今天，计算机应用已经融入社会的各行各业和人们生活的方方面面，在人类社会变革中起到了无可替代的作用。从农业社会末期到工业社会的过度，以及当今的信息化社会，计算机技术的应用正一点点改变人们传统的学习、工作和生活方式，推动社会的飞速发展和文明程度的提高。

计算机的发展历史按其结构中采用的主要电子元器件划分，一般分成 4 个时代。

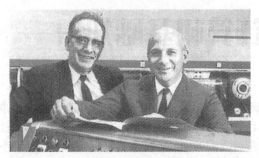

图 1-1 计算机的创始人，莫奇利和他的学生爱克特

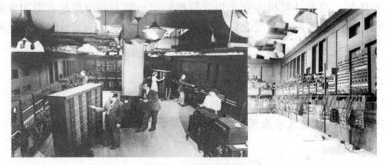

图 1-2 世界第一台电子计算机 ENIAC

1. 第一代计算机——电子管时代（1946—1957 年）

这个时期的计算机如图 1-3 所示，主要采用电子管作为其逻辑元件，其装有 18 000 多只电子管和大量的电阻、电容，内存仅几 KB。数据表示多为定点数，采用机器语言和汇编语言编写程序，运算速度大约每秒 5 000 次加法，或者 400 次乘法。首次用电子线路实现运算。

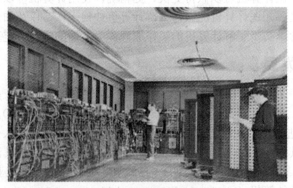

图 1-3 电子管计算机

2. 第二代计算机——晶体管时代（1958—1964 年）

这个时代计算机的基本特征是采用晶体管作为主要元器件，进而取代了电子管。内存采用了磁芯存储器，外部存储器采用了多种规格型号的磁盘和磁带，外设也有了很大的发展。此间计算机的运算速度提高了 10 倍，体积缩小为原来的 1/10，成本降低为原来的 1/10。更可喜的是计算机软件有了重大发展，出现了 FORTRAN、COBOL、ALGOL 等高级计算机编程语言。第一台晶体计算机如图 1-4 所示。

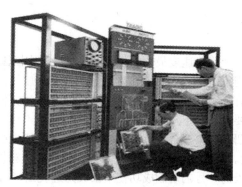

图 1-4 第一台晶体管计算机

3. 第三代计算机——集成电路时代（1965—1970 年）

随着半导体物理技术的发展，出现了集成电路芯片技术，在几平方毫米的半导体芯片上可以集成几百个电子元器件，小规模集成电路作为第 3 代电子计算机的重要特征，同时也催生了电子工业的飞速发展。第 3 代电子计算机的杰出代表有美国 IBM 公司 1964 年推出的 IBM S/360 计算机，如图 1-5 所示。

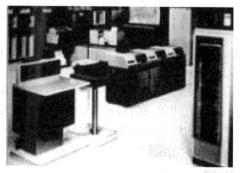

图 1-5 IBM S/360 计算机

4. 第四代计算机——超大规模集成电路时代（1971 年至今）

进入 20 世纪 70 年代，计算机的逻辑元器件采用超大规模集成电路技术，器件集成度得到大幅提升，运算速度达到每秒上百亿次浮点运算。集成度很高的半导体存储器取代了以往的磁芯存储器。此间，操作系统不断完善，应用软件的开发成为现代工业的一部分；计算机应用和更新的速度更加迅猛，产品覆盖各类机型；计算机的发展进入了以计算机网络为特征的时代，计算机真正开始快速进入社会生活的各个领域。大型计算机如图 1-6 所示。

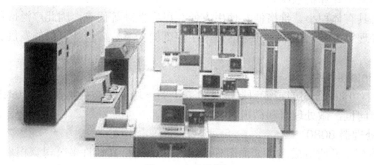

图 1-6 大型计算机

1.1.2　超级计算机

截至 2013 年 6 月,世界上运算速度最快的超级计算机是由中国国防科技大学等单位研制的天河二号,它每秒能完成 5 亿亿次运算。双精度浮点运算峰值速度达到每秒 5.49 亿亿次,Linpack(国际上流行的用于测试高性能计算机浮点计算性能的软件)测试其性能已达到每秒 3.39 亿亿次。

以往的超级计算机主要包括以下几种。

2009 年 10 月,中国研制的第一台千万亿次超级计算机天河一号在湖南长沙亮相,全系统峰值性能为每秒 1206 万亿次。天河一号位居同日公布的中国超级计算机前 100 强之首,也是当时世界上最快的超级计算机。天河一号的研制成功使中国成为继美国之后世界上第二个能够研制千万亿次超级计算机的国家。

2008 年 11 月,IBM 的 Roadrunner 成为当时最快的超级计算机,运算能力为 1.105PFlops。

2008 年 11 月 16 日,美国 Cray 超级计算机公司推出 Jaguarr 系列,运算能力为 1.059PFlops,采用 4 5376 个四核心的 Opteron 处理器,362TB 的存储器,传输总带宽为 284Gbit/s,硬盘容量超过 10PB,内部的数据总线带宽为 532Tbit/s。这台计算机将放置在美国的国家高速计算机中心,并开放给各界有需要的团体申请使用。

2007 年 11 月,IBM 的 Blue Gene/L 计算机的运算能力为 478.2 TFlops,安装了 32 768 个处理器。它是 PowerPC 架构的修改版本,正式运作版本被推出到很多地点,包括 Lawrence Livermore National Laboratory。

在地球模拟器之前,最快的超级计算机是美国加州罗兰士利物摩亚国家实验室的 ASCI White,它的冠军位置维持了 2.5 年。

超级计算机是一个国家综合国力的体现。2013 年 6 月 17 日,国际 TOP500 组织公布了最新全球超级计算机 500 强排行榜榜单,中国国防科技大学研制的"天河二号"以每秒 33.86 千万亿次的浮点运算速度,成为全球最快的超级计算机。此次是继"天河一号"之后,中国超级计算机再次夺冠。

1.1.3　微型计算机的发展

微型计算机是第四代计算机的典型代表。电子计算机按体积大小可以分为巨型机、大型机、中型机、小型机和微型机,这不仅是体积上的简单划分,更重要的是其组成结构、运算速度和存储容量上的划分。

随着半导体集成技术的迅速发展,大规模和超大规模集成电路的应用,出现了微处理器(MPU)、大容量半导体存储器芯片和各种通用的或可专用的可编程接口电路,诞生了新一代的电子计算机——微型计算机,也称为个人计算机(PC)。微型计算机再加上各种外部设备和系统软件,就形成了微型计算机系统。

微型计算机具有体积小、价格低、使用方便、可靠性高等优点,因此广泛应用于国防、工农业生产和商业管理等领域,给人们的生活带来了深刻的变革。微型计算机的发展大体上经历了以下几个过程。

1. 霍夫和 Intel 4004

1971 年 1 月,Intel 公司的霍夫研制成功世界上第一块 4 位微处理器芯片 Intel 4004,标志着第一代微处理器问世,微处理器和微机时代从此开始。

2. 8 位微处理器 8080

1973 年,该公司又研制成功了 8 位微处理器 8080,随后其他许多公司竞相推出微处理器、微型计算机产品。1975 年 4 月,MITS 发布第一个通用型 Altair8800,售价 375 美元,带有 1KB 存储器，这是世界上第一台微型计算机。

3．APPLEⅡ计算机

1977 年，美国 APPLE 公司推出了著名的 APPLEⅡ计算机，它采用 8 位微处理器，是一种被广泛应用的微型计算机，开创了微型计算机的新时代。

4．IBM 与 PC

20 世纪 80 年代初，当时世界上最大的计算机制造公司——美国 IBM 公司推出了名为 IBM PC 的微型计算机。PC 是英文"personal computer"的缩写，翻译成中文就是"个人计算机"或"个人电脑"，因此人们通常把微型计算机叫做 PC 或个人电脑。

5．PC 之父

IBM 微型计算机技术总设计师埃斯特利奇（Don Estridge）负责整个跳棋计划的执行，他的天才和辛勤工作直接推动了 IBM PC 时代的来临，因此他被后人尊称为"PC 之父"。不幸的是，4 年后"PC 之父"因乘坐的班机遭台风袭击而英年早逝，没能够亲眼目睹他所开创的巨大辉煌。

1981 年，IBM 公司基于 Intel8088 芯片推出的 IBM-PC 计算机以其优良的性能、低廉的价格以及技术上的优势迅速占领市场，使微型计算机进入了一个迅速发展的实用时期。

世界上生产微处理器的公司主要有 Intel、AMD、Cyrix、IBM 等，美国的 Intel 公司是推动微型计算机发展最为著名的微处理器公司。在短短的十几年内，微型计算机经历了从 8 位到 16 位、32 位再到 64 位的发展过程。

当前计算机技术正朝着巨型化、微型化、网络化、智能化、多功能化和多媒体化的不同方向发展。

1.1.4 计算机的分类

计算机的种类很多，而且分类的方法也很多。较权威的分法一直为专业人员采用。例如用 I 代表"指令流"，用 D 代表"数据流"，用 S 表示"单"，用 M 表示"多"。于是就可以把系统分成 SISD、SIMD、MISD、MIMD 共 4 种。根据计算机分类的演变过程和近期可能的发展趋势，国外通常把计算机分为六大类。

1．超级计算机或称巨型机

超级计算机通常是指最大、最快、最贵的计算机。例如，目前世界上运行速度最快的超级计算机的速度为每秒 1 704 亿次浮点运算。生产巨型机的公司有美国的 Cray 公司、TMC 公司，日本的富士通公司、日立公司等。我国研制的银河机也属于巨型机，银河 1 号计算机的运算速度是 1 亿次/秒，而银河 2 号计算机的运算速度是 11 亿次/秒。

2．小超级机或称小巨型机

小超级机又称桌上型超级计算机，试图将巨型机缩小成个人计算机的大小，或者使个人机具有超级电脑的性能。典型产品有美国 Convex 公司的 C-1、C-2、C-3 等，Alliant 公司的 FX 系列等。

3．大型主机

大型主机包括我们通常所说的大、中型计算机。这是在微型机出现之前最主要的计算模式，大型主机经历了批处理阶段、分时处理阶段、分散处理与集中管理的阶段。IBM 公司一直在大型主机市场处于霸主地位，DEC、富士通、日立、NEC 也生产大型主机。不过随着微机与网络的迅速发展，大型主机正在走下坡路。许多计算中心的大型机正在被高档微机群取代。

4．小型机

由于大型主机价格昂贵，操作复杂，只有大企业大单位才能买得起。在集成电路推动下，20 世纪 60 年代，DEC 推出一系列小型机，如 PDP-11 系列、VAX-11 系列，以及 HP 的 1000、3000 系列等。通常小型机用于部门计算，同样它也受到高档微机的挑战。

5．工作站

工作站与高档微机之间的界限并不十分明确，而且高性能工作站正接近小型机，甚至接近低端主机。但是，工作站毕竟有它明显的特征：使用大屏幕、高分辨率的显示器，有大容量的内外存储器，而且大都具有网络功能。其用途也比较特殊，如用于计算机辅助设计、图像处理、软件工程及大型控制中心。

6．个人计算机或称微型机

"个人计算机"（personal computer，PC）一词源自于 1981 年 IBM 的第一部桌上型计算机型号 PC，是指能独立运行、完成特定功能的、适合个人使用的计算机。个人计算机不需要共享其他计算机的处理器、磁盘和打印机等资源也可以独立工作。

台式机（或称台式计算机、桌面电脑）、笔记本电脑、上网本和平板电脑以及超级本等都属于个人计算机的范畴。

随着智能手机和平板的普及，绝大多数人已经更青睐那种触屏手机即可完成的办公娱乐方式。最近无论是在国内还是在国外，都有不少于"专家"认为在不久的某一天里传统 PC 会被更为便携的手机和平板所替代。

7．专用计算机

专用计算机是为某种特定目的而设计的计算机，如用于数控机床、轧钢控制的计算机，生物计算机，光子计算机，量子计算机，分子计算机和单电子计算机等。专用计算机针对性强、效率高、结构比通用计算机简单。

8．模块化计算机

在计算机技术的发展过程中，计算机通用模块化设计起了决定性的推动作用。不但在内置板卡中实现模块化，甚至可以提供多个外接插槽，以供用户加入新的模块，增加性能或功能，使用起来和现在笔记本中的 PCMICA 有点接近。图 1-7 为模块化概念计算机。

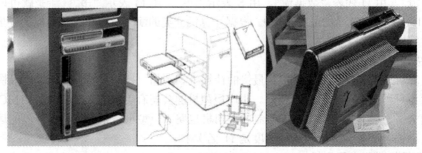

图 1-7　模块化概念机

这种外接插槽将采用 PCI Express 接口技术，PCI Express 具有高性能、高扩展性、高可靠性、很好的升级性以及低花费的特点，它必然取代现在的 PCI 总线，同时利用它的热插拔原理，用户可以设计出模块化的概念机。图 1-7 是包括美国 DELL 公司在内的一些厂商已经在 WinHEC 2002 上展示的模块化概念机，用户需要哪一个功能，只需把提供该功能的模块加到计算机上，就能提供该功能，无须关机，就像现在使用 USB 设备一样方便。也许未来的计算机将是一个密封设备，所有外设都将通过 USB 或其他外部接口连接，计算机板卡也通过 PCI Express 总线，从而支持热插拔。

9．服务器

服务器也称伺服器，是网络环境中的高性能计算机，它侦听网络上的其他计算机（客户机）提交的服务请求，并提供相应的服务，为此，服务器必须具有承担服务并且保障服务的能力。

服务器的高性能主要体现在高速度的运算能力、长时间的可靠运行、强大的外部数据吞吐能力等方面。服务器的构成与微机基本相似，有处理器、硬盘、内存、系统总线等，它们是针对具体的网络应用特别制定的，因而服务器与微机在处理能力、稳定性、可靠性、安全性、可扩展性、可管理性等方面的差异很大。服务器通常分为文件服务器（能使用户在其他计算机访问文件）、数据库服务器和应用程序服务器。服务器是网站的灵魂，是打开网站的必要载体，没有服务器的网站用户无法浏览。

1.1.5 计算机的主要特点

目前，计算机已成为人类文明必需的文化内容，它与传统的语言、基础数学一样重要。对计算机技术的了解和掌握程度是衡量科学素养的重要指标之一，计算机的主要特点如下。

1．快速的运算能力

计算机的工作基于电子脉冲电路原理，由电子线路构成其各个功能部件，其中电场的传播扮演主要角色。我们知道电磁场传播的速度是很快的，现在高性能计算机每秒能进行几百亿次以上的加法运算。如果一个人在一秒钟内能做一次运算，那么一般的电子计算机一小时的工作量，一个人得做100多年。在很多场合下，运算速度起决定作用。例如，计算机控制导航要求"运算速度比飞机飞的还快"；气象预报要分析大量资料，如用手工计算需要十天半月，失去了预报的意义，而用计算机，几分钟就能算出一个地区内数天的气象预报。

2．超强的记忆能力

计算机中有许多存储单元，用以记忆信息。内部记忆能力是电子计算机和其他计算工具的一个重要区别。由于具有内部记忆信息的能力，在运算过程中就可以不必每次都从外部获取数据，而只需事先将数据输入内部的存储单元中，运算时即可直接从存储单元中获得数据，从而大大提高了运算速度。计算机存储器的容量可以做得很大，而且它的记忆力特别强。

3．足够高的计算精度

电子计算机的计算精度在理论上不受限制，一般的计算机均能达到15位有效数字，通过一定的技术手段，可以实现任何精度要求。历史上的著名数学家挈依列曾经为计算圆周率 π，整整花了15年时间，才算到第707位。现在将这件事交给计算机做，几小时内就可计算到10万位。

4．复杂的逻辑判断能力

计算机的运算器除了能够完成基本的算术运算外，还具有进行比较、判断等逻辑运算的能力。这种能力是计算机处理逻辑推理问题的前提。借助于逻辑运算，计算机可以做出逻辑判断，分析命题是否成立，并可根据命题成立与否做出相应的对策。例如，数学中的"四色问题"，即不论多么复杂的地图，要使相邻区域颜色不同，最多只需4种颜色就够了。

5．通用性强

由于计算机的工作方式是将程序和数据先存放在机内，工作时按程序规定的操作，一步一步地自动完成，一般无须人工干预，因而自动化程度高。这一特点是一般计算工具所不具备的。计算机通用性的特点表现在几乎能求解自然科学和社会科学中一切类型的问题，能广泛应用于各个领域。

目前计算机的应用领域已渗透到社会的各行各业，正在改变着人们传统的工作、学习和生活方式，推动着社会的发展。

1.1.6 计算机的主要用途

计算机作为一种人类大脑思维的延伸与模拟工具，它的逻辑推理能力、智能化处理能力可以帮助人类进一步展开思维空间，高速运算能力和大容量存储能力弥补了人类这一方面的不足。人们通过某种计算机语言向计算机下达某些指令，可以使计算机完成人类自身可想而不能做到的事情，而计算机的应用又将为人类社会的发展开辟全新的研究领域，创造更多的物质和精神财富。例如，互联网、电子邮件、远程访问、云计算、大数据等彻底改变了人类的交流方式，拓宽了人类生活和研究的交流空间，丰富了人类的文化生活，而基于计算机的虚拟现实技术的应用制造出高度逼真的视、听、嗅、味觉效果。虚拟现实技术为人们探索宏观世界、微观世界以及不便于直接观察事物的运动变化规律的科学现象，提供了极大的便利，迄今已在各个领域得到了广泛应用及快速发展。计算机的主要应用归纳起来可以分为以下几个主要方面。

1．科学计算

科学计算（scientific computing）也称为数值计算，主要解决科学研究和工程技术中提出的数值计算问题。这是计算机最初的，也是最重要的应用领域。随着科学技术的发展，各个应用领域的科学计算问题日趋复杂，人们不得不更加依赖计算机解决计算问题，如计算天体的运动轨迹、处理石油勘探数据和天气预报数据、求解大型方程组等都需要借助计算机完成。科学计算的特点是计算量大、数据变化范围广。

2．数据处理

数据处理（date processing）是指对大量的数据进行加工处理，如收集、存储、传送、分类、检测、排序、统计和输出等，从中筛选出有用信息。与科学计算不同，在数据处理中的数据虽然量大，但计算方法简单。数据处理也是计算机的一个重要且应用广泛的领域，如电子商务系统、图书情报检索系统、医院信息系统、生产管理系统和酒店事务管理系统等。

3．过程控制

过程控制（procedure control）又称实时控制，是指用计算机实时采集被控制对象的数据（有时是非数值量），对采集的对象进行分析处理后，按被控制对象的系统要求对其进行精确的控制。

工业生产领域的过程控制是实现工业生产自动化的重要手段。利用计算机代替人对生产过程进行监视和控制，可以提高产品的数量和质量，减轻劳动者的劳动强度，保障劳动者的人身安全，节约能源、原材料，降低生产成本，从而提高劳动生产率。

交通运输、航空航天领域应用过程控制系统更为广泛，铁路车辆调度、民航飞机起降、火箭发射及飞行轨迹的实时控制都离不开计算机系统的过程控制。

4．计算机辅助系统

计算机辅助系统（computer aided system）包括计算机辅助设计（computer aided design，CAD）、计算机辅助制造（computer aided manufacturing，CAM）和计算机辅助教学 （computer aided instruction，CAI）。计算机辅助设计是指利用计算机辅助人们进行设计。计算机具有的高速运算能力及图形处理能力，使 CAD 技术得到广泛应用，建筑设计、机械设计、集成电路设计和服装设计等领域都有相应的 CAD 系统软件的应用。采用计算机辅助设计，大大减轻了相应领域设计人员的劳动强度，提高了设计速度和设计质量。

计算机辅助教学是指利用计算机帮助老师教学，指导学生学习的计算机软件。目前国内外 CAI 教学软件比比皆是，尤其是近年来计算机多媒体技术和网络技术的飞速发展，网络 CAI 教学软件如雨后春笋，交相辉映。网络教育得到了快速发展，并取得巨大成功。

5．人工智能

人工智能（artificial intelligence）是指用计算机模拟人类的演绎推理和决策等智能活动。在计算机存储一些定理和推理规则，设计程序让计算机自动探索解题方法和推导出结论是人工智能领域的基本方法。人工智能领域的应用成果非常广泛，如模拟医学专家的经验对某一类疾病进行诊断、具有低等智力的机器人、计算机与人类进行棋类对弈、数学中的符号积分和几何定理证明等。

6．计算机网络

计算机网络（computer network）是指将地理位置不同的具有独立功能的多台计算机及其外部

设备，通过通信线路连接起来，在网络操作系统、网络管理软件及网络通信协议的管理和协调下，实现资源共享和信息传递的计算机系统。

7. 多媒体计算机系统

多媒体计算机系统（multimedia computer system）即利用计算机的数字化技术和人机交互技术，将文字、声音、图形、图像、音频、视频和动画等集成处理，提供多种信息表现形式。这一技术被广泛应用于电子出版、教学和休闲娱乐等方面。

8. 虚拟现实技术

虚拟现实技术（virtual reality，VR）是计算技术、人工智能、传感与测量、仿真技术等学科交叉融合的结晶。VR 一直在快速地发展，并在军事仿真、虚拟设计与先进制造、能源开采、城市规划与三维地理信息系统、生物医学仿真培训和游戏开发等领域中显示出巨大的经济和社会效益。虚拟现实技术与网络、多媒体并称为 21 世纪最具有应用前景的三大技术，在不久的将来，它将与网络一样彻底改变我们的生活方式。

9. 云计算

云计算（cloud computing）是一种基于互联网的计算方式，通过这种方式，共享的软硬件资源和信息可以按需求提供给计算机和其他设备。云计算描述了一种基于互联网的新的 IT 服务增加、使用和交付模式，通常涉及通过互联网来提供动态、易扩展，而且经常是虚拟化的资源。

云计算依赖资源的共享以达成规模经济，类似基础设施（如电力网）。服务提供者集成大量的资源供多个用户使用，用户可以轻易地请求（租借）更多资源，并随时调整使用量，将不需要的资源释放回整个架构，因此用户不需要因为短暂尖峰的需求就购买大量的资源，仅需提升租借量，需求降低时便退租。服务提供者得以将目前无人租用的资源重新租给其他用户，甚至依照整体的需求量调整租金。云计算服务应该具备以下几个特征：随需应变的自助服务，可随时随地用任何网络设备访问，多人共享资源池，快速重新部署灵活度，可被监控与量测的服务。一般认为还有如下特征：基于虚拟化技术快速部署资源或获得服务，减少用户终端的处理负担，降低用户对 IT 专业知识的依赖。

10. 大数据

最早提出大数据（big data）时代到来的是全球知名咨询公司麦肯锡。麦肯锡称："数据，已经渗透到当今每一个行业和业务职能领域，成为重要的生产因素。人们对于海量数据的挖掘和运用，预示着新一波生产率增长和消费者盈余浪潮的到来。"大数据在物理学、生物学、环境生态学等领域以及军事、金融、通信等行业存在已有时日，却因为近年来互联网和信息行业的发展而引起人们关注。

大数据是继云计算、物联网之后，IT 产业又一次颠覆性的技术变革。当今信息时代所产生的数据量已经大到无法用传统的工具进行采集、存储、管理与分析。大数据是指需要新处理模式才能具有更强的决策力、洞察发现力和流程优化能力的海量、高增长率和多样化的信息资产。它的数据规模和转输速度要求很高，或者其结构不适合原本的数据库系统。为了获取大数据中的价值，用户必须选择另一种方式来处理它。数据中隐藏着有价值的模式和信息，在以往需要相当的时间和成本才能提取这些信息。例如，沃尔玛或谷歌这类领先企业都要付高昂的代价才能从大数据中挖掘信息。而当今的各种资源，如硬件、云架构和开源软件使得大数据的处理更为方便和廉价。即使是在车库中创业的公司，也可以用较低的价格租用云服务时间。

对于企业组织来讲，大数据的价值体现在两个方面：分析使用和二次开发。对大数据进行分析能揭示隐藏其中的信息。例如，零售业中对门店销售、地理和社会信息的分析能提升对客户的理解。对大数据的二次开发则是那些成功的网络公司的长项。例如，Facebook 通过结合大量用户信息，定制出高度个性化的用户体验，并创造出一种新的广告模式。这种通过大数据创造出新产品和服务的商业行为并非巧合，Google、雅虎、亚马逊和 Facebook 都是大数据时代的创新者。

大数据除了在经济方面，还在政治、文化等方面产生深远的影响，大数据可以帮助人们开启循"数"管理的模式，这也是当下"大社会"的集中体现，三分技术，七分数据，得数据者得天下（详情请参见本书的第 10 章）。

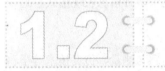

计算机系统的组成

计算机实际上是一个由很多协同工作的部分组成的系统。物理部分是看得见、摸得着的部分，统称为"硬件"。另一方面就是所谓的"软件"，指的是指令或程序，它们可以告诉硬件该做什么。因此我们说计算机系统是由硬件系统和软件系统两部分组成的。计算机的基本组成如图 1-8 所示。

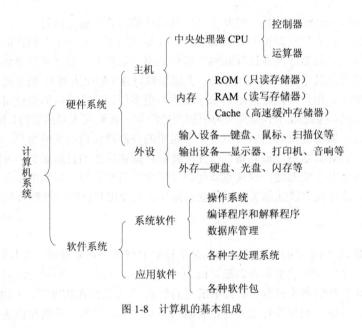

图 1-8　计算机的基本组成

1.2.1　硬件系统

无论是微型计算机，还是大型计算机，它们都是以冯·诺依曼的体系结构为基础的。冯·诺依曼体系结构是被称为计算机之父的冯·诺依曼所设计的体系结构。冯·诺依曼体系结构规定计算机系统主要由运算器、控制器、存储器、输入设备和输出设备等几部分组成如图 1-9 所示。

根据上面的学习得知，计算机的硬件系统是由运算器、控制器、存储器、输入设备和输出设备组成的，下面深入学习计算机的硬件系统。

1．运算器和控制器

运算器被集成在 CPU 中，用来进行数据处理，其功能是完成数据的算术运算和逻辑运算。控制器也被集成在 CPU 中，其功能是进行逻辑控制，它可以发出各种指令，以控制整个计算机的运行，指挥和协调计算机各部件的工作。

运算器和控制器合称为中央处理单元（central processing unit，CPU）。CPU 是整个计算机系统的中枢，它通过对各部分的协同工作，实现数据的分析、判断和计算等操作，以完成程序所指定的任务。

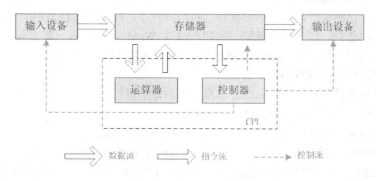

图1-9　冯·诺依曼体系结构计算机

2．存储器

存储器用来存放计算机中的数据，存储器分为内存储器和外存储器。内存储器又叫内存，其容量小、速度快，用于存放临时数据；外存储器的容量大、速度慢，用于存放计算机中暂时不用的数据。外存储器的代表就是每台计算机必备的硬盘。

3．输入设备

输入设备是指将数据输入计算机中的设备，人们要向计算机发出指令，就必须通过输入设备进行。在计算机产生初期，输入设备是一台读孔的机器，它只能输入0和1两种数字。随着高级语言的出现，人们逐渐发明了键盘、鼠标、扫描仪和手写板等输入设备，使数据输入变得简单，也更容易操作了。

4．输出设备

输出设备负责将计算机处理数据的中间过程和最终结果以人们能够识别的字符、表格、图形或图像等形式表示出来。最常见的输出设备有显示器、打印机等，现在显示器已成为每台计算机必配的输出设备。

1.2.2　软件系统

软件是指计算机系统中使用的各种程序，而软件系统是指控制整个计算机硬件系统工作的程序集合。软件系统的主要功能为：使计算机的性能得到充分发挥，人们通过软件系统可以实现不同的功能，软件系统的开发是根据人们的需求进行的。

计算机软件系统一般可分为系统软件和应用软件两大类。

1．系统软件

系统软件是指控制和协调计算机及外部设备，支持应用软件开发和运行的系统，是无须用户干预的各种程序的集合，主要功能是调度、监控和维护计算机系统；负责管理计算机系统中各种独立的硬件，使得它们可以协调工作。系统软件使得计算机使用者和其他软件将计算机当作一个整体而不需要顾及底层每个硬件是如何工作的。在计算机软件中，最重要且最基本的就是操作系统。它是最底层的软件，它控制计算机运行的所有程序并管理整个计算机的资源，是计算机裸机与应用程序及用户之间的桥梁。没有它，用户也就无法使用各种软件和程序。操作系统是计算机系统的控制和管理中心，从资源角度来看，它具有处理机、存储器管理、设备管理、文件管理4项功能。

常用的操作系统有 DOS、Windows 操作系统、UNIX、Linux、Netware 等。

2. 应用软件

应用软件（application software）是用户可以使用的各种程序设计语言，以及用各种程序设计语言编制的应用程序的集合，分为应用软件包和用户程序。应用软件包是利用计算机解决某类问题而设计的程序的集合，供多用户使用。例如，通过 Word 可以编辑一篇文章，通过 Photoshop 可以绘制和处理图片，通过 Windows Media Player 可以播放 VCD 影碟等。

3. 指令、程序与计算机语言

指令是计算机执行某种操作的命令，由操作码和地址码组成。其中操作码规定操作的性质，地址码表示操作数和操作结果存放的地址。

程序是为解决某一问题而设计的一系列有序的指令或语句的集合。

使用计算机就必须和其交换信息，为解决人机交互的语言问题，就产生了计算机语言（computer language）。计算机语言是随着计算机技术的发展，根据解决问题的需要衍生出来，并不断优化、改进、升级和发展。其中包括以下几种。

（1）机器语言。

电子计算机所使用的是由 0 和 1 组成的二进制数，二进制是计算机语言的基础。计算机发明之初，人们只能用原始的计算机语言去命令计算机干这干那，即，写出一串串由 0 和 1 组成的指令序列交由计算机执行。这种计算机能够识别的语言，就是机器语言。使用机器语言是十分痛苦的，特别是在程序有错需要修改时，更是如此。

因此程序就是一个个的二进制文件。一条机器语言称为一条指令。指令是不可分割的最小功能单元。而且，由于每台计算机的指令系统往往各不相同，所以，在一台计算机上执行的程序，要想在另一台计算机上执行，必须另编程序，造成了重复工作。但由于使用的是针对特定型号计算机的语言，故而运算效率是所有语言中最高的。机器语言是第一代计算机语言。

（2）汇编语言。

为了减轻使用机器语言编程的痛苦，人们进行了一种有益的改进：用一些简洁的英文字母、符号串来替代一个特定指令的二进制串。例如，用 ADD 代表加法，MOV 代表数据传递，等等，这样一来，人们很容易读懂并理解程序在干什么，纠错及维护都变得方便了，这种程序设计语言就称为汇编语言，即第二代计算机语言。然而计算机是不认识这些符号的，这就需要一个专门的程序，专门负责将这些符号翻译成二进制数的机器语言，这种翻译程序被称为汇编程序。

汇编语言同样十分依赖于机器硬件，移植性不好，但效率仍十分高，针对计算机特定硬件而编制的汇编语言程序，能准确发挥计算机硬件的功能和特长，程序精炼而质量高，所以至今仍是一种常用而强有力的软件开发工具。

（3）高级语言。

从最初与计算机交流的痛苦经历中，人们意识到，应该设计一种这样的语言，这种语言接近于数学语言或人的自然语言，同时又不依赖于计算机硬件，编出的程序能在所有机器上通用。经过努力，1954 年，第一个完全脱离机器硬件的高级语言——FORTRAN 问世了，几十多年来，共有几百种高级语言出现，有重要意义的有几十种，影响较大、使用较普遍的有 FORTRAN、ALGOL、COBOL、BASIC、LISP、PL/1、Pascal、C、C++、C#、VC、VB、ava 等。高级语言的下一个发展目标是面向应用，也就是说：只需要告诉程序用户要做什么，程序就能自动生成算法，自动进行处理，这就是非过程化的程序语言。

综上所述，计算机系统由硬件系统和软件系统两部分组成，软件系统的运行需要建立在硬件系统都正常工作的情况下。

1.2.3 计算机中数据存储概念

计算机中的所有数据都是用二进制表示的。下面介绍关于存储的几个重要概念。

1. 位（b）

位是计算机中存储数据的最小单位，是指二进制数中的一位数，其值为 0 或 1，其英文名为"bit"。计算机采用二进制，运算器运算的是二进制数，控制器发出的各种指令表示成二进制数，存储器中存放的数据和程序也是二进制数，在网络上进行数据通信时，发送和接收的还是二进制数。

2. 字节（B）

字节是计算机存储容量的基本单位，计算机存储容量的大小是用字节的多少来衡量的，英文为"byte"，通常用"B"表示。采用二进制数来表示数据中的所有字符（字母、数字以及各种专用符号）。采用 8 位为 1 字节，即 1 字节由 8 个二进制数位组成。字节是计算机中用来表示存储空间大小的基本容量单位。例如，计算机内存的存储容量、磁盘的存储容量等都是以字节为单位表示的。除用字节为单位表示存储容量外，还可以用千字节 KB、兆字节 MB、GB、TB 等表示存储容量。

要注意位与字节的区别：位是计算机中最小的数据单位；字节是计算机中基本的信息单位。

3. 字（word）

字是计算机内部作为一个整体参与运算、处理和传送的一串二进制数，是计算机进行信息交换、处理、存储的基本单元，通常由一字节或几字节组成。

4. 字长

字长是计算机 CPU 一次处理数据的实际位数，是衡量计算机性能的一个重要指标。字长越长，一次可处理的数据二进制位越多，运算能力就越强，计算精度就越高。

5. 存储容量

存储容量是衡量计算机存储能力的重要指标，是用字节（B）来计算和表示的。除此之外，还常用 KB、MB、GB、TB 作为存储容量的单位，其换算关系如下。

1B=8b　　1KB=1024B　　1MB=1024KB　　1GB=1024MB　　1TB=1024GB　　1PB=1024TB

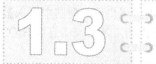

微型计算机的硬件组成

微型计算机的组成仍然遵循冯·诺依曼结构，它由微处理器、存储器、系统总线（地址总线、数据总线、控制总线）输入输出接口及其连接的 I/O 设备组成。由于微型计算机采用了超大规模集成电路器件，微型计算机的体积越来越小，成本越来越低，运算速度却越来越快。微型计算机的硬件结构如图 1-10 所示。

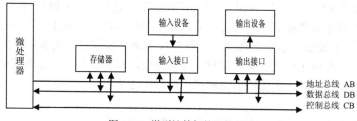

图 1-10　微型计算机的硬件结构

其中，微处理器是指计算机内部对数据进行处理并对处理过程进行控制的部件，随着大规模集成电路技术的迅速发展，芯片集成密度越来越高，CPU 可以集成在一个半导体芯片上，这种具有中央处理器功能的大规模集成电路器件，统称为"微处理器"。微型计算机又简称"微型机"、"微机"，也称"微电脑"，是由大规模集成电路组成的、体积较小的电子计算机，由微处理机（核心）、存储片、输入和输出片、系统总线等组成。特点是体积小、灵活性大、价格便宜、使用方便。

1.3.1　CPU、内存、接口与总线

1. 中央处理器

中央处理器（CPU）是计算机的核心，是指由运算器和控制器以及内部总线组成的电子器件，简称微处理器。CPU 大概可以分为控制单元、运算单元、存储单元和时钟等主要部分。CPU 的主要功能是控制计算机运行指令的执行顺序和全部的算术运算及逻辑运算操作。其性能的好坏是评价计算机最主要的指标之一。

2. 存储器

存储器是用来存放计算机程序和数据的设备。存储器的分类如图 1-11 所示。

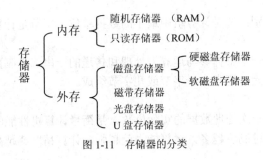

图 1-11　存储器的分类

计算机存储器大体分为内存和外存两类。其中随机存储器（RAM 内存）的大小就是人们常说的内存大小，也是衡量计算机性能的主要配置指标之一。RAM 由半导体器件组成，主要用于存储和 CPU 直接交换的数据，其工作速度能够与 CPU 同步，伴随计算机一同工作，一旦断电，其中存储的内容就会丢失殆尽。计算机主板上的存储器大多是随机存储器。只读存储器（ROM 外存）通常用于保存计算机中固定不变的引导启动程序和监控管理的数据。用户不能向其中写入数据，只能够在开机时由计算机自动读出生成厂家事先写入的引导与监控程序以及系统信息等 BIOS 数据。

计算机外存主要是指硬盘、光盘和 U 盘。

3. 主板与主板芯片组

计算机主板上集成了多组连接各种器件的信号线，统称总线，主板的配置决定计算机的性能和档次。主板的核心是主板芯片组，它决定总线类型、规模、功能、工作速度等各项综合指标。

主板芯片组一般包含南桥芯片和北桥芯片。北桥芯片主要决定主板的规格、对硬件的支持及系统性能，它连接着 CPU、内存、AGP 总线。因此决定了使用何种 CPU、多少倍数的 AGP 加速显卡以及内存工作频率等指标。南桥芯片主要决定主板的功能，主板上的各种接口（串、并、U 口等）、PCI 总线（如接驳显示卡、视频卡、声卡）、IDE（接硬盘、光驱）及主板上的其他芯片都由南桥芯片控制。南桥芯片通常裸露在 PCI 插槽旁边，体积较大。南北桥进行数据传递时需要一条通道，称为南北桥总线。南北桥总线越宽，数据传送越快。

4. 系统总线

总线（bus）是微型计算机内部件之间、设备之间传输信息的公用信号线。总线的特点在于其

公用性。可以形象地比作是从 CPU 出发的高速公路。

系统总线包括集成在 CPU 内部的内部总线和外部总线。外部总线包括以下几种。

（1）数据总线（data bus，DB）是 CPU 与输入输出设备交换数据的双向总线，如 64 位字长的计算机的数据总线就有 64 条数据线。

（2）地址总线（address bus，AB）是 CPU 发出的指定存储器地址的单向总线。

（3）控制总线（control bus，AB）是 CPU 向存储器或外设发出的控制信息的信号线，也可能是存储器或某外设向 CPU 发出的响应信号线，是双向总线。

计算机系统总线的详细发展历程，包括早期的 PC 总线和 ISA 总线、PCI/AGP 总线、PCI-X 总线以及主流的 PCIExpress、HyperTransport 高速串行总线。从 PC 总线到 ISA、PCI 总线，再由 PCI 进入 PCIExpress 和 HyperTransport 体系，计算机在这 3 次大转折中也完成 3 次飞跃式的提升。与这个过程相对应，计算机的处理速度、实现的功能和软件平台都在进行同样的进化，显然，没有总线技术的进步作为基础，计算机的快速发展就无从谈起。

在计算机系统中，各个功能部件都是通过系统总线交换数据，总线的速度对系统性能有着极大的影响。而也正因为如此，总线被誉为是计算机系统的神经中枢。但相比 CPU、显卡、内存、硬盘等功能部件，总线技术的提升步伐要缓慢得多。在 PC 发展的二十余年历史中，总线只进行 3 次更新换代，但它的每次变革都令计算机的面貌焕然一新。

5．输入输出接口

输入输出接口又称 I/O 接口。目前主板上大都集成了 COM 串行接口、LPT 打印机接口、PS2 鼠标接口、USB 外设接口等。少数计算机集成了 IEEE1394 接口、高清视频接口等。

（1）USB 接口。

USB（universal serial Bas）接口是 1994 年推出的一种计算机连接外部设备的通用热插拔接口。早期的 1.0 版读写速度稍慢，现在大多数已经是 2.0 版的 USB 接口，达到 480Mbit/s，读写速度明显提高。其主要的特点是热插拔技术，即允许所有的外设可以直接带电连接，如键盘、鼠标、打印机、显示器、家用数码设备等，大大提高了工作效率。

现在所有计算机的主板上都集成了 2 个以上的 USB 2.0 接口，有的多达 10 个。

（2）IEEE1394 接口。

IEEE1394 接口是一种串行接口，也是一种标准的外部总线接口标准，可以通过该接口把各种外部设备连接到计算机上。这种接口的性能比 USB 更强，传输速率更高，主要用于主机与硬盘、打印机、扫描仪、数码摄像机和视频电话等高数据通信量的设备连接。目前少数的计算机上集成安装了 IEEE1394 接口。

1.3.2 常用外部设备

计算机输入与输出设备是指人与计算机之间进行信息交流的重要部件。输入设备是指能够把各种信息输入计算机中的部件，如键盘、鼠标、扫描仪、麦克风等。输出设备是指能够把计算机内运算的结果输出并显示（打印）出来的设备，如显示器、打印机、音箱等。

1．鼠标

鼠标是一种快速屏幕定位操作的输入设备，常用来替代键盘进行屏幕上图标和菜单方式的快速操作。鼠标主要有 5 种操作方式，移动、拖动、单击左键、双击左键，单击右键。其随动性好，操作直观准确。

2．键盘

操作者通过按键将指令或数据输入计算机中的外部设备，其接口大多数是 USB 2.0 接口。键位大都是标准键盘，分为 4 个功能区；主键盘区、功能键区、编辑键区和小数字键盘区。

3．显示器与显示卡（适配器）

显示器（屏幕）是用来显示字符和图形图像信息的输出设备，主要包括 CRT 荧光屏显示器和 LCD、LED 液晶显示器。显示器的主要指标有分辨率（即屏幕上像素点的多少及像素点之间的距离）、对比度、响应时间、屏幕宽度等。现在大多数计算机采用了 LCD 和 LED 液晶显示器作为输出屏幕，具有很高的性价比。显示卡是 CPU 与显示器连接的通道，显示卡的好坏直接影响屏幕输出图像的整体效果。常用带宽、显存、图像解码处理器等指标来衡量显示卡的好坏。

4．移动硬盘和 U 盘

移动硬盘是指可通过 USB 接口或者 IEEE1394 接口连接的可以随身携带的硬盘，可极大地扩展计算机的数据存储容量及更加方便地交换信息。其性能指标和固定硬盘一样。U 盘是通过 USB 接口连接到计算机上可以携带的存储设备，其体形小巧，容量较大，性价比高，逐渐成为移动存储的主流。

5．光盘与光盘驱动器

光盘是一种记录密度高，存储容量大，抗干扰能力强的新型存储介质。光盘有只读光盘（CD-ROM）、追记型光盘（CD-R）和可改写光盘（CD-R/W）3 种类型。光盘容量可达到 650MB 之多，光盘中的数据可保存 100 年之久。DVD 光盘比 CD-ROM 光盘具有更高的密度，容量可达 4.7GB，也分为只读、追记和改写 3 种类型。

光盘驱动器（简称光驱）是通过激光束聚焦对光盘表面光刻进行读写数据的设备，分为只读型光驱和可读写型光驱（刻录机）。目前光驱的主要指标是读写速度，一般是 32～52 倍速。（即 4.8～7.5Mbit/s）。

6．打印机

打印机是一种在纸上打印输出计算机信息的外部设备。从设备构造上可以分为击打式、非击打式和 3D 3 种。击打式打印机的典型方式是靠打印针头通过墨带印刷在纸上。速度慢、噪音大、打印质量低，但耗材便宜。非击打式打印机主要有激光打印机、喷墨打印机、热转印机等，速度快、质量高、噪音小、相对耗材较贵。

7．3D 打印机（3D printers）

3D 打印机是一位名为恩里科·迪尼（Enrico Dini）的发明家设计的一种神奇的打印机，它不仅可以"打印"出一幢完整的建筑，甚至可以在航天飞船中给宇航员打印任何所需物品的形状。3D 打印机即采用快速成形技术的一种机器，它以数字模型文件为基础，运用粉末状金属或朔料等可粘合材料，通过逐层打印的方式来构造物体。过去其常在模具制造、工业设计等领域用于制造模型，现正逐渐用于一些产品的直接制造，这意味着正在普及 3D 打印机的应用对象可以是任何行业，只要这些行业需要模型和原型。

8．扫描仪

扫描仪是一种能够把纸质或胶片上的信息通过扫描的方式转换并输入计算机中的外部设备。有些扫描仪还带有图文自动识别处理的能力，完全代替了手工键盘方式输入文字，用户可以方便地对扫描输入后的文字或图形进行编辑。

9．路由器

路由器（router）又称网关（gateway），用于连接多个逻辑上分开的网络。所谓逻辑网络，是指一个单独的网络或者一个子网。当数据从一个子网传输到另一个子网时，可通过路由器的路由功能来完成。因此，路由器具有判断网络地址和选择 IP 路径的功能，它能在多网络互连环境中，建立灵活的连接，可用完全不同的数据分组和介质访问方法连接各种子网，路由器只接受源站或其他路由器的信息，属于网络层的互连设备。

10．网络适配器

网络适配器又称网卡。网卡是组成计算机网络的重要部件，网卡通过专用的网线（同轴电缆、双绞线等）把多台计算机连接起来组成局域网络。其主要的功能是界定网络地址、管理网络通信、共享网络资源。

1.3.3 微型计算机的主要性能指标及配置

一台微型计算机功能的强弱或性能的好坏，不是由某项指标决定的，而是由它的系统结构、指令系统、硬件组成、软件配置等多方面的因素综合决定。但对于大多数普通用户来说，可以从以下几个指标来大体评价计算机的性能。

1．运算速度

运算速度是衡量 CPU 工作快慢的指标，一般以每秒完成多少次运算来度量。当今计算机的运算速度可达每秒万亿次。计算机的运算速度与主频有关，还与内存、硬盘等工作速度及字长有关。

2．字长

字长是 CPU 一次可以处理的二进制位数，字长主要影响计算机的精度和速度。字长有 8 位、16 位、32 位和 64 位等。字长越长，表示一次读写和处理的数的范围越大，处理数据的速度越快，计算精度越高。

3．主存储器容量

主存储器（mainmemory）简称主存，是计算机硬件的一个重要部件，其作用是存放指令和数据，并能由中央处理器（CPU）直接随机存取。主存容量是衡量计算机记忆能力的指标。容量大，能存入的有字数就多，能直接接纳和存储的程序就长，计算机的解题能力和规模就大。

4．输入输出数据传输速率

输入输出数据传输速率决定了可用的外设和与外设交换数据的速度。提高计算机的输入输出传输速率可以提高计算机的整体速度。

5．可靠性

可靠性指计算机连续无故障运行时间的长短。可靠性好，表示无故障运行时间长。

6．兼容性

任何一种计算机的高档机总是低档机发展的结果。如果原来为低档机开发的软件不加修改便可以在它的高档机上运行和使用，则称此高档机向下兼容。

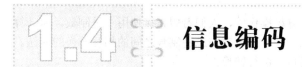

1.4 信息编码

要理解计算机怎样接收并处理各种数据、文字和多媒体信息，首先需要了解计算机自己的语言即二进制机器语言，进而掌握计算机语言和人类自然语言之间的对应与转换方法。

1.4.1 数值在计算机中的表示形式

1．信息和数据的概念

信息是指现实世界事物的存在方式或运动状态的反映。信息具有可感知、可存储、可加工、可传递和可再生等自然属性。

数据是描述现实世界事物的符号记录，是指用物理符号记录下来的可以鉴别的信息。物理符号包括数字、文字、图形、图像、声音及其他特殊符号。

数据和信息这两个概念既有联系又有区别。数据是信息的符号表示，或称载体；信息是数据的内涵，是数据的语义解释。

数据是信息存在的一种形式，只有通过解释或处理才能成为有用的信息。数据可用不同的形式表示，而信息不会随数据不同的形式而改变。

有两类数据。

* 数值数据：如+15、-17.6。
* 非数值数据：如字母（A、B……）、符号（+、&……）、汉字也作字符数据。

存储在计算机中的信息都是采用二进制编码形式

2．计算机为何采用二进制

* 由计算机电路所采用的器件所决定的。
* 采用二进制的优点是：运算简单、电路实现方便、成本低廉。

3．计算机中常用的进制与转换

（1）十进制数。

人类其实习惯使用十进制表示数。十进制有 0～9 十个数字，两个十进制数运算时遵循"逢十进一"的计算规律。在进制中所用数值的个数称为该进制的基数，那么十进制数的基数是 10。

（2）二进制数。

二进制数只有 0 和 1 两个计数符号，其进位的基数为 2，遵循"逢 2 进 1"的进位规则。在计算机中采用二进制数表示数据的原因有以下几个。

* 由于计算机内的电子器件的逻辑状态是二值性的，如电压的高/低、开关的通/断、磁场的高/低、电流的大/小等特性正好可以用二进制数值来表述。
* 计算机科学理论已经证明：计算机中使用二进制（$e \approx 2.71828$）最合理，取整数，可以使用二进制。
* 运算方法简单。0+0=0，0+1=1，1+0=1，1+1=10。数值量与逻辑量共存，便于使用逻辑器件实现算术运算。
* 二进制的基数为 2，表记符号只有 1 和 0 两个数字，运算规则简单实用，并且快速。

例如：
$$1100110100$$
$$+ \ 1111100000$$
$$11100010100$$

（3）二进制数与十进制数的转换。

十进制数毕竟是人们最熟悉的数制。在计算机操作中，人们希望直接使用十进制数，而计算机内部仅能够接受二进制数，因此就必须找到一种十进制数与二进制数之间的相互转换的方法。其实这个方法是非常简单的，并可以由计算机自动进行转换。

* 二进制数向十进制数的转换。

将一个二进制数按其位权（用十进制表示）展开求和，即可得到相应的十进制数。例如：
$$(110.101)_2=(1\times 2^2+1\times 2^1+0\times 2^0+1\times 2^{-1}+0\times 2^{-2}+1\times 2^{-3})_{10}=(4+2+0.5+0.125)_{10}=(6.625)_{10}$$

* 十进制数向二进制数的转换。

十进制整数部分的转换，采用"除 2 取余数"的方法，十进制小数部分的转换采用"乘 2 取整数"的方法。

1.4.2 字符编码

1．字符编码

字符编码（character encoding）是把字符集中的字符编码为指定集合中某一对象（如比特模

式、自然数串行、8 位组或者电脉冲），以便文本在计算机中存储和通过通信网络传递。常见的例子包括将拉丁字母表编码成摩尔斯电码和 ASCII 码。其中，ASCII 码将字母、数字和其他符号编号，并用 7bit 的二进制数来表示这个整数。通常会额外使用一个扩充的比特，以便于以 1 字节的方式存储。在计算机技术发展的早期，如 ASCII（1963 年）和 EBCDIC（1964 年）这样的字符集逐渐成为标准。

2. 汉字编码

汉字编码（chinese character encoding）是为汉字设计的一种便于输入计算机的代码。由于电子计算机现有的输入键盘与英文打字机键盘完全兼容。因而如何输入非拉丁字母的文字（包括汉字）便成了多年来人们研究的课题。汉字信息处理系统一般包括编码、输入、存储、编辑、输出和传输，编码是关键，不解决这个问题，汉字就不能进入计算机。

汉字进入计算机的 3 种途径分别如下。

（1）机器自动识别汉字：计算机通过"视觉"装置（光学字符阅读器或其他），用光电扫描等方法识别汉字。

（2）通过语音识别输入：计算机利用人们给它配备的"听觉器官"，自动辨别汉语语音要素，从不同的音节中找出不同的汉字，或从相同音节中判断出不同的汉字。

（3）通过汉字编码输入：根据一定的编码方法，由人借助输入设备将汉字输入计算机。

机器自动识别汉字和汉语语音识别，国内外都在研究，虽然取得了不少进展，但由于难度大，预计还要经过相当一段时间才能得到解决。在现阶段，比较现实的就是通过汉字编码方法使汉字进入计算机。

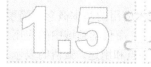

1.5 计算机在生命科学领域中的应用

进入 21 世纪以来，计算机在医药信息科学和生命科学中的应用产生了巨大而深远的影响。例如计算机在卫生信息系统中的建设与应用，医学诊断、治疗，教学科研，远程医疗，区域医疗，医学影像诊疗，电子病历，医学检验，新药开发，数字人体三维重构等方面越来越多地采用数字化的技术手段。数字化的诊疗设备，计算机化、网络化、智能化的信息处理方式，用来研究解决生命科学方面的问题，已取得了世人瞩目的成果和进展。

计算机在医学生物工程、分子生物、基因治疗、遗传和发育、基因克隆研究等方面更是发挥了巨大的作用，许多研究成果给医学进步和生命科学进展带来深刻影响。例如，1988 年由美国倡导，在世界范围内进行的"人类基因组计划"是 20 世纪生命科学研究的重大举措，计算机在某种程度上是以联合主演的身份与现代基因技术同领风骚。"人类基因组计划"15 年内投资 30 亿美元，目的在于阐明人类染色体上的所有基因，绘制出基因图谱，以期从基因水平增强对生命活动的理解，阐明疾病发生发展的机制，更有效地提高疾病防治水平。据估计，人类基因总数为 50 000～100 000，而每个基因又由独特的碱基组成，这些都要借助计算机才能有效地存储、处理、分析比较并随时调出。美国在巴尔的摩的约翰斯·霍普金斯大学建立了一个完整的计算机网络数据库，用以存储全世界基因研究的成果，计算机在此项目中的作用不仅仅是存储、记忆的工具，在研究分析基因活动时，实验设计同样离不开计算机。计算机在制药方面的应用或许更能说明其在生命科学领域具有的实用性意义。在生命科学领域，新成果的诞生常伴随着技术上的突破。

生物制药作为 21 世纪的支柱产业，发展势头锐不可当。有关专家指出，不重视与新药有关的基础研究，就不可能使我国落后的新药研究走向国际前列。例如，科学家利用计算机模拟受体的三维结构，研究受体与配体的相互关系，提出更佳的配体设计方案，为新药研究开辟了新途径。美国 IBM 公司已和世界上最大规模的药物研究实验室签订了合作协议，使用 RS/6000 超级并行计算机进行药物设计，此举可将一种新药的研发时间从目前的 15 年缩短 2～3 年，这意味着能拯救更多被病痛折磨的生命。这正是计算机与生命科学联姻造福人类的一个具体体现。

2011 年 2 月 23 日报道，美国科学家日前成功研制出世界上最小的计算机——一种可以植入眼球的医用毫米级计算系统。这种计算机主要为青光眼患者研制，放置在患者眼球内可以监测眼压，方便医生及时为病人缓解痛苦。整个计算机只有一立方毫米大小，包括一个极其节能的微型处理器、一个压力传感器、一枚记忆卡、一块太阳能电池、一片薄薄的蓄电池和一个无线收发装置。通过无线收发装置，这个计算机能够向外部装置发出眼压数据资料。这是第一款真正意义上的完整毫米级计算机，它每隔 15 分钟自动启动记录数据，耗电量仅为 1/10 亿瓦特。只要在户外阳光下暴露 1.5 小时，就能充满电。目前，这种计算机只能与外界进行"点对点"的交流，无法进行更复杂的"对话"。科研人员下一步的研究重点，就是进一步降低计算机内无线收发装置的耗电量，从而提高其与毫米级电池的兼容性，以便满足更高要求。

综上所述，计算机技术与生命科学的联姻必将随着科学的进步而硕果累累，而这一切不言而喻，都是人类智慧的结晶。

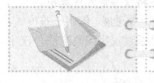

本章小结

通过本章的学习，旨在使学生全面了解和掌握计算机技术和信息技术应用的基本概念，简要了解计算机系统、信息系统的历史、现状及未来发展趋势，计算机技术在生命科学领域中的应用。理解与掌握现代信息技术应用的基本概念与知识。熟悉计算机的分类、特点和用途，数值的表示。为学生树立明确的计算机技术和信息技术的应用方向，为其打造科学、坚实、系统的 IT 知识结构，培养其分析解决实际问题的能力。

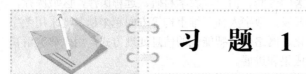

习　题　1

选择题

1. 第一台电子计算机是 1946 年在美国研制成功的，该机的英文缩写名是_____。
   A. ENIAC　　　B. EDVAC　　　C. EDSAC　　　D. MARK

2. 为了实现自动控制处理，需要计算机具有的基础条件是_____。
   A. 存储程序　　　　　　　　　B. 高速度与高精度
   C. 可靠性与可用性　　　　　　D. 联网能力

3. 当前计算机已应用于各种行业、各种领域，而计算机最早的设计是应用于_____。
   A. 数据处理　　　B. 科学计算　　　C. 辅助设计　　　D. 过程控制

4. 在计算机领域，信息是经过转化而成为计算机能够处理的_____。
   A. 数据　　　　　B. 符号　　　　　C. 图形　　　　　D. 数字

5. 计算机系统由硬件系统和软件系统两部分组成，下列选项中不属于硬件系统的是_____。
   A. 中央处理器　　　B. 内存储器　　　C. I/O 设备　　　D. 系统软件

6. 计算机的硬件系统由五大部分组成,下列各项中不属于这五大部分的是_____。
   A. 运算器　　　　　B. 软件　　　　　　C. I/O 设备　　　　D. 控制器

7. 计算机内部用于处理数据和指令的编码是_____。
   A. 十进制码　　　　B. 二进制码　　　　C. ASCII 码　　　　D. 汉字编码

8. 计算机软件分为系统软件和应用软件两大类,下列各项中不属于系统软件的是_____。
   A. 操作系统　　　　　　　　　　　　　B. 办公软件
   C. 数据库管理系统　　　　　　　　　　D. 系统支持和服务程序

9. 在计算机存储单元中,一个 ASCII 码值占用的字节数为_____。
   A. 1　　　　　　　　B. 2　　　　　　　　C. 4　　　　　　　　D. 8

10. 计算机断电后,会使存储的数据丢失的存储器是_____。
    A. RAM　　　　　　B. 硬盘　　　　　　C. ROM　　　　　　D. 软盘

11. 在微型计算机中,微处理器芯片上集成的是_____。
    A. 控制器和运算器　　　　　　　　　　B. 控制器和存储器
    C. CPU 和控制器　　　　　　　　　　　D. 运算器和 I/O 接口

12. 保持微型计算机正常运行必不可少的输入/输出设备是_____。
    A. 键盘和鼠标　　　　　　　　　　　　B. 显示器和打印机
    C. 键盘和显示器　　　　　　　　　　　D. 鼠标和扫描仪

13. 下列各项中,不是微型计算机的主要性能指标的是_____。
    A. 字长　　　　　B. 内存容量　　　　C. 主频　　　　　　D. 硬盘容量

14. 下列关于通用计算机的描述中,不正确的是_____。
    A. 用于解决不同类型问题而设计　　　　B. 用途广泛
    C. 是一种应用广泛、结构复杂的计算机　D. 只可进行科学计算

15. 计算机的"逻辑判断能力"是指_____。
    A. 计算机拥有很大的存储装置
    B. 计算机由程序规定其操作过程
    C. 计算机的运算速度很高,远远高于人的计算速度
    D. 计算机能够进行逻辑运算,并根据逻辑运算的结果进行相应的处理

16. 利用计算机对指纹进行识别,对图像和声音进行处理的应用领域属于_____。
    A. 科学计算　　　B. 自动控制　　　　C. 辅助设计　　　　D. 信息处理

17. 计算机辅助设计的英文缩写是_____。
    A. CAI　　　　　　B. CAM　　　　　　C. CAD　　　　　　D. CAT

18. 利用计算机来模仿人的高级思维活动称为_____。
    A. 数据处理　　　　　　　　　　　　　B. 自动控制
    C. 计算机辅助系统　　　　　　　　　　D. 人工智能

19. 一个完备的计算机系统应该包含_____。
    A. 主机和外设　　　　　　　　　　　　B. 控制器和运算器
    C. CPU 和存储器　　　　　　　　　　　D. 硬件系统和软件系统

20. 下面各组设备中,属于输入设备、输出设备和存储设备的分别是_____。
    A. CRT、CPU、ROM　　　　　　　　　B. 绘图仪、鼠标器、键盘
    C. 鼠标器、绘图仪、光盘　　　　　　　D. 磁带、打印机、激光打印机

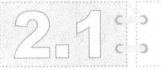

操作系统（operating system）是控制和管理计算机系统的硬件及软件资源，并为用户提供一个良好工作环境和友好接口的大型系统软件。操作系统是学习、使用计算机的基础。本章主要介绍操作系统的基础知识及 Windows 7 操作系统的常用操作及新特性。

学习目标：

- 掌握 Windows 7 操作系统的常用操作，包括系统启动与退出等基本操作、文件夹管理、文件管理、磁盘管理、设备管理、任务管理、常用附件的使用等。

- 熟悉 Windows 7 操作系统中桌面、"开始"菜单、任务栏、窗口、对话框等主要操作对象的组成。

- 了解操作系统及 Windows 操作系统的发展过程以及 Windows 7 操作系统的新功能，包括系统安全性的设置、系统触摸功能实现等。

2.1 操作系统基础知识

计算机软件分为系统软件和应用软件两大类，系统软件用于管理计算机本身和应用程序，应用软件是为满足用户特定需求而设计的软件。而操作系统是最基本的系统软件，它和系统工具软件构成了系统软件。

2.1.1 操作系统概述

1．操作系统的定义

操作系统是最基本、最重要的系统软件，是控制和管理计算机硬件和软件资源，合理组织计算机工作流程以及方便用户使用的程序集合，其他所有软件都建立在操作系统之上的，如图 2-1 所示。它负责管理计算机系统的全部软件资源和硬件资源，合理地组织计算机各部分协调工作，为用户提供操作和编程界面。它是计算机所有软、硬件系统的组织者和管理者，能合理地组织计算机的工作流程，控制用户程序的运行，为用户提供各种服务。

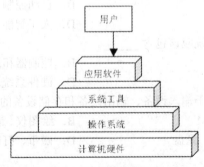

图 2-1　操作系统的作用

用户都是先通过操作系统来使用计算机的，它是沟通用户和计算机之间的"桥梁"，是人机交互的界面，是用户与计算机硬件之间的接口。没有操作系统作为中介，一般用户就不能使用计算机。操作系统如同一个行动中心，计算机系统的软、硬件和数据资源利用，都必须通过这个中心向用户提供正确利用这些资源的方法和环境。

2. 操作系统的功能与作用

计算机资源分为硬件资源和软件资源。硬件资源一般包括：中央处理器（CPU）、内存、存储设备（硬磁盘驱动器，可读可写光盘等）、外部输入输出设备、通信设备等；软件资源指计算机所拥有的各种信息，如程序、数据等。现代操作系统管理计算机系统资源的功能可以分成以下几个方面：进程管理（CPU 管理）、存储器管理、外部设备管理、文件管理（信息管理）、网络通信和网络文件服务。

操作系统的主要作用有以下 3 个。

（1）提高系统资源的利用。通过对计算机系统的软、硬件资源进行合理的调度与分配，改善资源的共享和利用状况，最大限度地提高计算机系统工作效率，即提高计算机系统在单位时间内处理任务的能力（称为系统吞吐量）。

（2）提供方便友好的用户界面。通过友好的工作环境，改善用户与计算机的交互界面。如果没有操作系统这个接口软件，用户将要面对一台只能识别由 0、1 组成的机器代码的裸机。有了操作系统，用户才可能采用识别的方法同计算机打交道。

（3）提供软件开发的运行环境。在开发软件时，需要使用操作系统管理下的计算机系统，调用有关的工具软件及其他软件资源。进行一项开发时，应先考虑在哪种操作系统环境下开发，当要使用某种保存在磁盘中的软件时，还要考虑在哪种操作系统支持下才能运行。因为任何一种软件并不是在所有的系统上都可以运行的，所以操作系统也称为软件平台。因此操作系统的性能也从很大程度上决定了计算机系统工作的优劣。具有一定规模的计算机系统，包括中、高档微机系统，都可以配备一个或几个操作系统。

3. 操作系统的发展阶段及分类

操作系统的发展历程和计算机硬件的发展历程密切相关。从 1946 年诞生第一台电子计算机以来，计算机的每一次进化都以减少成本、缩小体积、降低功耗、增大容量和提高性能为目标，计算机硬件的发展，也加速了操作系统的形成和发展。

最初的计算机并没有操作系统，人们通过各种操作按钮来控制计算机。随后为了提高效率而出现了汇编语言，操作人员通过有孔的纸带将程序输入计算机进行编译。这些将语言内置的计算机只能由操作人员自己编写程序来运行，不利于设备、程序的共用。为了解决这种问题，就出现了现代的操作系统。

计算机操作系统的发展经历了两个阶段。第一个阶段为单用户、单任务的操作系统。随着社会的发展，早期的单用户操作系统已经远远不能满足用户的要求，各种新型的现代操作系统出现了，现代操作系统是计算机操作系统发展的第二个阶段，它是以多用户多道作业和分时为特征的系统。

操作系统主要分为以下几类。

（1）按使用环境分为批处理、分时、实时系统。

（2）按用户数目分为单用户（单任务、多任务）、多用户、单机、多机系统。

（3）按硬件结构分为网络、分布式、并行和多媒体操作系统等。

这样的分类仅限于宏观上的。因操作系统具有很强的通用性，具体使用哪一种操作系统，要视硬件环境及用户的需求而定。

4. 常见的操作系统

在计算机操作系统发展的第一阶段，随着计算技术和大规模集成电路的发展，微型计算机迅速发展起来。20 世纪 70 年代中期开始出现了计算机操作系统。1976 年，美国 Digital Research 软件公司研制出 8 位的 CP/M 操作系统。这个系统允许用户通过控制台的键盘对系统进行控制和管理，其主要功能是对文件信息进行管理，以实现硬盘文件或其他设备文件的自动存取。继 CP/M 操作系统之后，1981 年，Microsoft 的 MS-DOS 1.0 版与 IBM 的 PC 面世，这是第一个实际应用的 16 位操作系统。从 1981 年问世至今，DOS 经历了 7 次大的版本升级，从 1.0 版到现在的 7.0 版，不断地改进和完善。

在计算机操作系统发展的第二个阶段，典型代表有 UNIX、Windows、Linux、OS/2 等操作系统。其中 UNIX 是一种多用户、多任务处理操作系统，最初由肯•汤普森和丹尼斯•里奇于 1969 年在美国电话电报公司的贝尔实验室里开发，用于小型计算机。UNIX 以各种形式和实现方式存在，UNIX 被认为是一种功能强大的操作系统。Microsoft 的 Windows 操作系统是基于图形的操作系统，是为个人计算机和服务器用户设计的操作系统，它的第一个版本发行于 1985 年，它是当今世界上使用最广泛的操作系统。Linux 是 UNIX 克隆的操作系统，在源代码上兼容绝大部分 UNIX 标准，是一套免费使用和自由传播的类 UNIX 操作系统。OS／2（IBM）或称"第二代操作系统"，是 20 世纪 80 年代中期由 IBM 公司和 Microsoft 公司为个人计算机开发的一种操作系统。

不同类型的微机可以使用相同的操作系统，同一微机也可以使用几种操作系统。操作系统是人机交互的界面，有以键盘为工具的字符命令方式，如 DOS 操作系统；也有以文字图形相结合的图形界面方式，如 Windows 操作系统。

2.1.2　Windows 操作系统概述

1．Windows 操作系统的常用版本

Windows 是美国 Microsoft（微软）公司基于个人计算机的操作系统，它以优异的图形用户界面，强大的网络、多媒体技术支持，可靠的安全措施，所见即所得的显示风格和操作一致的使用方法，深受广大用户的青睐，从而奠定了 Microsoft 在个人计算机（PC）操作系统领域的霸主地位。

Microsoft 于 1983 年开始研制 Windows 操作系统，自 20 世纪 80 年代初问世以来，Windows 操作系统版本不断更新，从昔日的 Windows1.0、Windows 3.x 系列、Windows 9x 系列、Windows 2000、Windows XP、Windows Vista、Windows 7（见图 2-2）发展到今天的 Windows 8（Windows 8 是继 Windows 7 之后的新一代操作系统，是由 Microsoft 公司开发的、具有革命性变化的操作系统），这些版本在用户视觉感受、操作灵活性、使用快捷等方面不断地提高。

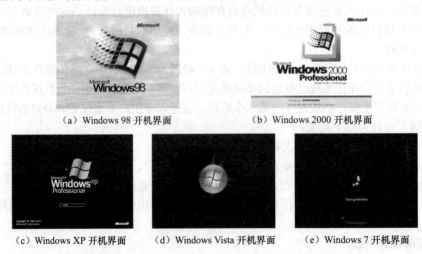

（a）Windows 98 开机界面　　　　（b）Windows 2000 开机界面

（c）Windows XP 开机界面　　　（d）Windows Vista 开机界面　　　（e）Windows 7 开机界面

图 2-2

2．Windows 7 操作系统简介

Windows 7 操作系统作为 WindowsVista 的继任者，由 Microsoft 公司于 2009 年 10 月 23 日正式在中国发布，是继 Windows Vista 之后的最新操作系统版本。Windows 7 具有绚丽的界面、快捷的操作，实用性很强。Windows 7 与 Windows 以前的版本比较，具有更快的系统响应速度、更高的安全性、更强的兼容性以及更低的成本。为适应家庭和办公室工作的不同需要，微软公司推出了以下 6 个版本的 Windows 7。

（1）Windows 7 简易版：简单易用，保留了 Windows 为大家所熟悉的特点和兼容性，并吸收了在可靠性和响应速度方面的最新技术。

（2）Windows 7 家庭普通版：日常操作变得更快、更简单，可以更快、更方便地访问使用最频繁的程序和文档。

（3）Windows 7 家庭高级版：享有最佳的娱乐体验，可以轻松地欣赏和共享喜爱的电视节目、照片、视频和音乐。

（4）Windows 7 专业版：提供办公和家用所需的一切功能，具备所需的各种商务功能，并拥有家庭高级版卓越的媒体和娱乐功能。

（5）Windows 7 企业版：提供一系列企业级增强功能，提供批量授权用户、不零售，是企业用户选择的版本。

（6）Windows 7 旗舰版：集各版本功能之大全，具备 Windows 7 家庭高级版的所有娱乐功能和专业版的所有商务功能，同时增加了安全功能以及在多语言环境下工作的灵活性。

3．Windows 7 操作系统的新特性

Windows 7 与以前的 Windows 版本相比，增加了一些新的功能与特性，这些功能与特性都是在以前版本上的提高。性能方面的提高有以下几个方面。

（1）更加简单：Windows 7 让搜索和使用信息更加简单，包括本地、网络和互联网搜索功能，直观的用户体验更加高级。

（2）更加安全：Windows 7 包括改进的安全和功能合法性，还把数据保护和管理扩展到外围设备。Windows 7 在数据保护和坚固协作的固有冲突之间搭建沟通桥梁，同时具有企业级的数据保护和权限许可。

（3）更好的连接：Windows 7 进一步增强移动工作能力，无论何时、何地，任何设备都能访问数据和应用程序，开启坚固的特别协作体验，无线连接、管理和安全功能将会扩展。性能和当前功能以及新兴移动硬件得到优化，多设备同步、管理和数据保护功能被拓展。

（4）更低的成本：Windows 7 帮助企业优化它们的桌面基础设施，具有无缝操作系统、应用程序和数据移植功能，并简化 PC（个人计算机）供应和升级，进一步朝完整的应用程序更新和补丁方面努力。

（5）更好的系统兼容性：虽然 Windows 7 是一款新操作系统，但由于延续了现有 Windows Vista 的核心架构，所以在应用程序兼容性方面不会有那么大的困扰，很多 Windows Vista 能用上的驱动程序都能应用于 Windows 7。

新增加或改进的功能有以下几个。

（1）Windows 7 的桌面新特性：Windows 7 增进了对主题的支持。除了可以设置窗口的颜色和桌面背景以外，Windows 7 的主题还括音效设置、屏幕保护程序、桌面背景支持以及幻灯片放映自动切换。所有的设置可以从新的"个性化"控制界面进行控制，可以从微软官方网站上下载并安装更多的背景主题，在桌面对象相应的操作方法上也有新的变化，如桌面上有多窗口时，可以用鼠标单击（本章内的单击如没有明确指出左右键均指左键单击）选中要使用窗口的标题栏，然后按住鼠标左键晃动两下，其他窗口就被最小化。

（2）Windows 7 的新任务栏：Windows 7 的任务栏不仅可以显示当前窗口中的应用程序，还可以显示其他已经打开的标签。当鼠标划过任务栏上的不同应用程序图标时，高亮显示不同图标的不同背景颜色，并且鼠标划过某一应用程序图标时，该图标的高亮背景颜色也会随着鼠标移动而渐变。当鼠标悬停在任务栏的应用程序图标上时，将显示动态的应用程序界面的小窗口，可以把鼠标移动到小窗口上来显示完整的应用程序界面。

（3）Windows 7 中的库：Windows 7 中的 Windows 资源管理器多出了一个称为"库"的虚拟文件夹，库可以管理文档、音乐、图片和其他文件，还可以使用除了传统文件夹浏览方法以外的方法来浏览文档，如依照文件属性、编辑日期、类型和作者来查看排列的文件。

（4）全新的 IE 8 浏览器：IE 8 提供了更好用的收藏夹，可以将经常访问的某些文件直接拖到收藏夹栏。IE 8 提供了全新的"加速器"功能，只要在网页中用鼠标选中感兴趣的内容，立刻就能对它进行各种方便贴心的操作。例如，选中一个地址，选择地图加速器，就可以立刻显示出地图。IE 8 提供了"增强的即时搜索框"，只要输入一次关键词，就可以在多个搜索引擎中方便切换，如中文搜索、翻译搜索、流行音乐搜索、购物搜索等，搭配"可视化搜索"即时显示相关图片，搜索更直观。IE 8 提供了全新的"隐私浏览（inprivate browsing）"模式，上网时留下的各种浏览记录，一般的做法是手动删除各项，但每次这样做又感觉很麻烦，使用 IE 8，可以开启"隐私浏览"模式，这时浏览器就不会储存任何浏览记录，当然也就不存在删除的问题等。总之，Windows 7 自带的 IE 8 浏览器在 IE 7 的基础上增添了网络互动功能、网页更新订阅功能、实用的崩溃恢复功能，以及改进的仿冒网页过滤器等。

（5）触摸功能：Windows 7 具有其他版本没有的触摸屏技术，不需要依靠第三方支持的触摸屏功能。与鼠标相比，触摸技术更快、更方便、更直观。但实现或体验触摸屏要求用户整合自己计算机的硬件配置及显示器等。

总地来说，Windows 7 在视觉和性能上都有优势。在实用部分，有更快的安装速度，系统安装加硬件安装不到 20 分钟；更快的开机关机速度；方便的网页预览、文档预览、音频和视频预览；Libraries 归类管理文档、音频、视频；华丽的 Media Center、智能化的控制面板；超强的自我修复能力；全面和增强的应用软件（新增截图软件、光盘制作软件）；多程序处理能力增强。Windows 7 系统在某个程序无响应时，不会影响其他程序的正常运行；Windows 7 在整体流畅度，尤其是频繁启闭大程序时（如执行病毒扫描后马上打开 Word）表现出色。在底层优化方面，拥有智能而优化的内存（管理根据内存大小调整常驻内存的程序和线程）；空前的安全性和稳定性；更少的资源占用；增强的兼容性。在外观方面，拥有亮丽的外观，丰富的主题；对宽屏的优化管理；加入了玻璃效果。在硬件方面，Windows 7 支持 4GB 以上内存及 1TB 以上硬盘。

2.2　Windows 7 的基本操作

Windows 一致的图形用户界面和操作使用方法，使得具有 Windows 风格的应用程序的操作、使用具有很大的共性，如果掌握了 Windows 操作系统的一些基本知识和操作方法，就会取得事半功倍的效果。本节主要介绍 Windows 7 操作系统的基本功能。在本节及本节以后的叙述中，Windows 或 Windows 7 均是指 Windows 7 专业版。

2.2.1　Windows 7 的启动和退出

Windows 启动与退出操作比较简单，但对 Windows 操作系统来说是第一步。

1．Windows 的启动

一般来说，启动安装了 Windows 7 操作系统的计算机的操作步骤如下。

（1）按下显示器上的电源开关，启动显示器。

（2）按下主机电源开关，启动主机。

（3）启动主机后，Windows 7 操作系统自动启动，在启动过程中，Windows 7 会对系统进行自检，自检完成后进入登录界面，如图 2-3 所示。如果设置了用户名和密码，需要输入用户名和密码，系统确认用户名、密码正确后，才能完成系统启动，进入 Windows 7 操作系统界面。

2．Windows 的退出

在不再使用 Windows 7 系统的情况下，需要退出 Windows 7 系统，这时可以根据需要选择不同的退出方法。不论选择哪种退出方法，都需要单击"开始"按钮，然后单击"关闭"按钮或"关闭"按钮右侧的箭头，在弹出的菜单中选择其中的退出方式，如图 2-4 所示。各种退出方式的功能及具体操作方法如下。

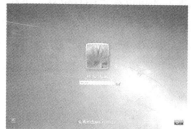

图 2-3　登录界面

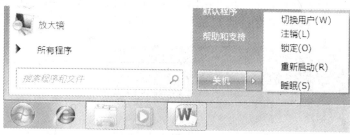

图 2-4　退出方式菜单

（1）关闭计算机：Windows 是一个多任务、多线程的操作系统，在关闭或重新启动计算机之前，一定要先退出正在运行的应用程序，否则可能会破坏一些没有保存的文件和正在运行的程序。单击"开始"按钮，在出现的"开始"菜单中单击"关机"按钮，按对话框提示安全地退出系统。最后关闭外部设备的电源开关。

（2）重新启动计算机：当安装了新的软件或新的硬件设备以及计算机出现死机等现象时，需要重新启动计算机。单击"开始"按钮，然后单击"关机"按钮右侧的箭头，在弹出的菜单（见图 2-4）中选择其中的"重新启动"命令，然后等待计算机重新启动。

（3）休眠、睡眠和锁定：休眠是指将当前工作及内存中的数据转存到硬盘的一个休眠文件中后，切断对所有设备的供电。睡眠是指当前工作及内存中的数据转存到硬盘后，切断除内存外的其他设备的供电；锁定是指切断除内存以外的所有设备的供电，由于内存没有断电，系统中运行着的所有数据将依然保存在内存中。单击"开始"按钮，然后在出现的"开始"菜单中单击"关机"按钮右侧的箭头，在弹出的菜单中选择对应的命令，即可进入锁定、休眠或睡眠状态。按下主机箱中的电源开关可以使计算机从休眠或睡眠状态中恢复到之前的状态。进入锁定状态后，屏幕进入登录界面，单击用户图标后可以再次进入系统。这 3 种方式都是节电方式。

（4）切换用户与注销：切换用户是指不关闭当前用户的系统状态，而进入其他用户界面，在计算机当前用户的程序和文件仍然保持打开时，让其他用户登录，并且只要不关机，该用户还可以随时切换回当前工作状态。注销是指清除当前用户，使用其他用户登录系统，系统将关闭计算机当前用户的程序和文件，然后在不重新启动计算机的情况下更换新用户，并显示新用户的桌面和设置。单击"开始"按钮，在"开始"菜单中单击"关机"按钮右侧的箭头，在弹出的菜单中选择相应的命令即可。

2.2.2　Windows 7 桌面及桌面操作

Windows 桌面是指 Windows 7 系统启动后自动进入的默认界面，Windows 的桌面包括桌面背景、桌面图标和任务栏，如图 2-5 所示。这个屏幕就像人们办公的桌面上整齐地摆放着一些办公用具，这些用具在 Windows 中称为对象，用户可以根据自己的"个性"特点，即喜好、习惯来组织和管理桌面。

1.　桌面背景及其设置

桌面背景是指桌面中的背景图片，默认情况下桌面背景为填充状态的 Windows 背景。如果想根据个人的喜好重新设置桌面的背景可以执行下面的步骤。

（1）单击"开始"按钮，然后在弹出的菜单中选择"控制面板"命令。

（2）在打开的"控制面板"窗口（见图 2-6）中选择"外观和个性化"选项中的"更改桌面背景"选项。

（3）在打开的"选择桌面背景"窗口中选择要应用的背景选项，还可以在"图片位置"下拉列表框中选择背景的放置方式。设置完成后，单击"保存修改"按钮，完成设置。

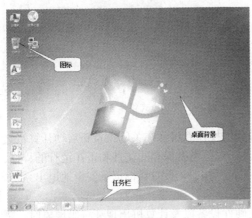

图 2-5　桌面

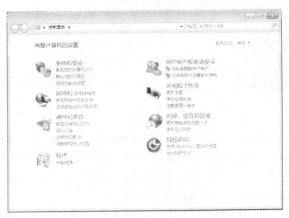

图 2-6　控制面板

2.　桌面图标及其设置

在 Windows 操作系统中，位于桌面上的若干上面是图片、下面是文字说明的组合称为桌面图标，下面的文字说明为图标名称。桌面图标通常包括系统图标和快捷方式图标两种，由于各种计算机安装的软件不同，用户的设置不同，桌面所显示的图标也有所不同。一般情况下，桌面上的系统图标包括"计算机"、"回收站"、"用户的文件"（Windows 7 安装后默认的系统图标只有"回收站"）。用户可以双击图标，或者用鼠标右键单击图标，在弹出的快捷菜单中选择"打开"命令来执行相应的程序。对这几个系统图标的功能简介如下。

计算机：可以查看和操作计算机上的所有驱动器及其中的文件，可以卸载或更改程序，对计算机的各种参数进行设置，它与"资源管理器"的功能十分接近。

回收站：用于存放从磁盘上删除的文件和文件夹。回收站中的文件可以恢复到原来的位置上，但把放在回收站中的文件和文件夹删除即为彻底删除而不可恢复。

用户的文档：可以管理用户的各类文档，该图标的名称为系统当前的用户名。

桌面及窗口中的图标形象代表资源对象，以便于用户识别。除桌面上常见的系统图标和快捷方式图标外，常见的图标还有驱动器图标、文件夹图标、文档图标、应用程序图标。对于桌面图标，用户可以根据自己的需要对图标进行添加、排列和删除等操作，具体操作方法如下。

（1）图标的基本操作：图标的基本操作包括图标的选定、移动等，具体操作方法如下。

选定图标：单击某一图标，该图标颜色变深，即被选定。

移动图标：将鼠标指针移动到某一图标上，按住左键不放，拖动图标到某一位置后再释放，图标就被移动到该位置。

执行图标：双击图标或快捷方式就会执行相应的程序或文档。

复制图标：要把窗口中的图标或快捷方式复制到桌面上，可以按住 Ctrl 键不放，然后将图标或快捷方式拖动到指定的位置上，再释放 Ctrl 键和鼠标，即可完成图标或快捷方式的复制。

删除图标：删除桌面上的图标的方法是：用鼠标右键单击桌面上要删除的图标，在弹出的快捷菜单中选择"删除"命令，在弹出的"删除快捷方式"对话框中单击"是"按钮，完成删除操作。也可以选定要删除的图标或快捷方式，按 Delete 键即可删除。对于系统图标，这种操作方法相当于将图标彻底删除，而对于快捷方式图标，这种操作方法相当于将图标送入回收站。需要注意的是，删除快捷方式图标并不影响它所指的对象，只是缺少一种执行方式而已。

（2）添加图标：添加系统图标和快捷方式图标的方法不同，添加系统图标的方法是用鼠标右键单击桌面的空白位置，在弹出的快捷菜单（见图 2-7）中选择"个性化"命令，在打开的"个性化"窗口中单击窗口左侧的"更改桌面图标"超链接，在弹出的"桌面图标设置"对话框（见图 2-8）中，选择"桌面图标"选项卡中要添加的图标，单击"确定"按钮完成设置。

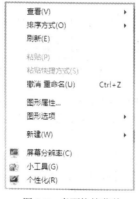

图 2-7 桌面快捷菜单

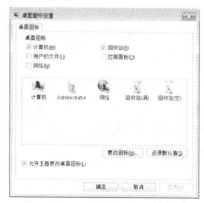

图 2-8 "桌面图标设置"对话框

快捷方式是 Windows 提供的一种快速启动程序、打开文件或文件夹的方法，它可以链接到文件、文件夹或程序，但不是文件、文件夹或程序本身。快捷方式是指向某个文件夹、文档或应用程序的图标，双击它可以快速打开对象。它可以包含启动一个程序、编辑一个文档或打开一个文件夹所需的全部信息。当用户双击一个快捷方式图标时，Windows 首先检查该快捷方式文件的内容，找到它所指向的"原身"对象，然后打开该对象。简单地说，快捷方式可称为原对象的"替身"。如果经常使用某个程序，可以为其添加桌面快捷方式图标，具体的方法为：单击"开始"按钮，在弹出的菜单中选择"所有程序"菜单项，用鼠标右键单击要添加快捷方式的程序，在弹出的快捷菜单中选择"发送到"→"桌面快捷方式"菜单项。

（3）排列图标：用户可依据个人喜欢的方式对桌面图标进行整理，方法是：用鼠标右键单击桌面空白处，在弹出的快捷菜单中选择"排列方式"菜单项，在弹出的子菜单中可以选择对图标按名称、大小、项目类型、修改日期中的一种方式进行排列。

（4）改变图标的标题：一个图标由图案和标题两部分组成。标题是图标的名称，用户可以自己修改。改变图标标题的方法是：单击该图标，使其变暗；再单击标题，标题变成蓝底白字，标题的边框中出现闪烁的文本编辑光标，可以修改标题。也可以用鼠标右键单击图标，在弹出的快捷菜单中选择"重命名",此时可以修改标题。

3．任务栏及其设置

在 Windows 操作系统中，任务栏是桌面底部的区域（见图 2-9），主要由"开始"按钮、快速启动栏、任务按钮区、语言栏、通知区域和"显示桌面"按钮组成。其中"开始"按钮位于任务栏左侧，单击后可以弹出"开始"菜单，选择其中的菜单项可以进行相应的操作。在快速启动栏中单击相应的图标，即可启动相应的程序。任务按钮区显示当前系统中的应用程序或窗口按钮，用于在各程序和窗口间进行切换。语言栏用于切换或设置输入法。通知区域可以显示一些程序的运行状态、快捷图标等。"显示桌面"按钮位于任务栏的最右侧，单击后可以快速显示桌面。

对于任务栏，根据用户使用 Windows 操作系统的习惯，可以进行隐藏、调整大小等操作，具体的操作方法如下。

（1）隐藏任务栏：用鼠标右键单击任务栏空白位置，在弹出的快捷菜单中选择"属性"菜单项（见图 2-10），在弹出的"任务栏和「开始」菜单属性"对话框（见图 2-11）中选择"任务栏"选项卡，在"任务栏外观"中选择"自动隐藏任务栏"选项，单击"确定"按钮，完成设置。

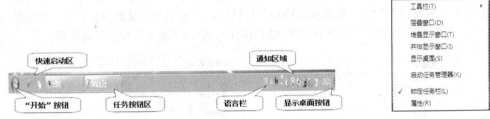

图 2-9　任务栏　　　　　　　　　　　　　　　图 2-10　任务栏空白位置的快捷菜单

（2）调整任务栏的大小：如果所需的按钮不能在任务栏中全部显示，可以移动鼠标到任务栏的边框，当鼠标指针变为↕时，向上或向下拖动任务栏至合适大小时释放鼠标，通过这种方法就可以调整任务栏的大小。

（3）改变的任务栏的位置：任务栏的位置可以改变，它可以停在桌面的顶部、底部、左侧、右侧 4 个边缘，但不能放在屏幕的中央。移动任务栏的方法是：将鼠标指针移到任务栏的空白处，将任务栏拖到要放置的屏幕边缘，释放鼠标即可。

（4）在快速启动栏中添加快速启动项：一些常用的应用程序可以添加到快速启动栏中，从而更方便地使用它们。添加的方法是：单击"开始"按钮，在弹出的菜单中选择"所有程序"菜单项，右击要添加的程序，在弹出的快捷菜单中选择"锁定到任务栏"菜单项。

（5）设置日期和时间：系统记录的日期和时间位于任务栏的通知区域，如果系统记录的日期和时间与当前实际日期和时间不一致，可以进行设置。设置的方法是：单击任务栏通知区域中的时间和日期，在弹出的对话框中单击"更改日期和时间设置"超链接，在弹出的"日期和时间"对话框中单击"更改日期和时间"按钮，在弹出的"日期和时间设置"对话框中的"日期"和"时间"区域分别设置正确的日期和时间，单击"确定"按钮，完成设置。

（6）通知区域的其他设置：当运行一些特定的应用程序时，通知区域会显示一些小图标，用以表示任务的不同状态。例如，打印文档时，通知区域显示打印机的小图标，表示正在打印。要改变这些小图标对应的设置，需要单击任务栏右侧的向上箭头按钮，在弹出的菜单中单击"自定义"超链接，在弹出的对话框中进行设置即可。

4．"开始"菜单

使用 Windows 操作系统通常是从"开始"按钮开始的，Windows 7 的"开始"菜单依然以原有"开始"菜单为基础，但有很多改进，极大改善了使用效果。单击"开始"按钮，弹出"开始"

菜单，如图 2-12 所示。其中包含了许多 Windows 的命令，主要完成启动应用程序、打开文档、系统设置、查找文件、关闭系统等任务，单击某项命令后，Windows 会打开一个窗口或弹出子菜单（带有▶符号，在 Windows 7 中，将鼠标指针停留在这个符号上几秒钟，会自动打开子菜单）。

"开始"菜单中的结构和命令如下。

（1）当前用户图标："开始"菜单最顶端显示的是当前的计算机用户图标，单击该图标可以进行账户设置等操作。

（2）常用程序区："开始"菜单左侧显示的是系统中最常用的应用程序。其上部的 Internet 浏览器等是系统的默认项。下部区域是用户最近使用的应用程序的快捷方式，它们会随着使用频率的改变而动态调整，经常使用的程序处于上部，不经常使用的程序处于下部。通过这些程序快捷方式，用户可以非常方便地重新打开自己最常用的应用程序。

（3）所有程序：它集中了系统已安装的应用程序的快捷方式。将鼠标指针指向"所有程序"，打开其级联菜单，列表中包含了 Windows 自带的许多应用程序，以及用户在计算机中安装的各种应用程序。

（4）系统控制区："开始"菜单右侧显示的程序为系统中的固定程序，包括以用户名表示的个人文件夹、文档、图片、音乐、计算机、控制面板等。

（5）搜索框：位于"开始"菜单的左下方，用于搜索需要使用的程序、文件等。

（6）关闭选项：位于"开始"菜单的左下方，单击"关机"按钮即可关闭计算机，单击该按钮右侧的箭头，可以执行休眠、注销等操作。

用户如果不习惯或不满意当前的"开始"菜单，可以自定义"开始"菜单。方法是：用鼠标右键单击"开始"按钮，在弹出的快捷菜单中选择"属性"菜单项，打开"任务栏和「开始」菜单属性"对话框，如图 2-11 所示。在"「开始」菜单"选项卡中单击"自定义"按钮，在出现的"自定义「开始」菜单"对话框中可以设置"开始"菜单的样式，单击"确定"按钮，返回"任务栏和「开始」菜单属性"对话框，再次单击"确定"按钮完成设置。

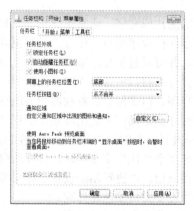

图 2-11 "任务栏和「开始」菜单属性"对话框

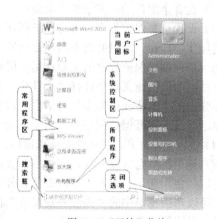

图 2-12 "开始"菜单

5. 桌面小工具及其设置

在 Windows 7 中，桌面小工具是指系统提供的多款实用的程序，如 CPU 仪表盘、日历、时钟、幻灯片放映等，用户可以根据实际需要将这些小工具添加到桌面或从桌面删除。具体方法如下。

（1）在桌面上添加小工具：单击"开始"按钮，在弹出的菜单中选择"所有程序"→"桌面小工具库"菜单项，在打开的"小工具"窗口（见图 2-13）中双击准备添加的小工具图标即可。也可以将小工具选中后直接从"小工具"窗口中拖动到桌面上。

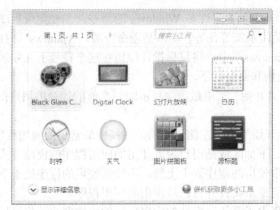

图 2-13　"小工具"窗口

（2）在桌面上删除小工具：用鼠标右键单击准备删除的小工具，在弹出的快捷菜单中选择"关闭小工具"菜单项即可。

6．桌面的个性化设置

在 Windows 7 中，用户调整设置的自由度和灵活性更大，桌面的个性化设置是用户个性化环境最明显的体现。要使桌面具有个性，可以对桌面主题、桌面背景、屏幕保护程序等进行个性化设置。具体方法如下。

（1）设置桌面主题：桌面主题包括菜单、图标、背景和鼠标指针等对象的样式，主题是已经设计好的一套完整的系统外观和系统声音的设置方案，更改桌面主题可以使这些对象的样式发生变化。方法是用鼠标右键单击桌面的空白处，在弹出的快捷菜单中选择"个性化"菜单项，在打开的窗口中选择"更改计算机上的视觉效果和声音"列表框中的主题选项，单击"关闭"按钮完成设置。

（2）设置桌面背景：方法见"桌面背景及其设置"。

（3）设置屏幕保护程序：屏幕保护程序是一组动态的图片或文字，通常系统在一段时间内没有任何操作，即在一段时间内不触动键盘和鼠标时，屏幕保护程序将自动运行，以避免静止的图像灼伤屏幕，屏幕保护程序的主要作用是隐藏屏幕信息，并可以延长显示器使用寿命。设置的方法是：在桌面的快捷菜单中选择"个性化"菜单项，在打开的窗口中选择"屏幕保护程序"超链接，在弹出的"屏幕保护程序"对话框中设置屏幕保护程序、口令保护、监视器的节能特征等状态。显示器进入屏幕保护程序后，需要晃动鼠标或按键盘任意键操作来退出屏幕保护程序。

（4）设置显示外观：显示外观是指窗口、"开始"菜单及任务栏的颜色和外观。设置的方法是：用鼠标右键单击桌面的空白处，在弹出的快捷菜单中选择"个性化"菜单项，在打开的窗口中选择"窗口颜色"选项，进入"窗口颜色和外观"窗口，在该窗口中进行相应设置。如果需要详细设置，可以单击窗口中的"高级外观设置"按钮，进一步设置窗口颜色和外观。

（5）设置显示器分辨率和刷新率：显示器的分辨率是指屏幕中显示的像素的多少，分辨率越大，屏幕中的对象越小，屏幕显示效果越清晰。刷新频率是指屏幕每秒刷新的次数，刷新频率越高，屏幕的闪烁越少，当刷新频率低于 60Hz 时，对视力会造成伤害。设置的方法是单击"开始"菜单，在弹出的菜单中选择"控制面板"菜单项，在打开的"控制面板"窗口中选择"外观和个性化"选项中的"调整屏幕分辨率"超链接，在打开的"屏幕分辨率"窗口中设置分辨率。单击该窗口中的"高级设置"链接，在弹出的新窗口中的"监视器"选项卡中设置刷新率。

（6）设置系统声音：系统声音是指执行各种系统操作时，系统发出的声音，如系统启动的声音、程序关闭的声音等。设置的方法是：用鼠标右键单击桌面的空白处，在弹出的快捷菜单中选择"个性化"菜单项，在打开的窗口中选择"声音"选项，进入"声音"窗口后，在其中的"声音"选项卡中进行设置。

2.2.3 窗口和对话框及其操作

Windows 通过 3 类界面为用户提供方便、有效地管理计算机所需的一切。除了桌面之外，还有窗口和对话框。Windows 以窗口形式来区分各个程序的工作区域，无论用户打开磁盘驱动器、文件夹，还是运行应用程序，系统都会打开一个窗口，用于执行相应的工作。窗口一般分为面向对象管理的窗口、面向文档操作的窗口和程序与用户的交互窗口。窗口和对话框的操作是 Windows 的基本操作。这里以任意一个文件夹窗口（见图 2-14）为例，介绍窗口操作的共性。

1．窗口及其基本操作

一个标准的 Windows 7 窗口通常由标题栏、前进和返回按钮区、地址栏、搜索栏、菜单栏、工具栏、导航窗口、工作区和详细信息窗格 9 部分组成。

（1）标题栏：位于窗口的最顶端，不显示标题，而是在最右端显示控制按钮区，其中包括"最小化"、"最大化" / "还原"和"关闭"按钮，用于实现移动窗口、改变窗口大小、关闭窗口操作。

（2）前进和返回按钮区：位于窗口左上方，包括"返回"、"前进"按钮和向下箭头，用于在各个窗口间切换。

（3）地址栏：位于窗口上方，用于显示和输入当前窗口的地址。

（4）搜索栏：位于窗口右上方，用于搜索该窗口中的文件。

（5）菜单栏：位于窗口的上方，包括"文件"、"编辑"、"查看"等主菜单项，用于执行相应的操作。

（6）工具栏：位于窗口的上方，包括基于窗口内容的基本操作工具，用于执行一些基本操作。

（7）导航窗格：位于窗口的左侧，以树形结构显示文件夹列表和一些辅助信息，方便用户快速定位到所需的内容。

（8）工作区：位于窗口的中间位置，用于显示在窗口中要操作的对象。

（9）详细信息窗格：位于窗口的最下方，用于显示当前操作的状态、提示信息及当前选中对象的详细信息等。

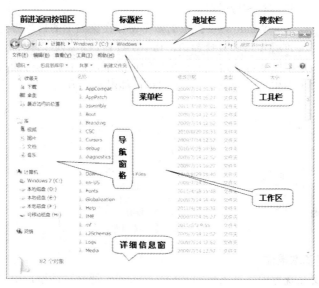

图 2-14　文件夹窗口

　　窗口的基本操作主要包括打开窗口、移动窗口、改变窗口大小等，具体方法如下。

　　（1）打开窗口：打开需要查看或编辑的文件，需要先打开相应的窗口，方法是双击桌面上的"计算机"图标，在弹出的"计算机"窗口的工作区中逐级双击文件所在的磁盘、文件夹，直到找到文件，双击文件，打开文件所在的窗口。

　　（2）移动窗口：需要改变窗口位置时，移动鼠标指针到窗口最上方的标题栏位置，把窗口移动到桌面的任何地方。

　　（3）改变窗口大小：需要调整窗口大小时，把鼠标指针移动到窗口边框或角上，当鼠标指针变成双箭头形状时，拖动鼠标，可改变窗口的大小。

　　（4）窗口的最大化、最小化、还原及关闭：Windows 窗口右上角的最大化、最小化、还原及关闭按钮如图 2-14 所示。单击最小化按钮，其窗口缩小排在任务栏上，成为一个按钮。单击最大化按钮，其窗口占满屏幕，最大化按钮变成还原按钮。单击还原按钮，其窗口恢复原来的大小。单击关闭按钮，可以关闭当前窗口。也可以单击标题栏最左侧，在弹出的系统控制菜单中选择相应命令完成操作。

　　（5）窗口的切换：当同时打开多个窗口时，只能有一个窗口处于激活状态，该窗口最上方以最深的颜色为背景，并且处于最前面，这就是当前窗口。除此之外的窗口都为后台窗口，这些窗口最上方的背景都是相对浅的颜色。切换窗口最简单的操作方法是单击任务栏上对应窗口的按钮即可。还可以直接单击想要激活的窗口的任何地方。但前提条件是要激活的窗口在屏幕上可见，只要不被其他窗口完全覆盖就可以。也可以按 Alt + Esc 组合键或 Alt+Tab 组合键，在当前窗口与其他打开的窗口之间切换。这两种组合键在选择窗口时的显示方式上有区别。前者以窗口方式切换，后者以图标方式切换。在 Windows 7 中，按 Win+Tab 组合键，可以将所有打开的窗口以立体三维效果显示出来，提供了倾斜角度的三维预览界面，可以实现三维效果的窗口切换。

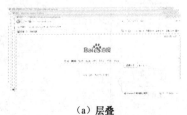

图 2-15　排列窗口菜单

　　（6）窗口的排列：在使用计算机时，可以同时打开多个窗口，当需要使多个窗口全部处于显示状态时，就涉及窗口排列问题。要进行窗口的排列，用鼠标右键单击任务栏的空白区域，弹出如图 2-15 所示的菜单。单击"层叠窗口"、"堆叠显示窗口"、"并排显示窗口" 3 个选项之一，可以对窗口进行相应排列。

　　Windows 7 提供的多个窗口在桌面上的排列方式有 3 种：层叠窗口、堆叠窗口和并排窗口，其中层叠窗口是把窗口按打开的先后顺序依次排列在桌面上；堆叠窗口是在保证每个窗口大小相当的情况下，使窗口尽可能沿水平方向延伸；并排窗口在保证每个窗口大小相当的情况下，使窗口尽可能沿垂直方向延伸。3 种效果如图 2-16 所示。

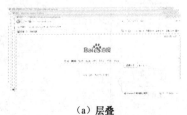
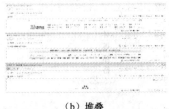
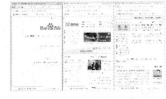

（a）层叠　　　　　　　　　　（b）堆叠　　　　　　　　　　（c）并排

图 2-16　窗口排列方式

2. 对话框及其基本操作

　　对话框是人机交互既方便，又具体的一种工作方式。通过对话框，用户将信息输入计算机，计算机根据输入的信息，确定下一步的运行状态。对话框是特殊类型的窗口，它与窗口有类似的地方，即顶部都有标题栏并且可以移动，但是对话框没有菜单栏，而且它的大小是固定的，不能调整。Windows 7 中经过重新设计的对话框不仅十分漂亮，而且提示信息也更加详细。图 2-17 是一些常见的对话框元素。对话框中包括的各种项目的名称和作用如下。

（1）选项卡：如果对话框中包含的内容很多，通常按照操作内容的类型分为几个选项卡，选择对话框中相应的选项卡可以显示相应的内容。

（2）单选按钮：在选项组中选择某一项后就不能再选另一项，即只能有一个按钮处于选中状态。

（3）复选框：在选项组中选择某一项后，还可以继续选择其他选项，即同时可以有多个复选框处于选中状态。

（4）文本框：用于输入文字或数字信息，因此又可分为文字文本框和数字文本框两种。

（5）列表框：用于显示一系列列表内容，包括普通列表框和下拉列表框两种。

（6）命令按钮：用于确定、取消对话框的输入信息，或用于打开另一对话框。

（7）微调框：单击微调框右侧的向上或向下按钮可以调节微调框中的数值。

用鼠标移动或按 Tab 键选择对对话框的各个项目进行设置或输入内容。

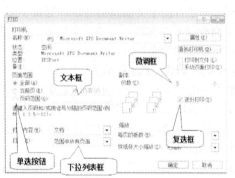

图 2-17　常见对话框元素

3．菜单及其基本操作

Windows 的桌面和大部分程序窗口都有菜单工作方式，菜单是将各种命令分类安排在一起的命令集合。从形式上可以将菜单分为下拉菜单（Windows 各种窗口中的菜单）、快捷菜单（用鼠标右键单击操作对象弹出的菜单）和级联菜单（下拉菜单和快捷菜单中带有"▶"标志的菜单项外侧出现的子菜单）。

打开菜单的一般操作方法如下。

（1）单击菜单名，在打开的菜单中用鼠标选择其中某项操作。

（2）用鼠标右键单击某个对象，可以打开一个对应于该类对象的快捷菜单。

（3）选择带有"▶"符号的菜单，可以打开其级联菜单。

菜单中有一些常用符号和状态，它们的含义如下。

（1）命令名右侧有三角符号（▶）：表示该命令含有若干子命令，选择此命令会弹出一个级联菜单，列出各个附加命令，要求用户做进一步的选择。

（2）命令名前有选择标记（√）：表示该命令正在起作用，再次选择此命令，即删除选择标记，则该命令不再起作用。

（3）命令名前有选择标记（·）：表示在一组命令中的该命令正在起作用，其他命令不起作用。

（4）命令名右侧的组合键：使用组合键表示该命令的快捷键。

（5）命令名后有省略号（…）：选择此命令后将出现一个对话框，需要进一步提供信息。

（6）命令暗淡：此类命令当前不能使用。一般是前期的选择没有做好或者是选择不正确。

对于窗口菜单后面有括号并且括号内添加字母的菜单项，也可以使用 Alt 键+窗口菜单名称后括号内显示的字母打开菜单，如"文件（F）"菜单项对应的打开快捷键为 Alt+F 组合键。对于快捷菜单、窗口菜单中包含的菜单项及级联菜单下包含的菜单项，可以使用相应菜单项后面括号内包含的字母或其后面的快捷键使用该菜单功能。例如，窗口菜单"编辑"下的菜单项"剪切(T)Ctrl+X"，在"编辑"菜单展开的状态下按 T 键，或在"编辑"菜单没有展开的状态下直接按 Ctrl+X组合键，都可以使用"剪切"功能。打开菜单后，如果不想选取菜单选项，则可以在菜单以外的任何空白区域单击，撤销该菜单。此外，按 Esc 键也可以撤销菜单。

4．工具栏及其基本操作

大多数 Windows 应用程序都有工具栏，工具栏上的按钮在菜单中都有对应的命令。操作应用程序最简单的方法是单击工具栏上的按钮。将鼠标指针指向工具栏上的某个按钮时，稍停留片刻，应用程序将显示该按钮的功能名称。

2.2.4　Windows 7 中文输入法及其操作

Windows 为了方便中文信息的处理，提供了多种中文输入方法，如全拼、双拼、微软拼音、智能 ABC、微软拼音新体验、五笔字型输入法等。用户可以根据自己的爱好选择一种使用，还可以根据需要安装或卸除输入法。

1．输入法的添加、删除和切换

（1）输入法的添加和删除：用鼠标右键单击任务栏中语言栏，在弹出的快捷菜单中选择"设置"菜单项，在弹出的"文本服务和输入语言"对话框中选择"常规"选项卡，如图 2-18 所示。然后单击"添加"按钮，在弹出的对话框列表中选择要添加的输入法，最后单击"确定"按钮，即可添加输入法。

删除输入法的方法是：在列表中选定想要删除的输入法，然后单击"删除"按钮即可。

（2）输入法切换：按 Ctrl+空格组合键，可实现中／英文输入法的切换。按 Ctrl+Shift 组合键，或者单击提示栏中的输入法选择按钮，实现中文输入法的切换。必须注意，所有用键盘的中文输入，都必须是键盘的英文小写状态。若中文输入法状态框按钮上显示"A"图形，则表示是英文大写输入状态，可单击中文输入状态框中的"A"图形，实现大小写切换。

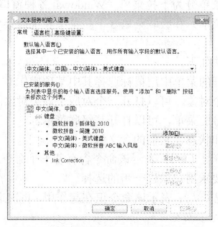

图 2-18　"文字服务和输入语言"对话框

通过按 Shift+空格组合键，或者单击中文输入状态框中的█图标（或█图标），实现全角 / 半角状态切换。通过单击中文输入状态框中的█图标，实现中、英标点符号切换。通过单击中文输入状态框中的█图标，实现显示或隐藏 Windows 的软键盘。软键盘共有 13 个，包括希腊字母、标点符号、数字序号和特殊符号等。

2．非键盘输入法

无论多好的键盘输入法，都需要用户经过一段时间的练习才可能达到基本要求的速度，至少用户的指法必须很熟练才行。把不通过键盘而通过其他途径，让所有人都能轻易输入汉字的输入法统称为非键盘输入法，它们的特点就是使用简单，需要特殊设备。根据组合和品牌的不同，非键盘输入法可分为：手写笔、语音识别、手写加语音识别、手写语音识别、OCR 扫描阅读器和触摸屏技术。

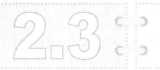

Windows 7 的资源管理

Windows 7 通过"资源管理器"、"计算机"、"库"、"控制面板"等实现对系统资源的管理。从资源管理角度分析，文件系统是计算机系统最主要，而且与用户关系最密切的一种系统资源。下面主要介绍在 Windows 中，如何对磁盘、文件等系统资源进行管理以及有关文件系统的操作。

2.3.1　Windows 的文件系统

操作系统中负责管理和存储文件信息的软件机构称为文件管理系统，简称文件系统。从系统角度来看，文件系统是对文件存储器空间进行组织和分配，负责文件的存储并对存入的文件进行保护和检索的系统。具体地说，文件系统负责为用户建立文件，存入、读出、修改、转存文件，控制文件的存取，当用户不再使用时撤销文件等。文件系统的类型有几十种，Windows 7 采用 NTFS 类型的文件系统，Windows 7 的 NTFS 文件系统具备错误预警功能，使文件读取速度更高效，并且提供了磁盘自我修复、记录突发情况的事件日志、对文件的各种操作权限进行复杂设置功能。

现代计算机应用环境中的绝大部分信息都以"文件"形式存储在计算机中。文件是计算机内，有名称的一组相关信息集合，计算机中的一篇文章、一组数据、一段声音、一张图片等都是文件，任何程序和数据都以文件的形式存放在计算机的外存储器（如磁盘）上。磁盘上任何一个文件都有自己的名称，称为文件名，文件名是存取文件的依据。文件的属性包括文件的名称、大小、类型、创建和修改时间等。

在 Windows 7 中引入了"库"的功能，"库"的全名叫"程序库（library）"，是指一个可供使用的各种标准程序、子程序、文件以及它们的目录等信息的有序集合。库用于管理文档、音乐、图片和其他文件。可以在库中使用与在文件夹中浏览文件相同的方式浏览文件，也可以查看按属性（如日期、类型和作者）排列的文件。在某些方面，库类似于文件夹。例如，打开库时将看到一个或多个文件。但与文件夹不同的是，库可以收集存储在多个位置中的文件。库中的对象就是各种文件夹与文件的一个快照，库中并不真正存储文件，而是提供一种更加快捷的管理方式。

磁盘是用户存储信息的设备，可存放很多的文件，为了便于管理，一般把文件按一定准则存放在不同的"文件夹"（文件夹在 DOS 中被称为"目录"）中，就像在日常工作中把不同类型的文件资料用不同的文件袋来分类整理和保存一样。文件夹中除了可以包含文件外，还可以包含文件夹，被包含的文件夹称为"子文件夹"，包含的称为"父文件夹"。文件夹由文件夹图标和文件夹名称组成。文件夹中不但可以存放多个文件，还可以创建子文件夹。在 Windows 中，用户可以逐层进入文件夹。

1. 文件和文件夹的命名

Windows 7 采用 NTFS 文件系统，NTFS 文件系统使用长文件名，最长可达 255 个字符，保留大小写，但是不区分大小写。名称可以包含除下列字符以外的任何字符："?、"、/、\、<、>、*、|、:"。如果在长文件名中有多个分隔符"."，则最后一个分隔符的右端字符串为该长文件名的扩展名，扩展名用来表示文件的类型。

2. 文件的类型

在计算机中，存储的文本文档、电子表格、数字图片、歌曲等不同类型的信息都属于文件。根据文件存放信息的格式、性质以及对应的扩展名可以将文件分为不同的类型，不同类型文件的扩展名与图标是不同的。下面介绍部分文件的类型及其图标：

（1）文件夹：文件夹在正常状态下的图标是　，在打开状态下的图标是　。

（2）程序文件：它是以 .COM、.EXE 和 .BAT 为扩展名的可执行文件。每一个程序文件都有一个图标，其外观不同，如 Windows 计算器的图标是　。

（3）文本文件：由字母、数字等不包含控制字符的字符组成的文件，其扩展名为.TXT，图标为　。

（4）图像文件：存放图片信息的文件。图片文件的格式很多，对应扩展名有 .BMP、.JPG、.GIF 等。Windows 中主要采用 BMP 格式。

（5）字体文件：包含位图字体文件 .FON 和 TrueType 字体文件 .TTF。字体文件的图标是　，字体文件一般存放在 Windows 系统文件夹下的 Fonts 文件夹中。

（6）多媒体文件：是数字形式的声音和影像文件，扩展名有 .WAV（声音）、.MID（合成音频）、.AVI（视频剪辑）等。其中 MID 类文件的图标是　。

（7）其他文件：主要是程序启动的初始化文件、设备驱动程序、动态链接库等不可直接运行的文件，扩展名包括.OVL、.SYS、.INI、.VXD、.DLL 等。动态链接库的图标是　。

3. 文件属性

用鼠标右键单击某一文件，在弹出的快捷菜单中选择"属性"菜单项，在弹出的对话框中可以看到文件的常规属性有隐藏（表示在目录显示时文件名不显示出来）、只读（表示该文件只能读取，不能修改和删除）和存档（表示自上次备份后又修改过的文件属性）。许多时候，将文件的创建日期和时间、访问日期和时间、文件长度也作为文件的属性描述。

用鼠标右键单击某一文件夹，在弹出的快捷菜单中选择"属性"菜单项，在弹出的对话框中可以看到文件夹的常规属性有隐藏和只读，并且单击"高级"按钮后，在弹出的对话框中可以看到文件的高级属性有存档和索引（便于快速查找文件夹和文件）。

2.3.2　资源管理器及其操作

Windows 提供了功能更强、使用更方便的资源管理器。使用资源管理器能方便实施文件操作，能清晰地显示文件夹的结构及内容。使用 Windows 资源管理器能够打开、复制、移动、删除或者重新组织文件，在一个窗口中可以浏览所有磁盘、文件和文件夹。

1. 资源管理器的启动

启动资源管理器有很多种方法，常用的两种方法如下。

（1）单击"开始"按钮，选择"所有程序"→"附件"→"Windows 资源管理器"命令。

（2）用鼠标右键单击"开始"按钮，在弹出的快捷菜单中选择"打开资源管理器"，打开"资源管理器"窗口，如图 2-19 所示。

2. 使用资源管理器查看文件

使用资源管理器查看文件常用的两种方法如下。

（1）Windows 7 提出了库的概念，启动资源管理器后可以看到的就是库文件夹，如图 2-19 所示。其中包括音乐库、视频库、文档库、图片库。Windows 7 中的库为用户访问存储在计算机硬盘中的文件提供了统一的视图，用户不需要记住每一个文件具体放置的盘符，方便用户对文件的查找，用户还可以很方便地把文件分类存储。

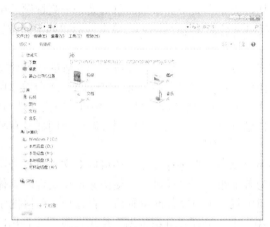

图 2-19 Windows 资源管理器

（2）通过资源管理器左侧的导航窗格来查看文件，如果项目（如文件夹）前是▷符号，则表示此项目还有子项目，单击▷，可以将该项目展开，显示其包含的子项目；如果是◢，则表示此项目没有子项目，单击◢，可以将该项目折叠，隐藏显示其包含的子项目。如果没有符号，则表示此项目中没有子项目。

2.3.3 文件夹和文件的浏览与查看

1．搜索文件夹和文件

使用"资源管理器"、"计算机"等窗口右上角的搜索框或者使用"开始"菜单左下角的搜索框（见图 2-12），可以搜索文件或文件夹。

搜索文件或文件夹的具体的操作方法是：在"资源管理器"、"计算机"等窗口右上角或"开始"菜单左下角的搜索框中输入要查询文件或文件夹名的关键字，在关键字输入过程的同时，搜索过程已经开始，而且搜索速度很快。"计算机"窗口中的搜索框仅在当前目录中搜索，如果想在某个特定的文件夹中搜索文件，先进入该文件夹目录，再进行搜索操作即可。在搜索框中输入文件或文件夹名称时可以使用通配符？（代表 0 位或 1 位字符）、*（代表 0 位或若干位字符）。在"资源管理器"、"计算机"等窗口的搜索框中进行搜索时，在输入搜索关键字后，还可以在下方的"添加搜索选项器"中对文件类型、修改日期等搜索条件进行进一步设置。

2．设置查看文件夹和文件视图的方式

文件和文件夹的视图方式是指在"资源管理器"、"计算机"等窗口中文件和文件夹的图标显示方式，可以根据需要改变文件和文件夹的显示方式。

具体操作方法是在"资源管理器"、"计算机"等窗口中单击 按钮右侧的箭头，在弹出的视图列表中通过拖动滑块或单击图标来切换视图方式。Windows 7 提供的视图方式有超大图标、大图标、中等图标、小图标、详细信息、列表、平铺和内容 8 种，使用上面的操作方法即可在查看文件和文件夹时观察各种视图方式的实际显示效果。

3．在文件夹中排序和查找文件

在同一个文件夹中如果存在大量的文件和子文件夹，可能无法快速找到自己想要的文件，这

时可以考虑使用某种排序方式对文件夹中的内容进行整理，从而方便查找。文件的排序方式是指在窗口中排列文件图标的顺序，可以根据文件名、文件类型和文件大小等信息对文件进行排序。具体的操作方法是在"资源管理器"、"计算机"等窗口中找到浏览文件的位置后，设置文件的视图查看方式为"详细信息"，可以看到文件的每一列都对应一个列标题，如图 2-14 所示。这些列标题中包括名称、修改日期、类型和大小等信息，单击某一个列标题的中间位置后，列标题后出现向上箭头（升序排列）或向下箭头（降序排列），单击列标题的中间位置，可以根据相应列标题升序或降序排列文件。

单击按列标题排序后在右侧出现的箭头，可以按照列标题的内容对文件进行进一步查找。例如，单击"姓名"列标题排序后在右侧出现的箭头，Windows 7 会根据所查找的文件夹中文件名称的取值范围给定查找项，即文件名称中包含的数字、字母、中文文件名拼音的开头字母的列表，然后通过相应的选项对文件进行进一步查找，其他列标题内容同样具有相同的查找功能。

4．文件的分组操作

在 Windows 7 中，不但可以对文件进行排序，还可以对文件进行分组。文件分组是指根据文件的属性不同，将文件分为若干组合，这样可以方便快速定位文件。具体的操作方法是在"资源管理器"、"计算机"等窗口中找到浏览文件的位置后，在窗口工作区的空白处单击鼠标右键，在弹出的快捷菜单（见图 2-20）中，选择"分组依据"选项，然后在弹出的包括名称、修改日期、类型、大小、作者等选项的分组属性中选择相应的分组方式即可。在分组后的窗口工作区中，每个分组都有一条分组线，在分组线上标有相应分组的分组名和文件数目。

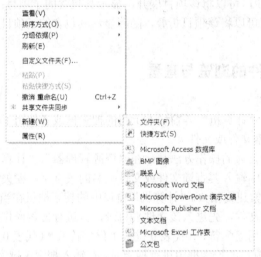

图 2-20　窗口空白处的快捷菜单

2.3.4　文件夹和文件的基本操作

文件和文件夹的管理可以通过"资源管理器"、"计算机"或"用户的文件"具体实现，采用的方法基本相同，只是工作窗口不同，所用的菜单也不尽相同。

1．新建文件或文件夹

（1）新建文件夹：启动资源管理器，在左侧的导航窗格中选定一个文件夹或驱动器图标，在右窗口空白处右击，弹出如图 2-20 所示的快捷菜单，选择"新建"→"文件夹"选项，即可在当前文件夹中建立一个子文件夹，其名称默认为"新建文件夹"，用户可以输入新的名称。新建文件夹也可以"文件"菜单中依次选择"新建"、"文件夹"选项来实现。

如果窗口中没有"文件"菜单项，则可以单击"资源管理器"、"计算机"等窗口中的"组织"→"布局"→"菜单栏"选项，完成菜单栏的添加。

（2）新建文件：最常用的方法是启动应用程序后创建文件。例如，先打开 Windows 附件中的"记事本"窗口，然后编辑和保存文本。也可以按建立文件夹的方法，在资源管理器右侧窗口右击，在弹出的快捷菜单（见图 2-20）中选择一种文件类型，如文本文档、Microsoft Word 文档等，建立一个相应类型的空文档。

2．选定文件或文件夹

Windows 中选定的文件或文件夹将反向显示。选择文件或文件夹的方法如下。

（1）单选：直接在图标上单击即可。

（2）多选：先单击要选的第一个图标，然后按住 Shift 键，再单击要选的最后一个文件或文件夹的图标即可多选；也可以拖动鼠标，框住所有要选择的文件或文件夹。在空白处单击取消选择。

（3）全选：这样"组织"菜单或"编辑"菜单中的"全选"选项或按 Ctrl＋A 组合键可以实现全选。

（4）不连续的多选：按住 Ctrl 键逐个单击要选取的文件或文件夹可以实现不连续的多选。再次单击选取的文件，则取消选择。

（5）反向选择：先选中一个或多个文件或文件夹，然后选择"编辑"菜单中的"反向选择"命令，则原来没选中的都选中了，而原来选中的都变为没选中。

3．打开文件或文件夹

打开文件夹则显示文件夹中的对象，如文件和子文件夹；打开一个应用程序则启动该应用程序；打开一个文档将启动一个应用程序并显示该文档；打开驱动器将显示该驱动器的所有文件和文件夹。打开任意一个对象可以采用以下几种方法。

（1）在文件窗口双击要打开对象的图标。

（2）在待打开对象上右击，在弹出的快捷菜单中选择"打开"命令。

（3）选中待打开的对象后按回车键。

4．复制文件或文件夹

当需要制作文件或文件夹的副本时需要用到复制或移动操作。复制是指原来位置的文件或文件夹仍然保留，在新位置建立一个原来位置的文件或文件夹的副本；移动是指文件或文件夹从原来的位置上消失而出现在新位置上。

复制文件或文件夹的方法有以下 4 种。

（1）使用快捷菜单：用鼠标右键单击需要复制的文件或文件夹，在弹出的快捷菜单中选择"复制"命令，打开需要复制文件的目标位置，用鼠标右键单击后，在弹出的快捷菜单中选择"粘贴"命令即可。

（2）使用窗口菜单：选定需要的文件或文件夹，选择"编辑"或"组织"菜单中的"复制"命令，打开需要复制文件的目标位置，选择"编辑"或"组织"菜单中的"粘贴"命令即可。

（3）使用快捷键：选定需要的文件或文件夹，按 Ctrl+C 组合键，打开需要复制文件的目标位置，按 Ctrl+V 组合键即可。

（4）使用鼠标拖动：选中要操作的对象，按住 Ctrl 键，然后将选定的文件拖到目标位置（如文件夹、桌面）。

使用前三种操作方式对文件或文件夹进行复制操作后，文件信息将被传送到剪贴板中，剪贴板是 Windows 中暂时存放信息的一块区域。

5．移动文件或文件夹

移动文件或文件夹的方法有以下 4 种。

（1）使用快捷菜单：用鼠标右键单击需要复制的文件或文件夹，在弹出的快捷菜单中选择"剪切"命令，打开需要复制文件的目标位置，用鼠标右键单击，在弹出的快捷菜单中选择"粘贴"命令即可。

（2）使用窗口菜单：选定需要的文件或文件夹，选择"编辑"或"组织"菜单中的"剪切"命令，打开需要复制文件的目标位置，选择"编辑"或"组织"菜单中的"粘贴"命令即可。

（3）使用快捷键：选定需要的文件或文件夹，按 Ctrl+X 组合键，打开需要复制文件的目标位置，按 Ctrl+V 组合键即可。

（4）使用鼠标拖动：选中要操作的对象，将选定的文件拖到目标位置（如文件夹、桌面）。

使用前三种操作方式在对文件或文件夹进行剪切操作后，文件信息也将被传送到剪贴板中。

6．修改文件或文件夹名称

选定要修改的对象，从"组织"或"文件"菜单中或单击鼠标右键，在快捷菜单中选择"重命名（快捷键为 F2 键）"，或者在对象名称上单击，待变成反显加框状态后输入新的名称，然后按回车键或在空白处单击。若刚命名后又要恢复原来的名称，则选择"编辑"菜单中的"撤销重命名"命令。

7．删除文件或文件夹

要删除某一文件或文件夹时，选中要删除的对象，在"文件"或"组织"菜单或在对象上右击，在快捷菜单中选择"删除"命令，或者选中后按 Delete 键，若要删除，在出现的确认对话框中单击"是"按钮，否则单击"否"按钮。上面的操作方法将被删除的文件送入"回收站"，以便需要恢复该文件时从"回收站"中将文件还原。如果删除的文件不需要先放在"回收站"中而是直接彻底删除，可以按 Shift+Delete 组合键。

8．显示和修改文件属性

描述文件或文件夹名称、占用空间大小、创建日期以及是否只读、共享、隐藏和存档等一系列信息，其目的是实现文件或文件夹的读写保护等。在选定文件夹上右击，选择快捷菜单中"属性"命令，即可显示该文件夹的属性，如图 2-21 所示，也可以选择"文件"或"组织"菜单中的"属性"选项。若选定的是文件，则弹出文件"属性"对话框。

9．压缩和解压缩文件夹或文件

在网络上传输文件或在计算机中保存文件或文件夹时，经常要把文件或文件夹进行压缩形成压缩文件，以减小文件或文件夹的大小，在使用文件或文件夹时需要对压缩文件进行解压缩。在 Windows 7 中可以压缩及解压缩文件夹或文件，具体方法如下。

（1）压缩文件夹或文件：查看文件属性弹出如图 2-21 所示的对话框后，单击其中的"高级"按钮，弹出如图 2-22 所示的"高级属性"对话框，选中"压缩内容以便节省磁盘空间"选项，即可压缩文件或文件夹。文件夹压缩后，文件夹名称的颜色从原来的黑色变为蓝色。

（2）解压缩文件夹或文件：在如图 2-22 所示的"高级属性"对话框中取消选中"压缩内容以便节省磁盘空间"选项即可。

10．加密文件夹或文件

在 Windows 7 中可以为文件夹或文件加密，从而防止他人修改或查看保密文件，具体的方法为：在"高级属性"对话框中选中"加密内容以便保护数据"选项，即可加密文件或文件夹。文件夹加密后，文件夹名称的颜色从原来的黑色变为绿色。

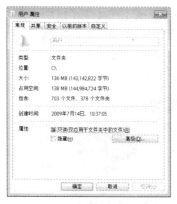

图 2-21 文件夹"属性"对话框

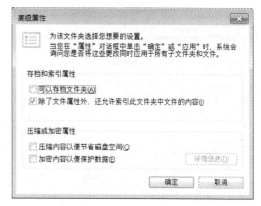

图 2-22 文件夹"高级属性"对话框

11．回收站的使用

在 Windows 中，回收站是用来存储被删除文件的场所，在管理文件和文件夹的过程中，系统将被删除的文件自动移动到回收站，而不是彻底删除，这样可以保证文件能被恢复，避免因误删除带来的麻烦。回收站的使用包括还原被删除的文件、删除回收站中的文件及清空回收站，具体的操作方法如下。

（1）还原被删除的文件：双击桌面上的"回收站"图标，在打开的"回收站"窗口（见图 2-23）中找到要还原的文件，单击鼠标右键，在弹出的快捷菜单中选择"还原"命令，即可把文件还原到原来文件所在的位置。

（2）删除回收站中的文件：在"回收站"窗口中找到要删除的文件，单击鼠标右键，在弹出的快捷菜单中选择"删除"命令，在弹出的提示框中单击"是"按钮，即可删除选中的文件。但要注意经过此删除操作后，文件将被彻底删除，不能恢复。

（3）清空回收站：回收站中的文件太多，会占用大量的磁盘空间，这时需要将回收站清空。具体方法是用鼠标右键单击桌面上的"回收站"图标，在出现的快捷菜单中选择"清空回收站"命令，然后在弹出的提示框中单击"是"按钮即可。但要注意清空回收站后，回收站中的文件全部被彻底删除。

2.3.5 磁盘操作

磁盘操作主要包括显示磁盘属性、格式化磁盘、复制磁盘、维护磁盘等。

1．磁盘属性

在"计算机"窗口或资源管理器中，用鼠标右键单击要查看的驱动器图标，在弹出的快捷菜单中选择"属性"命令或直接选择窗口中的"属性"菜单，打开该磁盘的属性对话框，如图 2-24 所示。磁盘属性对话框包含"常规"、"工具"、"硬件"和"共享"等选项卡，显示磁盘的容量、可用空间及磁盘卷标（用户可以修改）。在"工具"选项卡中可以完成对磁盘的维护操作，包括磁盘检查、整理和备份。在"共享"选项卡中实现磁盘的读写保护。

2．格式化磁盘

当要格式化磁盘时，先将要格式化的磁盘插入驱动器，在"计算机"窗口选定磁盘图标，然后用鼠标右键单击，在弹出的快捷菜单中选择"格式化"命令，显示格式化磁盘对话框。在格式化磁盘时，要选择格式化的容量、格式化方式、标识磁盘等，并且注意：磁盘格式化操作后，磁盘中原有文件将全部被清除，因此格式化前请将有用的文件在其他位置备份，以免文件彻底丢失。

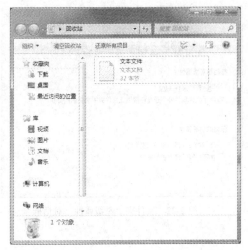
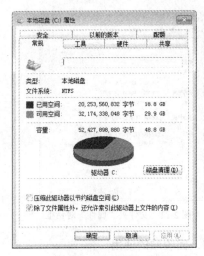

图 2-23 "回收站"窗口   图 2-24 磁盘属性对话框

3．磁盘维护

磁盘的维护可以通过"磁盘属性"对话框实现，主要有以下几项内容。

（1）磁盘清理：计算机使用一段时间后，由于进行大量的读写、安装等操作，会在磁盘上存留很多临时文件或已经没用的程序，这些残留文件和程序会占用磁盘空间，还会影响系统的整体功能，所以需要运行"磁盘清理程序"释放硬盘上的空间。"磁盘清理程序"搜索驱动器，然后列出临时文件、Internet 缓存文件和可以安全删除的不需要的文件等。

（2）磁盘检查及碎片整理：在计算机的使用过程中，用户会对文件进行反复的剪贴、复制、粘贴等操作，这些操作会在磁盘中形成文件碎片，文件碎片过多会导致磁盘空间浪费，而且系统会花费更多的时间进行文件读取，这样会引起系统性能下降。"磁盘碎片整理"程序可以将碎片文件和文件夹的不同部分移动到磁盘的同一位置，以增加磁盘上的空闲空间，使系统可以高效地访问文件。具体的操作方法是打开"磁盘属性"对话框（见图 2-24）中的"工具"选项卡，执行"开始检查"命令，这不仅可以检查硬盘的逻辑和物理错误，而且能够修复文件系统错误和扫描恢复坏扇区。在检查磁盘时要自动修复所发现的错误，就必须选定"自动修复文件系统错误"复选框。"立即进行碎片整理"可以重新整理硬盘上的文件和未使用的空间，提高硬盘的访问速度。

对磁盘进行碎片整理时，计算机可以执行其他任务。但是，计算机将运行得较慢，"立即进行碎片整理"也要花费更长时间。要临时停止"立即进行碎片整理"以便更快地运行其他程序，可以单击"暂停"按钮。在碎片整理过程中，如果其他程序写磁盘后"立即进行碎片整理"，就必须重新启动。如果"立即进行碎片整理"重新启动太频繁，可在整理磁盘碎片时关闭其他程序。

2.4 设备与系统管理

在 Windows 中，用户可以设置计算机的工作环境，从而构建方便、舒适的工作平台来使用 Windows 操作系统。用户可以改变桌面的颜色、屏幕保护程序、鼠标的操作速度、键盘的重复速度等。Windows 在系统安装、配置、维护和管理方面提供了相当便捷的手段，以帮助用户更方便、更快速地完成这类任务。

2.4.1 控制面板及其查看方式

除 CPU 和内存资源外，计算机系统中的其他部件都称为设备。Windows 提供控制面板对设备进行直观的设置。

启动控制面板的方法很多，最常用的有下列两种。

（1）在"开始"菜单中选择"控制面板"菜单项。

（2）选择"计算机"或"资源管理器"窗口中的"打开控制面板"菜单项。

控制面板启动后，出现如图 2-6 所示的窗口。控制面板的查看方式有 3 种，分别为：类别、大图标和小图标，其中图 2-6 为以"类别"方式查看的效果。控制面板列出了 Windows 7 提供的所有用来设置计算机的选项，常用的选项包括："时钟、语言和区域"、"外观和个性化"、"程序"、"硬件"和"声音"等，其中"外观和个性化"的设置见 2.2.2。

2.4.2 打印机及其他硬件设置

在控制面板中选择"硬件和声音"选项，然后选择"设备和打印机"选项，打开如图 2-25 所示的"设备和打印机"窗口，对传真机、打印机、USB 鼠标等设备进行相关的设置。

1. 打印机的管理

打印机是计算机需要配置的基本输出设备，它的作用是将计算机的文本、图形等信息打印到普通纸张或胶片等介质上，便于使用和长期保存，打印机现在已经成为日常工作中最为常用的一种外部设备。

（1）安装打印机：要打印文件首先要安装打印机。在"设备和打印机"窗口中选择"添加打印机"菜单，在弹出的"添加打印机"窗口中，选择"添加本地打印机"选项，进入"选择打印机端口"对话框，选择"使用现有的端口"单选按钮，在"安装打印机驱动程序"对话框中分别选择对应的"厂商"和"打印机"型号，单击"下一步"按钮，弹出的窗口中输入打印机的名称，单击"下一步"按钮，选择"不共享这台打印机"，单击"下一步"按钮，最后在弹出的对话框中单击"完成"按钮。

如果要安装的打印机与网络中的另一台计算机相连，或者通过网络适配器与网络相连，那么该打印机就称为网络打印机。安装网络打印机时可以选择"添加网络、无线、BlueTooth 打印机"选项，然后按照上面的步骤来安装，或者在选择"添加本地打印机"选项后，将打印机设置为"共享此打印机以便网络中的其他用户可以找到并使用它"。在使用网络打印机时，感觉与使用本地打印机区别不大，只不过当网络打印机与用户计算机不在同一地方时，可能会造成一些不便。

（2）设置打印机：安装完打印机后，在"设备和打印机"窗口中的"打印机和传真"选项中可以看到安装成功的打印机图标，用鼠标右键单击已安装的打印机图标，从弹出的快捷菜单中选择"打印机属性"选项，在弹出的"打印机属性"对话框中对打印机进行设置。

2. 添加新硬件设备

要想添加新的硬件到计算机系统中，一般应先将新硬件设备连接到计算机上，再从"硬件和声音"下的"设备和打印机"选项中选择"添加设备"选项，弹出搜索新硬件的窗口，当找到新硬件后，新硬件出现在窗口中，如图 2-26 所示。单击需要添加的新设备后，按照操作提示进行操作即可。若新硬件带有安装程序（安装光盘），直接运行安装程序即可安装，操作与安装应用软件相同。

Windows 具有支持更多个新硬件的特点，能最方便承载各种数码产品，包含数以百计的新打印机、调制解调器及其他硬件驱动程序，省去了大多数硬件设备安装过程，使得许多新硬件设备连接到计算机上就能使用，显著提高了计算机的易用性，并使其工作更有效，维护更方便。

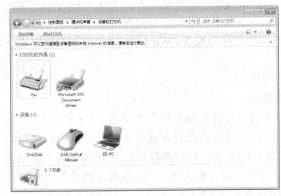

图 2-25 "设备和打印机"窗口

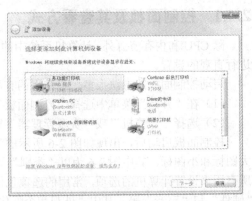

图 2-26 "添加设备"对话框

2.4.3　设备管理器的使用

设备管理器列出所有安装在计算机上的硬件设备，用户可以使用设备管理器查看计算机上的硬件设备并为每个设备设置属性。

1．系统属性

启动控制面板后，选择"系统和安全"图标，单击其中的"系统"选项，在如图 2-27 所示的窗口中可以查看计算机的基本信息，如当前计算机系统的 Windows 版本、计算机硬件系统中 CPU 的型号以及内存容量等、计算机的名称及 Windows 系统的产品 ID 等信息。单击窗口左侧的"高级系统设置"选项，在弹出的窗口中可以进行以下设置：在"计算机名"选项卡设置计算机的标识，即在网络上访问这台计算机应使用的名称；在"硬件"选项卡中，如果用户想添加新硬件，可以选择"设备安装设置"；也可以设置"高级"、"系统还原"、"远程"等属性。

2．设备管理器的打开

打开设备管理器的常用方法以下有两种。

（1）在"开始"菜单中选择"控制面板"选项，在弹出的"控制面板"窗口中单击"系统和安全"选项，在弹出的对话框中选择"系统"下的"设备管理器"选项，弹出如图 2-28 所示的设备管理器窗口。

（2）在桌面上用鼠标右键单击"计算机"图标，在弹出的快捷菜单中选择"属性"选项，在弹出的"系统"窗口中的"控制面板主页"窗格中选择"设备管理器"选项。

打开设备管理器后，单击设备列表中的▷符号，可以展开所含设备。

3．设备属性设置

在"设备管理器"窗口中，单击选中系统的硬件设备后，可以对其进行驱动更新、禁用、卸载和查看等设置。设置的方法有以下两种。

（1）用鼠标右键单击设备名称，在弹出的快捷菜单中选择相应设置选项。

（2）选中设备后，从"操作"菜单中选择相应设置选项。

如果需要禁用某项设备，首先选中要禁用的设备，在其快捷菜单或"操作"菜单中选择"禁用"选项即可。

2.4.4　任务管理器的使用

Windows 7 是多任务、多用户的操作系统，任务管理器显示当前正在计算机上运行的应用程序、进程及系统的运行状态和性能等的相关信息。使用任务管理器可以监视计算机性能、快速查看正在运行的程序的状态和终止已停止响应的程序、使用多个参数评估正在运行进程的活动，以及采用图形和数据的形式查看 CPU 和内存的使用情况，总之任务管理器是非常实用的性能检测工具。

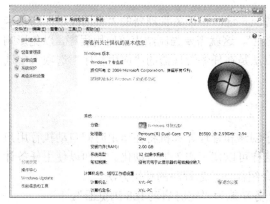

图 2-27 "系统"窗口

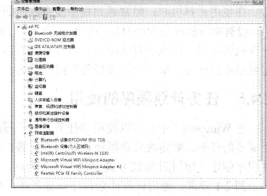

图 2-28 设备管理器

1. 任务管理器的打开

Windows 常用的任务管理功能是通过任务管理器来实现的。打开任务管理器的方法有以下几种。

（1）用鼠标右键单击任务栏空白处，从弹出的快捷菜单中选择"启动任务管理器"选项。

（2）按 Ctrl+Alt+Delete 组合键，在出现的界面中选择"任务管理器"，打开任务管理器。

（3）按 Ctrl+Shift+Esc 组合键，打开任务管理器，如图 2-29 所示。

使用任务管理器可以完成应用程序、进程、服务、性能、联网和用户的管理。

任务管理器的"应用程序"选项卡（见图 2-29）中显示了当前计算机上运行的任务（程序）的名称和状态。通过该选项卡可以结束、切换和启动一个新任务。

"进程"选项卡中显示了当前计算机上运行的进程，单击某一进程，然后单击"结束进程"按钮即可结束该进程。

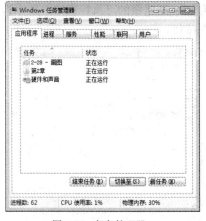

图 2-29 任务管理器

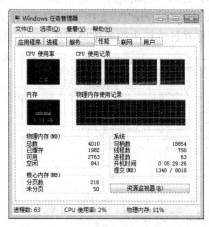

图 2-30 任务管理器中的"性能"选项卡

"服务"选项卡中显示了正在运行的服务，用鼠标右键单击某个服务，可以停止或启动相应服务。

"性能"选项卡（见图 2-30）中，动态显示计算机 CPU、内存使用情况以及系统的项目数、物理内存、核心内存等情况的数据和图形。

在"联网"选项卡中可以查看网络应用状况,包括网卡名称、网络应用百分率等。

"用户"选项卡中显示当前登录到计算机的所有用户,并且可以执行撤销指定的用户注销或向用户发送消息等操作。

2．结束没有响应的应用程序

在使用计算机时,经常遇到程序没有响应的情况,这时在任务管理器的"应用程序"选项卡中,没有响应的应用程序对应的状态描述为"无响应",这就需要强制结束该应用程序,以免影响计算机的使用。结束没有响应的应用程序的具体方法是在任务管理器的"应用程序"选项卡中选定要结束的任务,单击"结束任务"按钮即可。

2.4.5　任务计划程序的使用

在 Windows 7 中,可以使用"任务计划"程序创建和管理计算机将在指定时间自动执行用户所需要的任务,如定时启动程序、显示消息等,这样可以使工作更加自动化。下面以使用任务计划程序创建"定时启动 IE 8 浏览器"任务为例,介绍任务计划程序的使用方法。

例 2-1 要求:使用任务计划程序创建任务,任务功能为"定时启动 IE8 浏览器"。

操作步骤:

(1)用鼠标右键单击桌面上的"计算机"图标,在弹出的快捷菜单中选择"管理"命令。

(2)在打开的"计算机管理"窗口中,选择"计算机管理(本地)"窗格中"系统工具"选项下的"任务计划管理"选项,在窗口右侧出现的"操作"窗格中选择"创建基本任务"选项,如图 2-31 所示。

(3)弹出"创建基本任务向导"对话框,在"名称"文本框中输入任务名称"开机的第 1 项任务",在"描述"文本框中输入任务描述"启动 IE8 浏览器",单击"下一步"按钮。

(4)打开"任务触发器"对话框,在"希望该任务何时开始"区域中选择"计算机启动时"选项,单击"下一步"按钮。

(5)进入"操作"对话框,在"希望该任务执行什么操作?"选项中选择"启动程序"选项,单击"下一步"按钮。

(6)进入"启动程序"对话框,在"程序或脚本"文本框中输入""C:\Program Files\Internet Explorer\iexplore.exe"",如图 2-32 所示,iexplore.exe 为 IE 8 浏览器的可执行程序,具体输入内容由该程序在计算机中的具体位置决定。单击"下一步"按钮。

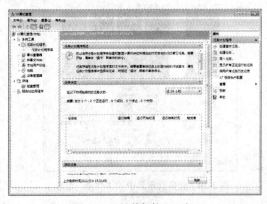
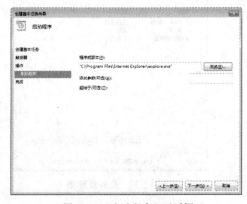

图 2-31　"计算机管理"窗口　　　　　　　　　　　　图 2-32　"启动程序"对话框

(7)进入"完成"界面,单击"完成"按钮,即可以实现开机自动启动 IE 8 浏览器的任务计划。

2.4.6　资源监视器的使用

在 Windows 7 中，使用资源监视器可以实时查看计算机中各资源的使用情况，如 CPU、内存、磁盘和网络的使用情况。查看各资源的使用情况需要先启动资源监视器，方法是在桌面上用鼠标右键单击"计算机"图标，在弹出的快捷菜单中选择"管理"命令，在打开的"计算机管理"窗口中，选择"计算机管理（本地）"窗格中的"系统工具"选项下的"性能"选项，在窗口中间出现的"性能监视器概述"窗格中单击"打开资源监视器"超链接，即可以启动资源监视器，如图 2-33 所示。

启动资源监视器后，分别选择"CPU"、"内存"、"磁盘"、"网络"选项卡，即可查看当前计算机 CUP、内存、磁盘及网络的活动和使用情况。

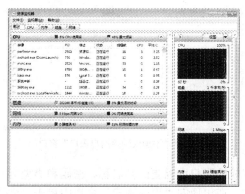

图 2-33　资源监视器

2.4.7　用户管理

Windows 系统允许多个用户共享同一台计算机，通过将每个用户使用计算机时的数据和程序相互隔离开来，使得多个用户不必重新启动计算机，就可以在不同账户之间切换。在系统中设立用户账户的目的是便于对使用计算机的行为进行管理，以便更好地保护计算机中的用户资料。

1．用户账户概述

使用计算机账户可以依据用户的个人爱好设置计算机桌面及使用计算机的习惯，保护计算机中用户的重要设置和信息等，系统中的账户分为两类：管理员账户和受限账户。

（1）管理员账户：该账户拥有使用计算机的最大权利，可以安装程序或增删硬件、访问计算机中的所有文件、管理本计算机中的所有其他用户账户等。在计算机中，管理员账户可以设置多个，它们拥有相同的权利。当计算机中仅有一个管理员账户时，不允许该账户降级为受限账户。第一个管理员账户是在安装 Windows 的过程中自动创建的，其默认名称为"Administrator"。

（2）受限账户类型：该账户只有使用计算机的部分权利，不能更改大多数的系统设置，不能删除重要的文件等。受限用户不能将自身升级为管理员账户，但可以由计算机中的其他管理员账户来更改其账户类型。

来宾账户是一种特殊的受限账户，是系统专为那些没有账户的用户使用计算机而准备的。因为该账户没有密码，所以只拥有使用计算机的最小权利，即可以使用计算机中安装的所有应用程序以及检查电子邮件、浏览 Internet 等，但不能更改计算机中的任何软硬件配置，也不允许更改其账户类型。

（3）切换账户：在多个账户之间切换，可以单击"开始"菜单中"关机"按钮右侧的下拉按钮，在出现的菜单中选择"切换用户"选项，打开"欢迎使用"的登录界面，单击相应的用户，如果有密码则输入密码，系统便开始载入所选用户的配置信息。

2. 设置用户账户

（1）创建新账户：根据需要，一台计算机上可以创建多个账户，方法是用管理员账户登录系统，然后从"开始"菜单中打开控制面板，单击"用户账户和家庭安全"选项中的"添加或删除用户帐户"超链接，出现如图 2-34 所示的"用户账户"窗口，单击"创建一个新账户"链接，在新窗口中输入新账户的名称并选择新账户的类型（标准用户或管理员），单击"创建账户"，返回用户账户主页，完成新账户创建。

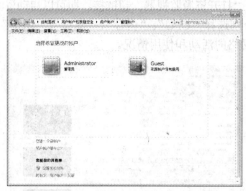

图 2-34　"添加或删除用户账户"窗口

（2）更改账户：创建完成的账户可以更改其名称、密码和类型等，方法是打开"管理帐户"窗口，选择准备更改的账户，在出现的"更改账户"窗口中单击"创建密码"、"更改图片"等选项，即可进行更改名称、创建密码、更改图片、更改账户类型以及删除账户等操作。

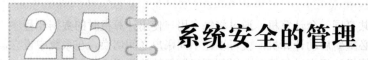

系统安全的管理

2.5.1　数据的备份与还原

在 Windows 7 中为了防止重要数据丢失，不需要第三方备份软件，用户就可以对重要数据进行备份，当数据被损坏或更改时，还可以利用备份文件将数据还原。数据备份与还原的具体操作方法如下。

（1）数据的备份：打开"控制面板"窗口，选择"大图标"查看方式，如图 2-35 所示，单击"备份和还原"超链接，在打开的"备份和还原"窗口中单击"备份"区域的"设备备份"超链接，经过一段时间的启动后，弹出"设备备份"窗口，在该窗口中的"备份目标"区域中选择准备备份的位置，单击"下一步"按钮，在出现的"您希望备份哪些内容"窗口中选择"让我选择"选项，单击"下一步"按钮，在出现的窗口中选择希望备份的内容，单击"下一步"按钮，在出现的"查看备份设置"窗口中可以查看备份的位置等相关内容，然后单击"保存设备并运行备份"按钮，等待一段时间后，即可完成备份操作。

（2）数据的还原：打开"备份与还原"窗口，在出现的窗口中的"还原"区域中单击"还原我的文件"按钮，在出现的"还原文件"窗口中单击"浏览文件夹"按钮，在出现的窗口中选择要还原的文件，单击"添加文件夹"按钮，返回"浏览或搜索要还原的文件或文件夹的备份"界面，单击"下一步"按钮，进入"您想在何处还原文件"界面，设置将文件还原到的位置，单击"还原"按钮，进入"已还原文件"界面，单击"完成"按钮完成还原操作。

在 Windows Vista、Windows 7、Windows 8 中，当用户采用覆盖安装系统方式时，系统会自动在原系统硬盘分区内生成一个"Windows.old"文件。重装后，Windows 7 会将原系统内的"Windows"、"Program Files"、"Users"这 3 个目录中的文件转移到"Windows.old"文件夹内。"Windows.old"文件夹的作用就是保留旧系统的文件。如果新系统有问题，就可以提取其中的文件来替换整个系统或单个文件。但需要注意，应用程序只有重新安装后，才能用于处理类似于文档、图片等数据文件。

2.5.2 防火墙的设置

防火墙指的是一个由软件和硬件设备组成，在内部网和外部网之间、专用网和公共网之间构造的保护屏障，主要用于阻止未授权用户通过 Internet 或网络访问计算机。Windows 7 中提供了内置的防火墙，用户可以对防火墙进行相关设置，以防止病毒侵入。在 Windows Vista 中，Microsoft已经对防火墙进行了改进，在 Windows 7 中有了更大的改进，虽然从表面上看不出这些改进，所有这些功能都要通过组策略配置。一旦用户通过控制台进入防火墙的高级配置中，就会发现 Windows 7 防火墙的功能和配置参数远多于以前的 Windows 版本。在某种程度上，用户可以不用安装任何第三方防火墙工具，即可实现 Windows 系统安全防范功能。Windows 7 防火墙不但可以对发送和接收的数据进行拦截和审查，还可以让用户自定义规则，完全可以满足用户的各种需求。防火墙的操作主要包括启动防火墙、根据实际需要对防火墙进行设置等，具体操作方法如下。

（1）启动防火墙：打开"控制面板"窗口，选择"大图标"查看方式，在出现的界面中选择"Windows 防火墙"选项，在出现的"Windows 防火墙"界面（见图 2-35）中单击"打开或关闭 Windows 防火墙"超链接，在出现的界面中选择"家庭或工作（专用）网络位置设置"及"公共网络位置设置"区域中的"启用 Windows 防火墙"选项，然后单击"确定"按钮，即可启动 Windows 防火墙。

（2）配置防火墙文件：打开"Windows 防火墙"窗口，通过窗口左侧的"允许程序或功能通过 Windows 防火墙"链接下的选项可以设置允许通过 Windows 防火墙的程序或功能。如果需要进一步提高本地计算机的安全性，使 Windows 7 防火墙更加有效地防御来自网络上的攻击和威胁，可以在"Windows 防火墙"窗口中单击"高级设置"按钮，在出现的"高级安全 Windows 防火墙"界面中，用鼠标右键单击"本地计算机上的高级安全 Windows 防火墙"选项，在弹出的快捷菜单中选择"属性"选项，在弹出的"本地计算机上的高级安全 Windows 防火墙属性"窗口中配置防火墙文件。

2.5.3 Windows defender 的使用

Windows defender 是 Windows 7 中的防间谍软件，使用它可以对计算机进行实时保护和检查，并在发现恶意软件（如间谍软件或病毒）时，清除恶意软件，以阻止其对计算机的损坏或信息的窃取。Windows defender 有助于计算机抵御间谍软件和其他有害软件导致的弹出窗口、降低性能和安全威胁。使用 Windows defender 的操作方法是打开"控制面板"窗口，选择"大图标"查看方式，在出现的界面中选择"Windows defender"选项，在打开的"Windows defender"窗口（见图 2-36）中单击"扫描"链接右侧的下拉按钮，在弹出的菜单中选择"快速扫描"命令即可。

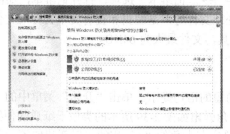

图 2-35 "Windows 防火墙"窗口

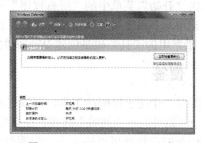

图 2-36 "Windows defender"窗口

2.6　附件及应用程序

Windows 提供了许多附件工具，包括画图、记事本、计算器、媒体播放器、录音机等，这些工具操作简单，灵活实用，Windows 7 中更是添加了如截图工具、Windows 日记本、便签、Tablet PC 等新的附件工具。应用程序是在操作系统的支持下完成一定任务的软件，它对提高计算机的应用能力至关重要。

2.6.1　画图

"画图"是一个简单的图形处理程序，其文件扩展名默认为".bmp"，以".bmp"作为扩展名的文件为位图文件。用画图程序可以绘制图形，也可编辑已存在的图片，通过画图程序，用户可以执行绘图、为图片添加文字、调整大小等操作。选择"开始"菜单中的"所有程序"→"附件"→"画图"选项，打开画图程序，如图 2-37 所示的画图程序由快速启动栏、"画图"按钮、功能栏、画图区域等部分组成。可以使用功能栏中的各种工具编辑图形。

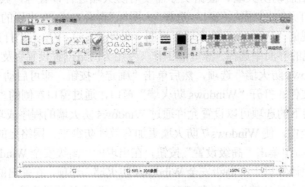

图 2-37　画图程序

绘制好图像后，选择"画图"菜单中的"保存"或"另存为"命令，可以将图像保存起来。画图程序支持的图像保存格式有"单色位图"、"16 色位图"、"256 色位图"、"24 位位图"、"JPEG"、"GIF"、"TIFF"、"PNG"等，用户可以根据需要更改图像格式。也可以把新编辑制作的图片设置为墙纸，方法是，选择"画图"菜单中的"设置为墙纸（平铺）"或"设置为墙纸（居中）"命令。

2.6.2　记事本

记事本是一个简单的文本编辑器，文本只能是文字和数字，不含格式信息，仅有少数几种字体，单击"开始"菜单中的"所有程序"→"附件"→"记事本"选项，打开记事本，如图 2-38 所示。记事本多用于写便条、备忘事项、建立批处理文件等，是编辑和查看文本文件（文件后缀为.txt）最常用的工具，也是创建 Web 页的简单工具，文件最大为 64KB。

2.6.3　便签

便签是一个用于提醒的工具，可以用来记录简短的语句提示。单击"开始"菜单中的"所有程序"→"附件"→"便签"选项，在桌面的右上角弹出如图 2-39 所示的类似于纸质的便签。在便签中闪烁的光标处可以输入用于提醒的语句，单击左上角的"+"按钮可以新建便签，单击右上角的"×"按钮可以将相应的便签删除。便签设置完成后会一直显示在屏幕中所有窗口的最上面。

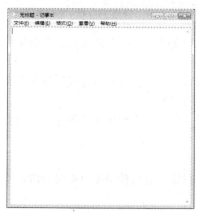

图 2-38　记事本

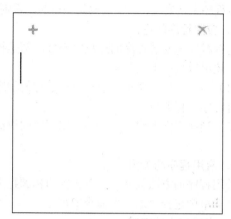

图 2-39　便签

2.6.4　Tablet PC

　　Tablet PC 即目前比较流行的平板电脑，Windows 7 附件中提供的 Tablet PC 程序具有集成的手写笔、触摸屏、数字墨水输入、笔迹识别及新硬件支持功能。单击"开始"菜单中选择"所有程序"→"附件"→"Tablet PC"选项，弹出如图 2-40 所示的 Tablet PC 输入面板。Tablet PC 输入面板可以使用手写板或触摸键盘代替标准键盘输入文本，可以将在 Tablet PC 输入面板中输入的文本插入当前打开的记事本文件中，具体方法为：新建一个空白文本文件，然后拖动鼠标在 Tablet PC 输入面板中间的手写板输入区域写入文本，系统会自动识别输入的文本，并显示识别后的文本，系统识别完成后在 Tablet PC 输入面板的右下角会出现"插入"按钮，单击"插入"按钮，即可将当前文本插入空白文本文件中。

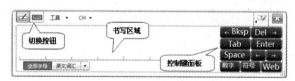

图 2-40　Tablet PC 输入面板

2.6.5　应用程序的使用

　　各种操作系统都离不开软件和硬件的支持，硬件设备是整个计算机系统中非常重要的组成部分，应用程序则对控制计算机中各部分的运行起着重要作用。虽然 Windows 7 中已经提供了如文字处理、图片编辑、媒体播放、娱乐游戏等应用程序，但这些程序不能满足对应用程序的实际需求。安装、卸载、运行、关闭应用程序是最常用的操作。

1．应用程序的安装

　　应用程序可以从 CD 或 DVD、从本地磁盘或从网络上安装。从 CD 或 DVD 安装的步骤是将光盘插入计算机，然后按照屏幕上的说明操作。从 CD 或 DVD 安装的许多程序会自动启动程序的安装向导。在这种情况下，将显示"自动播放"对话框，然后可以选择运行该向导。从网络上安装的步骤是在浏览器中，单击"打开"或"运行"，然后按照屏幕上的指示进行操作，也可以将安装程序下载到本地磁盘后再进行安装。从本地磁盘安装应用程序的方法是双击相应的安装程序文件（通常是文件名为 Setup 的文件），按照屏幕上的指示进行操作即可。但是要注意从网络上获得的安装程序是从安全、可靠的网站获得的，否则可能在安装程序的同时使本地计算机感染病毒。

2．应用程序的运行

运行程序与安装程序的过程很类似，都是找到可执行文件后运行。除采用安装中使用的方法以外，还可以采取下列几种方法。

（1）当"开始"菜单不包含所要运行的程序时，可直接打开包含要运行程序的文件夹，双击可执行程序图标即可。

（2）当在桌面上建立了一个应用程序的快捷方式后，直接双击快捷方式图标，也能启动应用程序。

3．应用程序的关闭

关闭程序的方法很简单，单击窗口标题栏上的关闭按钮、直接按 Alt＋F4 组合键，或者在应用程序菜单中选择"退出"命令即可。

4．应用程序的卸载

卸载就是从系统中删除一个应用程序（及其系统）。删除一个应用程序最好通过卸载的方法进行。一般应用程序在安装时会同时安装自带的卸载程序，在"开始"菜单中的"所有程序"区域下找到该应用程序，自带的卸载程序与该应用程序通常位于同一位置，单击相应卸载程序，即可卸载应用程序。如果应用程序没有自带的卸载程序，可以在"控制面板"中，选择"程序"选项，在打开的"程序"窗口中选择"程序和功能"选项下的"卸载程序"选项（见图 2-41），找到待删除程序，然后双击该程序，系统提示删除程序操作过程，从而完成应用程序的删除任务。如果某个程序不能通过这种卸载的方法删除，可在待删除文件或文件夹上右击，从快捷菜单中选择"删除"命令。

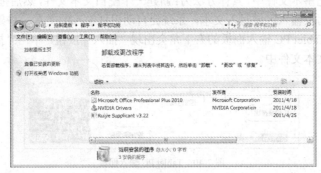

图 2-41　"程序和功能"窗口

要注意的是，由于一个应用程序安装到系统中时，包含初始化文件、数据文件、动态链接库等，分别放在不同的目录下，采用直接删除的方法，往往只能删除指定文件夹的文件，而放在其他文件夹中的文件，如动态链接库、数据文件就不一定能删除。

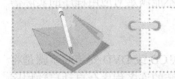

本章小结

操作系统是用户和计算机之间进行信息交流的媒介，用户通过操作系统管理计算机的硬件资源、软件资源。掌握操作系统的使用方法是学习其他软件的基础和前提。Windows 操作系统是基于图形的操作系统，它是当今世界上使用最广泛的操作系统，其用户友好的平台已经改变了我们与计算机交互作用的方式，所以要求学生掌握 Windows 的常用操作，尤其需要熟练掌握文件夹和文件管理、磁盘管理、设备管理、常用附件的使用，这些操作要求达到熟能生巧、举一反三的效果，同时了解计算机操作系统的发展历史、Windows 操作系统的发展历史及 Windows 7 操作系统的包括 IE 8 浏览器、系统安全等在内的新特性及新功能。

习　题　2

一、选择题

1. 操作系统传统的主要功能是_____。
　　A. 进程管理、存储器管理、外部设备管理、文件管理、网络通信和网络文件服务
　　B. 运算器管理、控制器管理、打印机管理、存储器管理、磁盘管理
　　C. 硬盘管理、软盘管理、存储器管理、光盘管理、文件管理
　　D. 程序管理、文件管理、系统文件管理、编译管理、存储设备管理

2. Windows 启动后显示的整个屏幕是_____。
　　A. 窗口　　　　　　　B. 操作台　　　　　　C. 工作台　　　　　　D. 桌面

3. 在"计算机"窗口中，可以直接删除文件而不把被删除的文件送入回收站的操作是_____。
　　A. 选定文件后按 Delete 键　　　　　　B. 选定文件后，按 Alt＋Delete 组合键
　　C. 选定文件后，按 Shift＋Delete 组合键　　D. 选定文件后，按 Ctrl＋Delete 组合键

4. 在 Windows 中，移动窗口的方法是将鼠标指针移到_____上，拖动鼠标。
　　A. 滚动条　　　　B. 菜单栏　　　　　　C. 工具栏　　　　　　D. 标题栏

5. 在 Windows 中，呈灰色显示的菜单是_____。
　　A. 该菜单当前不能选用　　　　　　B. 选中该菜单后将弹出对话框
　　C. 选中该菜单后将弹出下级子菜单　　D. 该菜单正在使用

6. 要复制文本文件中的一段文字，应按_____组合键。
　　A. Ctrl ＋X　　B. Ctrl ＋C　　　　C. Ctrl ＋V　　　　D. Ctrl ＋Z

7. 下面文件扩展名不属于图形文件格式的是_____。
　　A. JPG　　　　B. BMP　　　　　　C. GIF　　　　　　D. TXT

8. 下列操作中，能在各种中文输入法之间进行切换的方法是_____。
　　A. 按 Ctrl＋空格键　　　　　　B. 单击输入方式切换按钮
　　C. 按 Shift＋空格键　　　　　　D. 按 Alt＋Shift 组合键

9. Windows 操作系统支持_____。
　　A. 单用户、单任务　　　　　　B. 单用户、多任务
　　C. 多用户、多任务　　　　　　D. 多用户、单任务

10. 在 Windows 中，当前程序长时间无法响应用户要求时，应按_____组合键键启动任务管理器窗口来结束该任务。
　　A. Shift＋Esc＋Tab　　　　　　B. Crtl＋Shift＋Esc
　　C. Alt＋Shift＋Enter　　　　　　D. Ctrl ＋Alt ＋Esc

二、填空题

1．正常退出 Windows 并关闭计算机，应首先保存并关闭所有应用程序，再从＿＿＿＿菜单中选择相应命令。

2．在 Windows 中，对文件或文件夹进行重命名的快捷键是＿＿＿＿。

3．单击在前台运行的应用程序窗口的"最小化"按钮，这个应用程序将显示在任务栏的＿＿＿＿部分，但这个程序并没有停止运行。

4．若将剪切后的文件放置到目标位置，可使用＿＿＿＿快捷键。

5．若一个文件夹有子文件夹，那么在"资源管理器"的左窗格中，单击该文件夹的图标或标识名的作用是＿＿＿＿。

6．Windows 中对话框与窗口的区别是对话框不可以＿＿＿＿，但窗口可以。

7．在回收站中选定某个文件后，单击鼠标右键执行快捷菜单中的"删除"命令后，该文件将被＿＿＿＿。

8．在 Windows 中，当菜单展开后，按＿＿＿＿键可以退出菜单。

9．在 Windows 7 系统中，防火墙的作用是＿＿＿＿。

10．在 Windows 7 中，用来记录简短的语句提醒的附件工具是＿＿＿＿。

三、操作题

1．如何正确的启动和退出 Windows 7 系统？

2．如何实现文件的异盘复制和移动？

3．Windows 中的屏幕保护程序的作用是什么？如何设置屏幕保护程序？

4．如何通过快捷键和菜单删除文件或文件夹？在删除时，需要注意什么？

5．在 Windows 中，如何清空回收站？如何还原回收站中的文件？

6．Windows 中的菜单有哪几种？如何打开一个对象的快捷菜单？如何打开窗口的控制菜单？

7．什么是 Windows 7 任务计划程序？怎样使用 Windows 7 任务计划程序？

8．在 Windows 中，如何正确卸载不再使用的应用程序？

9．在 Windows 7 中，如何在桌面设置内容为"今天妈妈生日"的信息提醒的便签？

10．在 Windows 7 中，如何通过任务管理器关闭已经没有响应的应用程序？

网络应用技术基础

计算机网络是计算机技术与通信技术相互渗透、密切结合而形成的一门交叉科学。

社会学家指出：人类社会的生活方式与劳动方式从根本上说具有群体性、交互性、分布性与协作性。在今天的信息时代，计算机网络的出现使人类这一本质特征得到了充分的体现。计算机网络的应用可以大大缩短人与人之间的时间与空间距离，更进一步扩大了人类社会群体之间的交互与协作范围，因此人们一定会很快地接受在计算机网络环境中的工作方式，同时计算机网络也会对社会的进步产生不可估量的影响。计算机网络的应用技能是信息时代医药领域人才获取、表达和发布信息知识的重要手段之一。

学习目标：

- 了解计算机网络基本概念和基本知识。
- 掌握网络的定义、发展、拓扑结构、网络协议及网络的组成和功能。
- 掌握 Internet 的概念、作用和应用，掌握 IP 地址、网关、子网掩码、域名的基本概念。
- 掌握浏览器基本操作、信息搜索的基本方法和常用搜索引擎的使用。
- 掌握 Outlook 的账号管理，使用 Outlook 收发电子邮件的方法。
- 了解常用网络工具软件。

3.1 网络基本概念

随着计算机网络应用功能的不断拓展，计算机网络的概念在不断的发展之中。计算机网络是计算机技术与通信技术紧密结合的产物，它是计算机系统结构发展的一个重要方向。

3.1.1 计算机网络的定义

早期，人们将分散的计算机、终端及其附属设备，利用通信介质连接起来，能够实现相互通信的系统称为网络。1970 年，在美国信息处理协会召开的春季计算机联合会议上，计算机网络被定义为"以能够共享资源（硬件、软件和数据等）的方式连接起来，并且各自具备独立功能的计算机系统之集合"。现在，对计算机网络比较通用的定义是：计算机网络是利用通信设备和通信线路，将地理位置分散的、具有独立功能的多个计算机系统互连起来，通过网络软件实现网络中资源共享和数据通信的系统。

在理解计算机网络的概念时要注意下面 4 点。

（1）计算机网络中包含两台以上的地理位置不同，具有"自主"功能的计算机。所谓"自主"，是指这些计算机不依赖于网络也能独立工作。通常，将具有"自主"功能的计算机称为主机（host），在网络中也称为节点（node）。网络中的节点不仅仅是计算机，还可以是其他通信设备，如 HUB、路由器等。

（2）网络中各节点之间的连接需要有一条通道，即由传输介质实现物理互连。这条物理通道可以是双绞线、同轴电缆或光纤等有线传输介质，也可以是激光、微波或卫星等无线传输介质。

（3）网络中各节点之间互相通信或交换信息，需要有某些约定和规则，这些约定和规则的集合就是协议，其功能是实现各节点的逻辑互连。例如，Internet 上使用的通信协议是 TCP/IP 协议簇。

（4）计算机网络是以实现数据通信和网络资源（包括硬件资源和软件资源）共享为目的。要实现这一目的，网络中需配备功能完善的网络软件，包括网络通信协议（如 TCP/IP、IPX/SPX）和网络操作系统（如 Netware UNIX、Solaris、Windows Server、Linux 等）。

计算机网络是计算机技术和通信技术相结合的产物，这主要体现在两个方面：一方面，通信技术为计算机之间的数据传递和交换提供了必要的手段；另一方面，计算机技术的发展渗透到通信技术中，又提高了通信网络的各种性能。

3.1.2　网络的组成与结构

1．网络的组成

按照计算机网络中各部分的功能，可以将网络分成通信子网和资源子网两大部分。

计算机网络首先是一个通信网络，各计算机之间通过通信媒体、通信设备进行数字通信。在此基础上各计算机可以通过网络软件共享其他计算机上的硬件资源、软件资源和数据资源。为了简化计算机网络的分析与设计，有利于网络的硬件和软件配置，按照计算机网络的系统功能，一个网络可分为"资源子网"和"通信子网"两大部分，如图 3-1 所示。

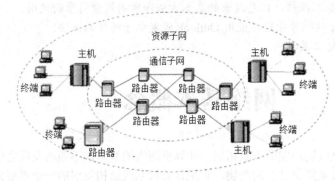

图 3-1　资源子网与通信子网

（1）资源子网。

资源子网由网络中所有的计算机系统、存储设备和存储控制器、软件和可共享的数据库等组成，主要负责整个网络面向应用的信息处理，为网络用户提供网络服务和资源共享功能等。

（2）通信子网。

通信子网的主要任务是将各种计算机互连起来，完成数据交换和通信处理。它主要由通信处理机、通信线路（即传输介质）和其他通信设备组成，完成网络数据传输、转发等通信处理任务。

2．网络的拓扑结构

网络拓扑结构主要有总线型、星型、环型、树型和网状型拓扑结构等。

（1）总线型拓扑结构。

总线型拓扑结构采用单根数据传输线作为通信介质，所有的站点都通过相应的硬件接口直接连接到通信介质，而且能被所有其他的站点接收，如图 3-2 所示。

（2）星型拓扑结构。

星型拓扑结构是中央节点和通过点到点链路连接到中央节点的各节点组成。一旦建立了通道连接，就可以没有延迟地在连通的两个节点之间传送数据。工作站到中央节点的线路是专用的，不会出现拥挤的瓶颈现象，如图 3-3 所示。

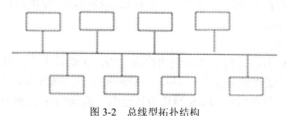

图 3-2　总线型拓扑结构

（3）环型拓扑结构。

环型拓扑结构是一个像环一样的闭合链路，在链路上有许多中继器和通过中继器连接到链路上的节点。也就是说，环型拓扑结构网络是由一些中继器和连接到中继器的点到点链路组成的一个闭合环。在环型网中，所有的通信共享一条物理通道，即连接网中所有节点的点到点链路，如图 3-4 所示。

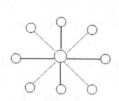
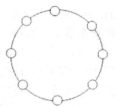

图 3-3　星型拓扑结构　　　　　图 3-4　环型拓扑结构

（4）树型拓扑结构。

树型拓扑由总线型拓扑演变而来，其结构图看上去像一棵倒挂的树，如图 3-5 所示。树最上端的节点叫根节点，一个节点发送信息时，根节点接收该信息并向全树广播。

（5）网状型拓扑结构。

网状型拓扑结构又称为无规则型。在网状拓扑结构中，节点之间的连接是任意的，没有规律，如图 3-6 所示。

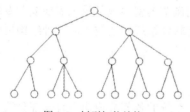
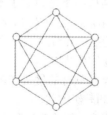

图 3-5　树型拓扑结构　　　　　图 3-6　网状型拓扑结构

3．网络的分类

计算机网络的分类方式有很多种，可以按地理范围、拓扑结构、传输速率、传输介质和访问结构等分类。

（1）按地理范围分类。

- 局域网（local area network，LAN）：范围一般为几百米到 10 千米，属于小范围内的联网。
- 城域网（metropolitan area network，MAN）：城域网地理范围可从几十千米到上百千米，可覆盖一个城市或地区，是一种中等规模的网络。

- 广域网（wide area network，WAN）：广域网地理范围一般在几千千米左右，属于大范围联网，如几个城市、一个或几个国家和地区，是网络系统中最大型的网络，能实现大范围的资源共享，如国际性的 Internet。

（2）按传输速率分类。

网络的传输速率有快有慢，传输速率快的称高速网，传输速率慢的称低速网。传输速率的单位是 bit/s 每秒比特数。一般将传输速率在 kbit/s～Mbit/s 范围的网络称为低速网，在 Mbit/s～Gbit/s 范围的网络称为高速网。也可以将 kbit/s 网称为低速网，将 Mbit/s 网称为中速网，将 Gbit/s 网称为高速网。

（3）按传输介质分类。

传输介质是指数据传输系统中发送装置和接收装置间的物理媒体，按其物理形态可以划分为有线和无线两大类。

（4）按访问结构分类。

网络按访问结构可分为 C/S 结构和 B/S 结构。

① C/S 结构。

C/S 结构，即 client/server（客户机/服务器）结构，服务器通常采用高性能的 PC、工作站或小型机，并采用大型数据库系统，如 Oracle、Sybase、Informix 或 SQLServer。客户端需要安装专用的客户端软件。

传统的 C/S 结构虽然采用的是开放模式，但这只是系统开发一级的开放性，在特定的应用中，无论是 client 端，还是 server 端，都还需要特定的软件支持。由于没能提供用户真正期望的开放环境，C/S 结构的软件需要针对不同的操作系统开发不同版本的软件，加之产品的更新换代十分快，已经很难适应百台计算机以上局域网用户的同时使用，而且代价高，效率低，早期的软件系统多以此作为首选设计标准。

② B/S 结构。

B/S 结构，即 browser/server（浏览器/服务器模式）结构，是 Web 兴起后的一种网络结构模式，Web 浏览器是客户端最主要的应用软件。这种模式统一了客户端，将系统功能实现的核心部分集中到服务器上，简化了系统的开发、维护和使用。客户机上只要安装一个浏览器（browser），如 Internet Explorer 或 360 极速浏览器，服务器安装 Oracle、Sybase、Informix 或 SQL Server 等数据库。B/S 结构主要是利用了不断成熟的 WWW 浏览器技术，结合浏览器的多种 Script 语言（VBScript、JavaScript、C#等）和 ActiveX 技术，只用浏览器就实现了原来需要复杂专用软件才能实现的强大功能，并节约了开发成本，是一种全新的软件系统构造技术，这种结构更成为当今应用软件的首选体系结构。

③ B/S 架构软件的优势与劣势。

- 维护和升级方式。

目前，软件系统的改进和升级越来越频繁，C/S 系统的各部分模块中有一部分改变，就要关联到其他模块的变动，使系统升级成本比较大。B/S 与 C/S 处理模式相比，大大简化了客户端，只要客户端机器能上网就可以。对于 B/S 而言，开发、维护等几乎所有工作也都集中在服务器端，当企业对网络应用进行升级时，只需更新服务器端的软件即可，这减轻了异地用户系统维护与升级的成本。如果客户端的软件系统升级比较频繁，那么 B/S 架构的产品优势明显——所有的升级操作只需要针对服务器进行。

- 系统的性能。

在系统性能方面，B/S 占有的优势是任何时间、任何地点、任何系统，只要可以使用浏览器上网，就可以使用 B/S 系统的终端。采用 C/S 结构时，客户端和服务器端都能够处理任务，这虽然对客户机的要求较高，但因此可以减轻服务器的压力。

● 系统的开发。

C/S 结构建立在中间件产品基础之上，要求应用开发者自己处理事务管理、消息队列、数据的复制和同步、通信安全等系统级的问题。这对应用开发者提出了较高的要求，迫使应用开发者投入很多精力来解决应用程序以外的问题。这使得应用程序的维护、移植和互操作变得复杂。如果客户端是在不同的操作系统上，C/S 结构的软件就需要开发不同版本的客户端软件。

从以上的分析可以看出，B/S 结构的管理软件和 C/S 结构软件各有各的优势。从国外的发展趋势来看，目前，国外大型企业管理软件要么已经是 B/S 结构的，要么正在经历从 C/S 到 B/S 结构的转变。从国内诸多软件厂商积极投入开发 B/S 结构软件的趋势来看，B/S 结构的大型管理软件可能在将来的几年内占据管理软件领域的主导地位。

3.1.3 局域网

局域网是由一组计算机及相关设备通过共用的通信线路或无线连接方式组合在一起的系统，它们在一个有限的地理范围进行资源共享和信息交换。局域网有着较高的数据传输速率。但是对传输距离有一定的限制。

1. 局域网的组成

局域网由网络硬件和网络软件两部分组成。网络硬件主要有：服务器、工作站（终端）、传输介质和网络连接部件（交换机）等。网络软件包括网络操作系统、控制信息传输的网络协议及相应的协议软件、网络应用软件等。图 3-7 是一种比较常见的局域网结构。

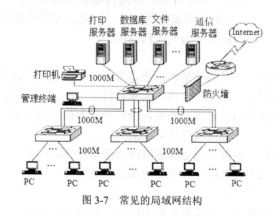

图 3-7 常见的局域网结构

2. 传输介质

LAN 常用的传输介质有同轴电缆、双绞线、光缆，以及在无线 LAN 情况下使用的辐射媒体。

（1）同轴电缆。

同轴电缆由内、外两个导体组成，内导体可以由单股或多股线组成，外导体一般由金属编织网组成。内、外导体之间有绝缘材料，其阻抗为 50Ω。

（2）双绞线。

双绞线（twisted pairwire，TP）是布线工程中最常用的一种传输介质。双绞线是由相互按一定扭距绞合在一起的类似于电话线的传输媒体，每根线加绝缘层并由色标来标记，如图 3-8 所示。

使用双绞线组网，双绞线和其他网络设备（例如网卡）连接必须是 RJ45 接头（也叫水晶头），如图 3-9 所示。

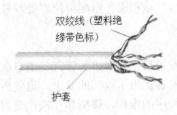
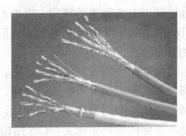

图 3-8 双绞线的示意图和实物图

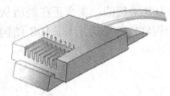

图 3-9 RJ45 接头的示意图和实物图

（3）光缆。

光缆不仅是目前可用的媒体，而且是今后若干年后将会继续使用的媒体，其主要原因是光缆具有很大的带宽。光缆是由许多细如发丝的塑胶或玻璃纤维外加绝缘护套组成，光束在玻璃纤维内传输，防磁防电，传输稳定，质量高，适于高速网络和骨干网。光纤与电导体构成的传输媒体最基本的差别是，它的传输信息是光束，而非电气信号。因此，光纤传输的信号不受电磁的干扰。图 3-10 为光缆示意图。

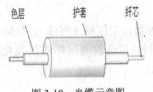

图 3-10 光缆示意图

（4）无线媒体。

上述 3 种传输媒体都有一个共同的缺点，就是都需要一根线缆连接计算机，这在很多场合是不方便的。无线媒体不使用电子或光学导体。大多数情况下地球的大气便是数据的物理性通路。从理论上讲，无线媒体最好应用于难以布线的场合或远程通信。无线媒体有 3 种主要类型：无线电、微波及红外线。这里主要介绍无线电传输介质。

无线电波可以穿透墙壁，也可以到达普通网络线缆无法到达的地方。针对无线电链路连接的网络，现在已有相当坚实的工业基础，在业界也得到迅速发展。

3．网络连接部件

网络连接部件主要包括网卡、交换机和路由器等，如图 3-11 所示。

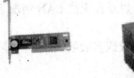
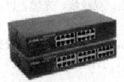
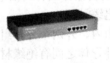

图 3-11 典型的网络连接部件

网卡是工作站与网络的接口部件。它除了作为工作站连接入网络的物理接口外，还控制数据帧的发送和接收（相当于物理层和数据链路层功能）。

交换机（switcher）采用交换方式工作，能够将多条线路的端点集中连接在一起，并支持端口工作站之间的多个并发连接，实现多个工作站之间数据的并发传输，可以增加局域网带宽，改善局域网的性能和服务质量。

路由器（router）是一种网络设备，它能够利用一种或几种网络协议将本地或远程的一些独立的网络连接起来，每个网络都有自己的逻辑标识。所谓"路由"，是指把数据从一个地方传送到另一个地方的行为和动作，而路由器，正是执行这种行为动作的机器。

4．局域网共享资源设置

局域网很便利的一个特色就是资源共享。在局域网中启动文件和打印机共享后，就可以进行共享操作。

（1）共享驱动器或文件夹。

定位到要共享的驱动器或文件夹用鼠标右键单击该驱动器或文件夹，选择"共享和安全"命令。如果共享的是驱动器，在"共享"选项卡上，单击"如果您知道风险，但还要共享驱动器的根目标，请单击此处"。如果共享是文件夹，在"共享"选项卡上，选中复选框"在网络上共享这个文件夹"，然后在"共享名"框中输入共享文件夹的名称。

（2）共享打印机。

双击控制面板中的"打印机和传真"图标；或者用鼠标右键单击要共享的打印机，在"共享"选项卡中，选中"共享这台打印机"复选框，然后在"共享名"文本框中输入共享打印机的名称。

3.1.4　Intranet

Intranet 称为企业内部网，或称内部网、内联网、内网，是一个使用与 Internet 同样技术的计算机网络，它通常建立在一个企业或组织的内部并为其成员提供信息的共享和交流等服务，如万维网、文件传输、电子邮件等，是 Internet 技术在企业内部的应用。它的核心技术是基于 Web 的计算。Intranet 的基本思想是：在内部网络上采用 TCP/IP 作为通信协议，利用 Internet 的 Web 模型作为标准信息平台，同时建立防火墙把内部网和 Internet 分开。当然 Intranet 并非一定要和 Internet 连接在一起，它完全可以自成一体作为一个独立的网络。

1．Intranet 的产生背景

随着现代企业的发展越来越集团化，企业的分布也越来越广，遍布全国各地甚至跨越国界的公司越来越多，公司将是集团化的大规模、专业性强的公司。公司内部的通讯录、产品技术规格和价格、公司规章制度等信息无法即时更新。如何保证每个人都拥有最新、最正确的版本？如何保证公司成员及时了解公司的策略和其他信息是否改变？利用过去的技术，这些问题都难以解决。

解决这些问题的方法就是建立企业的信息系统。已有的方法可以解决一些问题，如利用 E-mail 在公司内部发送邮件，建立信息管理系统。Internet 技术正是解决这些问题的有效方法。利用 Internet 各个方面的技术解决企业的不同问题，这样企业内部网 Intranet 诞生了。

2．Intranet 与 Internet 的区别

Intranet 与 Internet 相比，Internet 是面向全球的网络，Intranet 则是 Internet 技术在企业机构内部的实现，它能够以极少的成本和时间将一个企业内部的大量信息资源高效合理地传递到每个人。Intranet 为企业提供了一种能充分利用通信线路、经济而有效地建立企业内联网的方案，应用 Intranet，企业可以有效地进行财务管理、供应链管理、进销存管理、客户关系管理等。

过去，只有少数大公司才拥有自己的企业专用网，而现在不同了，借助于 Intranet 技术，各个中小型企业都有机会建立起适合自己规模的"内联网企业内部网"，企业关注 Intranet 的原因是，它只为一个企业内部专有，外部用户不能通过 Internet 对它进行访问。

3．Intranet 的结构

Intranet 通常是指一组沿用 Intranet 协议的、采用 C/S 结构的内部网络。服务器端是一组 Web

服务器，用于存放 Intranet 上共享的 HTML 标准格式信息以及应用；客户端则为配置浏览器的工作站，用户通过浏览器以 HTTP 提出存取请求，Web 服务器则将结果回送到原始客户。

Intranet 可以包含多个 Web 服务器，一个大型国际企业集团的 Intranet 常常会有多达数百个 Web 服务器及数千个客户工作站。这些服务器有的与机构组织的全局信息及应用有关，有的仅与某个具体部门有关，这些分布组织方式不仅有利于降低系统的复杂度，也便于开发和维护管理。由于 Intranet 采用标准的 Intranet 协议，某些内部使用的信息必要时能随时方便地发布到公共的 Intranet 中。

考虑到安全性，可以使用防火墙将 Intranet 与 Internet 隔离开来。这样，既可以提供对公共 Internet 的访问，又可以防止机构内部机密的泄露。图 3-12 为××电力公司企业内部 Intranet 网络结构。

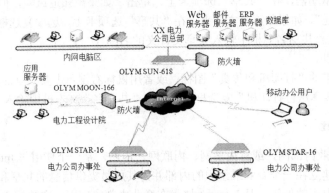

图 3-12　Intranet 网络结构

4．Intranet 的特点

（1）开放性和可扩展性。

由于采用了 Internet 的 TCP/IP、FTP、HTML、Java 等一系列标准，Intranet 具有良好的开放性，可以支持不同计算机、不同操作系统、不同数据库、不同网络的互连。在这些相异的平台上，各类应用可以相互移植、相互操作，使它们有机地集成为一个整体。在此基础上，应用的规模也可以增量式扩展，先从关键的小的应用着手，在小范围内实施取得效益和经验后，再加以推广和扩展。

Intranet 的开放性和可扩展性使之成为信息公路的主流。对内方面，Intranet 可将机构内部各自封闭的局域网信息孤岛连成一体，实现机构组织的信息交流、资源共享和业务运作；对外方面，可方便地接入 Internet 成为全球信息网的成员，实现世界级信息交流和电子商务。

（2）通用性。

Intranet 的通用性表现在它的多媒体集成和多应用集成两个方面。

Intranet 从客户终端、应用逻辑和信息存储 3 个层次上支持多媒体集成。在客户端，Web 浏览器允许在一个程序里展现文本、声音、图像、视频等多媒体信息；在应用逻辑层，Java 提供交互的、三维的虚拟现实界面；在信息存储层，面向对象数据库为多媒体的存储和管理提供了有效的手段。

利用 TCP/IP、Web、Java 和分布式面向对象等开放性技术，Intranet 能支持不同内容应用在不同平台上的集成，这些应用可运行在同一机构组织的不同部门，也可运行在不同机构组织之间。

（3）简易性和经济性。

Intranet 的性价比远高于其他通信方式，这主要体现在其网络基础设施的费用投入较少。由于采用开放的协议和技术标准，大部分机构组织的现存平台，包括网络和计算机，均可继续利用。

作为 Intranet 的基本组成，Web 服务器和浏览器不仅价格较低，而且安装配置简易。作为开发语言，HTML 和 Java 等容易掌握和利用，使开发周期缩短。另外，Intranet 可扩展性不仅支持新系统的增量式构造，从而降低开发风险，而且支持与现存系统的接口平滑过渡，可充分利用已有资源。

Intranet 的简易性和经济性不仅表现在开发和使用上，而且也表现在管理和维护上。由于 Intranet 采用瘦客户机方式，其客户端不存在程序代码，所以维护更新和管理可以方便地在服务器上进行。另外，由于 Intranet 开发和维护技术要求简单，可以让更多部门甚至个人参与开发，从而降低了 IT 人员的负荷和数量。

（4）安全性。

Intranet 的安全性是它区别于 Internet 的最大特征之一。Intranet 的实现基于 Internet 技术，两个地理位置不同的部门或子机构也可能利用 Internet 相互连接。由于 Intranet 通常在内部使用，所以在与 Internet 互连时，必须加密数据，设置防火墙，控制职员随意接入 Internet，以防止内部数据泄密、篡改和黑客入侵。

3.1.5 网络安全

安全性是互联网技术中最关键也最容易被忽视的问题。随着计算机网络的广泛使用和网络之间数据传输量的急剧增长，网络安全的重要性愈加突出。

归结起来，针对网络安全的威胁主要有以下几点。

（1）人为失误：安全配置不当造成的安全漏洞，安全意识不强，口令选择不慎，账号随意转借或与别人共享等都会给网络安全带来威胁。

（2）恶意攻击：这是计算机网络所面临的最大威胁，黑客的攻击和计算机犯罪就属于这一类。此类攻击又可以分为两种：一种是主动攻击，它以各种方式有选择地破坏信息的有效性和完整性；另一种是被动攻击，它是在不影响网络正常工作的情况下，进行截获、窃取、破译，以获得重要机密信息。

（3）网络软件的漏洞和"后门"：网络软件本身存在的缺陷和漏洞恰恰是黑客进行攻击的首选目标。软件的"后门"都是软件公司的设计编程人员为了方便自己而设置的，一般不为外人所知，一旦"后门"泄漏，就会造成严重后果。

在了解网络网络中不安全的主要因素后，就可以制定相应的安全策略来加强网络的安全防御。网络的安全策略一般有以下几种。

（1）物理安全策略。

制定物理安全策略的目的是保护计算机系统、网络服务器、打印机等硬件实体和通信链路免受自然灾害、人为破坏和搭线攻击；确保计算机系统有一个良好的电磁兼容工作环境；建立完备的安全管理制度。

（2）访问控制策略。

访问控制是网络安全防范和保护的主要策略，它的主要任务是保证网络资源不被非法使用和非法访问。它也是维护网络系统安全、保护网络资源的重要手段。控制哪些用户能够登录到服务器并获取网络资源；控制网络用户和用户组可以访问哪些目录、子目录、文件和其他资源；指定网络用户对目录、文件、设备的访问的权限；指定文件、目录访问属性，保护重要的目录和文件，以免被误删除、修改、显示；对网络进行实时监控；引入防火墙控制等。

（3）信息加密策略。

信息加密的目的是保护网内的数据、文件、口令和控制信息，保护网上传输的数据。

（4）网络安全管理策略。

在网络安全中，加强网络的安全管理，制定有关规章制度，对于确保网络安全、可靠地运行，将起到十分有效的作用。

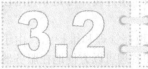

Internet 概述

Internet 即是通常所说的互联网或因特网，它是全球最大的计算机互联网络，联接了几乎所有的国家和地区，不计其数的计算机连接到 Internet 上。Internet 的发展不断改变人们的生活方式和思想观念，已经成为现代社会工作、学习、生活的重要组成部分。

3.2.1 Internet 发展简史

1969 年，美国国防部高级研究计划管理局（advanced research projects agency，ARPA）开始建立一个命名为 ARPANet 的网络，把美国的几个军事及研究用计算机主机连接起来。当初，ARPAnet 只连接了 4 台主机。

1983 年，ARPA 和美国国防部通信局研制成功了用于异构网络的 TCP/IP，美国加利福尼亚伯克莱分校把该协议作为其 BSD UNIX 的一部分，这使得该协议得以在社会上流行起来，从而诞生了真正的 Internet。

1986 年，美国国家科学基金会利用 ARPANet 发展出来的 TCP/IP，在 5 个科研教育服务超级计算机中心的基础上建立了 NSFNet 广域网。在美国国家科学基金会的鼓励和资助下，很多大学、政府资助的研究机构，甚至私营的研究机构把自己的局域网并入 NSFNet 中。NSFNet 逐渐替代 ARPANet 成为 Internet 的重要骨干网之一。

手机互联网在最近几年里发展得很快。手机互联网可定义为用手机登录互联网，完成只有用计算机才可以完成的操作。越来越多的人希望在移动的过程中高速地接入互联网，获取急需的信息，实现想做的事情。目前，手机互联网正逐渐渗透到人们生活、工作的各个方面，短信、移动音乐、手机游戏、视频应用、手机支付和定位服务等。目前，国内几大知名的运营商与移动信息化厂商，如中国移动，中国电信等在积极拓展手机互联网。有专家预测，截至 2014 年，手机互联网的用户数将会超越传统互联网。

Internet 在我国的发展相对晚一些，大致划分为以下 3 个阶段。

第一阶段为 1987—1993 年，是研究试验阶段。在此期间，我国一些科研部门和高等院校开始研究 Internet 技术，通过拨号上网的形式实现了与 Internet 电子邮件转发系统的连接，并在小范围内为国内的一些重点院校、研究所提供了国际 Internet 电子邮件的服务。

我国于 1994 年 4 月正式连入 Internet，中国的网络建设进入了大规模发展阶段，到 1996 年年初，中国的 Internet 已形成了四大主流体系，如图 3-13 所示。

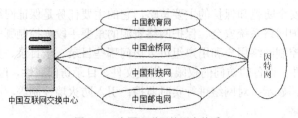

图 3-13　中国互联网的四大体系

第二阶段为 1994—1996 年，同样是起步阶段。1994 年 4 月，中关村地区教育与科研示范网络工程进入 Internet，从此我国被国际上正式承认为有 Internet 的国家。之后，ChinaNet、CERNet、CSTNet、ChinaGBNet 等多个 Internet 项目在全国范围相继启动，Internet 开始进入公众生活，并在我国得到了迅速发展。至 1996 年年底，我国 Internet 用户数已达 20 万，利用 Internet 开展的业务与应用逐步增多。

第三阶段从 1997 年至今，这是 Internet 在我国发展最为快速的阶段。我国 Internet 用户数自 1997 年以后基本保持每半年翻一番的增长速度。

截至 2014 年 1 月底，中国网民规模达 6.18 亿人，互联网普及率为 45.8%。其中，手机网民规模达 5 亿，继续保持稳定增长。手机网民规模的持续增长促进了手机端各类应用的发展，这成为去年中国互联网发展的一大亮点。

3.2.2　未来 10 年互联网的发展趋势

互联网技术自发明以来已经走过了 40 多个年头，今天的互联网上活跃着黑客攻击、多媒体音视频下载应用、移动应用等元素。为了解决这些新元素给互联网带来的问题，美国的计算机科学家们已经开始考虑修改互联网的整体结构，这些措施涉及了 IP 地址、路由表技术以及互联网安全等方面的内容。尽管如何修改互联网结构是一个仁者见仁，智者见智的问题，但在业界也存在几个普遍公认的互联网发展趋势，以下列出了其中的 10 项发展趋势，看看 10 年后的互联网会发生什么样的变化。

1. 互联网的用户数量将进一步增加

目前全球互联网的用户总量已经达到 17 亿人左右，相比之下，全球的总人口数则为 67 亿人。很显然，2020 年以前会有更多的人投身到互联网中。

据国家科学基金会（national science foundation）预测，2020 年以前，全球互联网用户将增加到 50 亿人。这样，互联网规模的进一步扩大便将成为构建下一代互联网架构主要考量的因素之一。

2. 互联网在全球的分布状况将日趋分散

在未来的 10 年里，互联网发展最快的地区将会是发展中国家。据互联网世界（Internet World）的统计数据：目前互联网普及率最低的是非洲地区，仅 6.8%；其次是亚洲（19.4%）和中东地区（28.3%）；相比之下，北美地区的普及率则达到了 74.2%。这表明未来互联网将在更多地区发展壮大，而且所支持的语种也将更为丰富。

3. 电子计算机将不再是互联网的中心设备

未来的互联网将摆脱目前以计算机为中心的形象，越来越多的城市基础设施等设备将被连接到互联网上。据 CIA 公布的 2009 年版世界统计年鉴显示，目前连接在互联网上的计算机主机大概有 5.75 亿台，但据美国国家科学基金会预计，未来会有数 10 亿个安装在楼宇建筑、桥梁等设施内部的传感器将会被连接到互联网上，人们将使用这些传感器来监控电力运行和安保状况等。到 2020 年，预计被连接到互联网上的传感器的数量将远远超过用户的数量。

4. 互联网的数据传输量将增加到 exabyte，乃至 zettabyte 级别

由于高清视频/图片的日益流行，互联网上传输的数据量最近年出现了飞速增长。据思科公司估计，到 2020 年，全球互联网的流量将增加到每月 20 亿 GB，比目前的流量增加一倍有余，而且不少在线视频网站的流行程度还会进一步增加。为此，研究人员已经开始考虑将互联网应用转为以多媒体内容传输为中心，而不再仅仅是一个简单的数据传输网络。

5. 互联网将最终走向无线化

目前移动宽带网的用户已经呈现出爆发式增长的迹象，据 Informa 统计，今年第二季度，这类用户的数量突破了 2.57 亿人。这表明 3G、WiMAX 等高速无线网络的普及率已经比去年同

期增长了 85%左右。目前，亚洲地区是无线宽带网用户最多的地区，不过用户增长率最强劲的地区则是拉丁美洲地区。按 Informa 预计，到 2016 年，全球无线宽带网的用户数量将提升到 30 亿人左右。

6．互联网将出现更多基于云技术的服务项目

互联网专家们均认为未来的计算服务将通过云计算的形式提供。据最近 Telecom Trends International 的研究报告表明，到 2015 年，云计算服务带来的收入将达到 455 亿美元。

7．互联网将更为节能环保

目前的互联网技术在能量消耗方面并不理想，未来的互联网技术必须在能效性方面有所突破。据 Lawrence Berkeley 国家实验室统计，互联网的能耗在 2000—2006 年间增长了一倍。据专家预计，随着能源价格的攀升，互联网的能效性和环保性将进一步增加，以减少成本支出。

8．互联网的网络管理将更加自动化

除了安全方面的漏洞之外，目前互联网技术最大的不足便是缺乏一套内建的网络管理技术。国家科学基金会希望科学家们能够开发出可以自动管理互联网的技术，如自诊断协议、自动重启系统技术、更精细的网络数据采集、网络事件跟踪技术等。

9．互联网技术对网络信号质量的要求将降低

随着越来越多无线网用户和偏远地区用户的加入，互联网的基础架构也将发生变化，将不再采取用户必须随时与网络保持连接状态的设定。相反，许多研究者已经开始研究允许网络延迟较大或可以利用其他用户将数据传输到某位用户那里的互联网技术，这种技术对移动互联网的意义尤其重大。部分研究者甚至已经开始研究可用于在行星之间互传网络信号的技术，而高延迟互联网技术则正好可以发挥其威力。

10．互联网将吸引更多的黑客

由于接入互联网的设备种类增多，心怀不轨的黑客数量也将大为增加。据 Symantec 公司的数据表明，2008 年出现了 160 万种新的恶意代码，比过去几年间出现的恶意代码总量 60 万种还多了好几倍。专家们纷纷表示未来的黑客技术将向高端化、复杂化、普遍化的趋势发展。

我们完全可以预期互联网在我国的渗透率将会继续提高，尤其是随着移动终端和智能手机的普及、无线宽带覆盖区域的提升，互联网将在现有基础上更进一步影响公众生活的方方面面，互联网将在创新商业模式、促进传统产业升级、承载社会价值，最终促进整个社会的和谐发展上发挥更为重要的作用。由互联网和信息化创新的商业模式，如网络媒体、网络社区、网络游戏、即时通信、搜索、电子商务等，不但高效便捷地提升了人们的学习工作效率，丰富了人们的文化娱乐需求，而且还极大地推动了社会经济的发展。在当前国内外都大力发展低碳经济，抵御自然灾害对人类破坏的紧迫需求之下，互联网产业体现出了独特的优势。互联网也正在成为一个承载社会价值的平台。

3.2.3　Internet 基础知识

Internet 就是由许多小的网络构成的国际性大网络，在各个小网络内部使用不同的通信机制，各个小网络之间是通过 TCP/IP 进行相互通信的。TCP/IP 是 Internet 的核心，它实现计算机之间和局域网之间的信息交换，它的诞生使 Internet 全球互连成为可能。

1．TCP/IP

TCP/IP 分成两个主要部分：IP 和 TCP。

IP（网际协议）：是 Internet 上使用的一个关键的低层协议，其目的就是在全球范围唯一标志一块网卡地址及实现不同类型、不同操作系统的计算机之间的网络通信。

TCP（传输控制协议）：位于 IP 的上层，是为了解决 IP 数据包在传输过程可能出现的丢失或

顺序错乱等问题的一种端对端协议，提供可靠的、无差错的通信服务。

2．IP 地址

目前 Internet 使用的地址都是 IPv4 地址，由 32 位二进制数组成。目前全球 IPv4 地址资源即将全部耗尽，全球互联网市场极力倡导使用 IPv6。IPv6 地址的长度为 128 位，也就是说可以有 2^{128} 个 IP 地址，相当于 10 的后面有 38 个 0；如此庞大的地址空间，足以保证地球上的每个人拥有一个或多个 IP 地址。本章主要讨论 Ipv4 地址。

IPv4 地址是在 IP 中用来唯一标志一台计算机的网络地址。将 32 位 IPv4 地址按 8 位一组分成 4 组，每组数值用十进制数表示，组与组之间用小数点隔开，每组的数值范围是 0~255。例如，210.47.247.10 就是网络上一台计算机的 IP 地址。

3．域名地址

尽管 IP 地址能够唯一地标识网络上的计算机，但 IP 地址是数字型的，用户记忆这类数字十分不方便，于是人们又发明了另一套字符型的地址方案即所谓的域名地址。IP 地址和域名一一对应，例如，中国医科大学网页的主服务器的 IPv4 地址是 202.118.40.5，对应的域名地址为 www.cmu.edu.cn。这份域名地址的信息存放在一个叫域名服务器（domain name server，DNS）的主机内，用户只需了解易记的域名地址，其对应转换工作就留给了域名服务器 DNS。DNS 就是提供 IP 地址和域名之间转换服务的服务器。

域名地址最右边的部分为顶层域，最左边的是这台主机的机器名称。一般域名地址可表示为：主机机器名.单位名.网络名.顶层域名。例如，computer.cmu.edu.cn，其中，compter 是中国医科大学计算机中心服务器机器名，cmu 代表中国医科大学，edu 代表中国教育科研网，cn 代表中国，顶层域一般是网络机构或所在国家地区的名称缩写。

域名由两种基本类型组成：以机构性质命名的域和以国家地区代码命名的域。常见的以机构性质命名的域，一般由 3 个字符组成，如表示商业机构的 com，表示教育机构的 edu 等。常见的以机构性质或类别命名的域如表 3-1 所示。

表 3-1　　　　　　　　　　　常见的域名及其含义

域　　名	含　　义
com	商业机构
edu	教育机构
gov	政府部门
mil	军事机构
net	网络组织
int	国际机构（主要指北约）
org	其他非盈利组织

以国家或地区代码命名的域，一般用两个字符表示，是为世界上每个国家和一些特殊的地区设置的，如中国为 cn、日本为 jp、美国为 us 等。

4．统一资源定位器

统一资源定位器（uniform resource locator，URL）是专为标识 Internet 上资源位置而设的一种编址方式，我们平时所说的网页地址指的即是 URL，它一般由 3 部分组成。

传输协议：//主机 IP 地址或域名地址/资源所在路径和文件名。

例如，中华人民共和国教育部高教司的 URL 为 http://www.moe.edu.cn/edoas/website18/siju_gaojiao.jsp，这里 http 指超文本传输协议，www.moe.edu.cn 是教育部 Web 服务器域名地址，

edoas/website18/是网页所在路径，siju_gaojiao.jsp 才是相应的网页文件。

常见的 URL 中定位和标识的服务或文件如下。

- http：文件在 Web 服务器上。
- file：文件在用户自己的局部系统或匿名服务器上。
- ftp：文件在 FTP 服务器上。
- gopher：文件在 gopher 服务器上。
- wais：文件在 wais 服务器上。
- news：文件在 Usenet 服务器上。
- telnet：连接到一个支持 Telnet 远程登录的服务器上。

5．SMTP

简单邮件传输协议（simple mail traisfer protocol，SMTP）是一组用于由源地址到目的地址传送邮件的规则，可以帮助计算机在发送或中转信件时找到下一个目的地，通过 SMTP 指定的服务器，就可以把 E-mail 送到收信人的服务器上。

6．POP3

邮局协议的第 3 个版本（post office protocol3，POP3），是个人计算机连接到互联网上的邮件服务器进行收发邮件的协议。POP3 允许用户从服务器上把邮件存储到本地主机（即自己的计算机）上，同时根据客户端的操作删除或保存在邮件服务器上的邮件，POP3 服务器则是遵循 POP3 的接收邮件服务器，用来接收电子邮件。

3.3　Internet 接入方式

要访问 Internet，首先必须使计算机与 Internet 连接。目前 Internet 的接入方式，对于个人和小团体来说大致有以下几种：ADSL 接入、有线电视接入、局域网接入和无线接入等。

3.3.1　ADSL 接入

ADSL 素有"网络快车"之美誉，因其下行速率高、频带宽、性能优、安装方便、不需交纳电话费等特点而深受广大用户喜爱，成为继 modem、ISDN 之后的又一种全新的高效接入方式。

1．ADSL 的概念

非对称数字用户线（asymmetric digital subscriber line，ADSL）利用现有的电话线，为用户提供上、下行非对称的传输速率：从网络到用户的下行传输速率为 1.5Mbit/s～8Mbit/s，从用户到网络的上行速率为 16kbit/s～640kbit/s。ADSL 无中继传输距离可达 5km 左右。ADSL 这种数据上下传输速率不一致的情况与用户上网的实际使用情况非常吻合。

2．ADSL 的接入方法

ADSL 的安装通常都由电信公司的相关部门派人上门服务，进行的操作如下。

（1）局端线路调整，将用户原有电话线通过分离器接入 ADSL 局端设备。

（2）用户端设备安装，先将电话线接入分离器（也叫过滤器）的 Line 口，再用电话线分别将 ADSL modem 和电话与分离器的相应接口相连，然后用交叉网线将 ADSL modem 连接到计算机的网卡接口，如图 3-14 所示。安装好适当的拨号软件，然后创建拨号连接（输入 ADSL 账号和密码等）。

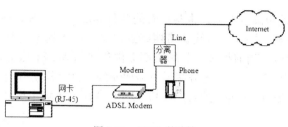

图 3-14　ADSL 的连接

3.3.2　有线电视接入

有线电视接入又称线缆调制解调器（cable modem）接入。线缆调制解调器是利用已有的有线电视光纤同轴混合网（hybrid fiber coax，HFC）进行 Internet 高速数据接入的装置。HFC 是一个宽带网络，具有实现用户宽带接入的基础。

cable modem 一般有两个接口，一个与室内墙上的有线电视 CATV 端口相连，另一个与计算机网卡或 HUB 相连，如图 3-15 所示。

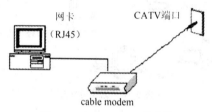

图 3-15　cable modem 的连接

3.3.3　局域网接入

局域网接入是利用以太网技术，采用光缆+双绞线的方式进行综合布线，目前均可以为用户提供 100Mbit/s 以上的共享带宽，也可根据用户的需求升级到 1 000Mbit/s 以上。

目前在国内各高校的教学区、生活区和宿舍区上网大多经由校园局域网再接入 Internet。各城市楼盘和住宅小区也常有通过小区局域网连入 Internet 的实例。

3.3.4　无线接入

1．无线局域网

无线局域网（wireless local area network，WLAN）就是在不采用传统电缆线的情况下，提供传统有线局域网的所有功能。无线局域网中两个站点间的距离目前可达到 50 千米，距离数千米的建筑物中的网络可以集成为同一个局域网。

无线局域网的基础是传统的有线局域网，是有线局域网的扩展和替换。它只是在有线局域网的基础上通过无线 HUB、无线访问节点（AP）、无线网桥、无线网卡等设备使无线通信得以实现，如图 3-16 所示。与有线网络一样，无线局域网同样也需要传输介质。只是无线局域网采用的传输媒体不是双绞线或者光纤，而是红外线（IR）或者无线电波（RF），以无线电波使用居多。

2．接入方法

无线接入分为 Wi-Fi 接入和移动接入两种。

Wi-Fi（wireless fidelity）又称 802.11b 标准，它的最大优点就是传输速率较高，可以达到

11Mbit/s，另外它的有效距离也很大，也与已有的各种 802.11 DSSS 设备兼容。Wi-Fi 可以作为高速有线接入技术的补充。例如，有线宽带网络到户后，连接到无线路由器上，就可以使用具有无线网卡的计算机上网。当前很多公共场所都提供免费的 Wi-Fi 服务，如机场、图书馆、咖啡厅、酒吧、茶馆等。Wi-Fi 技术的优势在于不需要布线，符合移动办公用户的需要，国外许多发达国家城市里到处覆盖着由政府提供的 Wi-Fi 信号，我国许多城市也开始实施以该技术为核心的"无线城市"。

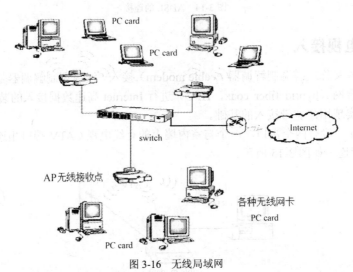

图 3-16　无线局域网

移动接入是指采用无线上网卡（指的是无线广域网卡）连接到无线广域网，如中国移动 TD-SCDMA、GPRS、中国电信的 CDMA2000、CDMA 1X 以及中国联通的 WCDMA 网络等。无线上网卡的作用、功能相当于有线的调制解调器。它可以在无线手机信号覆盖的任何地方，利用 USIM 卡或 SIM 卡连接到互联网上。通过智能手机或上网卡接入笔记本，即可使用移动运营商的无线 GPRS、CDMA、3G、4G 服务接入互联网。目前采用移动上网卡接入，用户需要向移动运营商缴纳昂贵的包月或流量费用。

3.3.5　网络故障的简单诊断命令

1．ipconfig 命令

通过 ipconfig 命令可以显示当前的 TCP/IP 配置的值，包括本地连接以及其他网络连接的 IP 地址、子网掩码、默认网关等。还可以重设 DHCP（动态主机配置协议）和 DNS（域名解析系统）的设置。

例如，要查看当前计算机的内网 IP 地址、默认网关以及外网 IP 地址、子网掩码和默认网关，键入"ipconfig"命令，回车即可。如果要查看更多的 TCP/IP 配置信息，键入"ipconfig /all"，回车即可显示计算机网卡的物理地址（即 MAC 地址）、DNS 服务器地址、是否启用 DHCP 服务器等。

2．ping 命令

ping 命令用来检查网络是否通畅或者网络连接速度。它利用的原理是：网络上的机器都有唯一确定的 IP 地址，给目标 IP 地址发送一个数据包，对方就要返回一个同样大小的数据包，根据返回的数据包可以确定目标主机的存在、初步判断目标主机的操作系统等。常见的使用方法如下。

ping 127.0.0.1：该命令被送到本地计算机的 IP 软件，如果无应答，则表示 TCP/IP 的安装或运行存在某些基本问题。

　　ping 本机 IP：这个命令被送到自己计算机配置的 IP 地址，如果没有应答，则表示本地配置或安装存在问题。出现此问题时，用户应断开网络电源，然后重新发送命令。如果网线断开后本命令正确，则表示另一台计算机可能配置了相同的 IP 地址。

　　ping 局域网内其他 IP：这个命令发送数据报离开用户的计算机，经过网卡及网络电缆到达其他计算机以后再返回。收到回送应答表明本地网络中的网卡和载体运行正确。但如果收到 0 个回送应答，则表示子网掩码不正确、网卡配置错误或电缆系统有问题。

　　ping 网关 IP：这个命令如果应答正确，则表示局域网中的网关路由器正在运行并能做出应答。

　　ping 远程 IP：如果收到 4 个应答，则表示成功地使用了默认网关。对于拨号上网用户，则表示能够成功访问 Internet。

　　ping www.edu.cn：如果无应答，则表示 DNS 服务器的 IP 地址配置不正确或 DNS 服务器有故障。也可以使用该命令实现域名对 IP 地址的转换功能。

　　如果上述列出的所有 ping 命令都能正常运行，则计算机进行本地和远程通信的功能基本上可以实现。

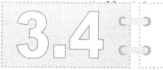

3.4 浏览器的使用

　　浏览器是互联网中用来浏览查询各种信息（如文本、图片等形式的信息）的一种工具。本节主要介绍浏览器的基本操作、搜索引擎的使用以及在浏览器中如何使用 FTP。

3.4.1　Internet 网页的基本术语

1. 文本与超文本

（1）文本。

　　所谓文本（text），就是可见字符（字母、数字、汉字、符号等）的有序组合，即普通文本。

（2）超文本。

　　超文本（hypertext）包含文本信息、图形图像、视频和语音等多媒体信息，其中，文字包括可以链接到其他文档的超文本链接，允许从当前正在阅读文本的某个位置切换到超文本链接所指向的另一个文本的某个位置，而这一切换跳转可能是在一个机器之间进行，也可能是在远隔千山万水的不同机器之间进行。

2. 超文本标记语言

　　超文本标记语言（hyper text mark-up language，HTML）是一种文档结构的标记语言，它使用一些约定的标记对页面上的各种信息（包括文字、声音、图形、图像、视频等）、格式以及超链接进行描述。当用户浏览网页上的信息时，浏览器会自动解释这些标记的含义，并将其显示为用户在屏幕上看到的网页，这种用 HTML 编写的网页又称为 HTML 文档。

3. WWW

　　WWW 是 world wide web 的简称，译为万维网，是一个基于超文本方式的信息查询方式。WWW提供了一个友好的图形化界面，它是具有开放性、交互性、动态性，并可在交叉平台上运行的基于 Internet 的在全球范围内分布的多媒体信息系统。

3.4.2 Internet Explorer 浏览器的基本操作

1．历史记录与收藏夹的使用

（1）历史记录。

如果要访问近期访问过的网页，但是又不记得其网址，可以单击 Internet Explorer 界面常用选项中的"查看收藏夹、源和历史"按钮☆，这时，在浏览器窗口中会显示"历史记录"栏，其中列出了最近几天或几周内访问过的 Web 站点的链接，如图 3-17 所示，在找到要查看的网页后，单击就可以直接打开该网页。

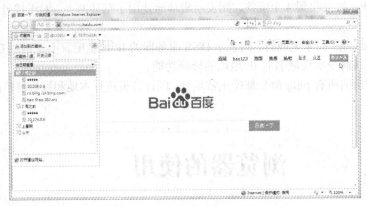

图 3-17　网页浏览的历史记录

（2）收藏夹的使用。

收藏夹可以帮助用户把要收藏的网址分门别类地记录在内，方便用户在任何需要时快速打开所需的网页。用户在浏览网页时，遇到自己喜欢的网站或页面，可以把网页添加到收藏夹中，操作方法是：单击 Internet Explorer 界面常用选项中的"查看收藏夹、源和历史"按钮☆，在弹出的对话框中单击"添加到收藏夹"按钮。

2．Internet Explorer 浏览器的操作与使用

（1）将信息从当前页复制到文档。

在 IE 页面中，选择要复制的信息，单击菜单栏中的"编辑"→"全选"命令，再单击"编辑"→"复制"命令（或按 Ctrl+C 组合键）。打开要接收复制信息的文档，单击文档"编辑"菜单中的"粘贴"命令（或按 Ctrl+V 组合键），即完成信息的复制。

（2）保存网页图片。

在浏览网页时，要将网页上的图片保存在本地计算机上，只需将鼠标指针移到图片上，单击鼠标右键，在弹出的快捷菜单中选择"图片另存为"命令，打开"保存图片"对话框，输入图片名称和选择保存路径后单击"保存"按钮，如图 3-18 所示。

（3）将 IE 页面中的图片作为桌面墙纸。

将鼠标指针移到图片上，单击鼠标右键，在弹出的快捷菜单中选择"设置为背景"命令，如图 3-19 所示。

3.4.3 搜索引擎的使用

1．什么是搜索引擎

如果把互联网称为知识和信息的海洋，那么如何在这个汪洋大海中找到想到的东西呢？"搜索引擎"是一种非常好用的方式。所谓搜索引擎，就是在 Internet 上执行信息搜索的专门站点。

在搜索引擎中输入某个搜索词，搜索引擎会自动进入索引数据库将所有与搜索词相匹配的条目取出，并显示一个指向存放这些信息的清单。

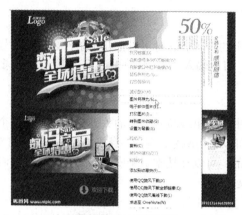

图 3-18 保存网页图片

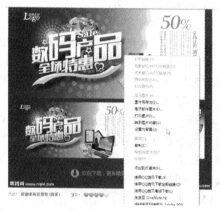

图 3-19 将图片作为桌面墙纸

2．常用的搜索引擎

谷歌（http://www.google.com）是世界上规模最大的搜索引擎，中英文搜索都可以，其主界面如图 3-20 所示。百度（http://www.Baidu.com）是国内最早的商业化全文搜索引擎，拥有自己的网络机器人和索引数据库，专注于中文搜索引擎市场。百度搜索引擎功能强大，除有网页搜索外，还有新闻、贴吧、视频、音乐、图片、视频和地图等，如图 3-21 所示。

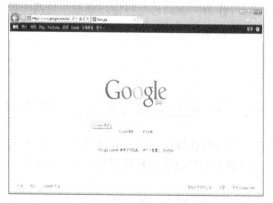

图 3-20 谷歌主页面

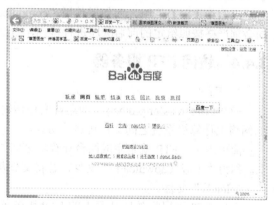

图 3-21 百度主页面

3．搜索引擎的基本操作

不同搜索引擎提供的查询方式不完全相同，下面主要介绍使用关键词进行查询的基本操作。

（1）简单查询。

在搜索引擎中输入关键词，然后单击"搜索"按钮，搜索引擎就把包括关键词的网址和与关键词意义相近的网址一起显示出来，单击列出来的网址名称就可以访问该网址。这是最简单的查询方式，使用方便，但是查询的结果不准确，包含很多无用的信息。

（2）查询条件具体化。

查询条件（搜索引擎中输入的关键词）越具体，就越容易找到所需要的资料。所以别怕在搜索引擎中输入复杂的搜索条件。例如，想找一些有关"Excel 的统计学函数的使用方法"的资料，一种方法是输入"Excel 统计函数"（Excel 和统计函数之间用空格隔开），另一种方法是输入

"Excel"。试比较这两种查询所返回的结果，第一种搜索条件返回了 88 600 项搜索结果，而第二种搜索条件返回了 100 000 000 项搜索结果。显然输入较具体的条件可以过滤掉大量的无用信息，从而减少搜索的工作量。

（3）使用加号（+）。

有时需要搜索结果中包含查询的两个或两个以上的内容，这时可以把几个条件之间用加号相连。例如，想查询王铮亮的歌曲《时间都去哪了》，可以输入"王铮亮+时间都去哪了"。大多搜索引擎使用空格和使用加号的查询结果是相同的。

（4）使用减号（-）。

在两个关键词中间使用减号，表示在查询结果中不能出现减号后面的关键词。在查询某个题材时如果不希望在这个题材中包含另一个题材，就可以使用减号。例如，查找"王铮亮的歌曲《时间都去哪了》"，但又不希望得到的结果是 RM 格式的，可以在搜索引擎中输入"王铮亮歌曲时间都去哪了-RM"，注意一定要在减号前留一个空格位。

（5）使用引号。

如果在搜索引擎中输入的关键词中包含空格（如"虚拟　现实"），搜索引擎会认为这是两个关键词，那么连"虚拟世界，改变现实"这样的信息都会出现在搜索结果中。为了避免出现这种结果，给要查询的关键词用英文的双引号括起来，告诉搜索引擎这是一个词，就可以保证搜索结果准确。此外，有时搜索引擎会自动将提交的关键词进行拆分，这样搜索的结果就不准确，使用双引号把中间没有空格的关键词括起来还能告诉搜索引擎不能对关键词进行拆分，这一点对于搜索中文影响不是很大，但对于英文搜索影响非常大。例如，关键词 Computer Games，基本上等同于 Computer and Games，搜索引擎会对这两个词进行搜索，而且这两个词在同一个网页中的顺序对于搜索结果没有影响，而如果使用"computer games"作为关键词进行搜索，则要求这两个单词必须严格按照给定的前后顺序进行排列，否则就不符合搜索条件。

3.4.4 访问 FTP 服务器

1. FTP

FTP（file transfer protocol）即远程文件传输协议，是 TCP/IP 协议组成员之一，是一个简化的 IP 网络上计算机系统之间文件传送的协议。

简单地说，FTP 就是完成两台计算机之间的拷贝，从远程计算机将文件复制至自己的计算机上，称为"下载（download）"文件。若将文件从自己计算机中复制至远程计算机上，则称为"上传（upload）"文件。

采用 FTP 可以高效地从网上的 FTP 服务器下载大量信息的数据文件，将远程主机上的文件复制到自己的计算机上，还可以上传大量的信息资源供他人使用，以达到资源共享和传递信息的目的。

2. FTP 地址格式

使用 FTP，最简单的方法是使用 IE 浏览器，在地址栏中输入如下格式的地址，就可访问了。

ftp://用户名:用户密码@ftp 服务器地址或域名:端口

说明：

（1）用户名：为 anonymous 或在 FTP 服务器端指定的用户名。

（2）用户密码：为上面指定用户的密码。

（3）ftp 服务器地址或域名：为 FTP 服务器的 IP 地址，也可以是 FTP 服务器的域名。

（4）端口：如果采用默认的 21 号端口，则可以省略。

例如，以下地址都是有效的 FTP 地址。

FTP://user:password@xidian.edu.cn/symantec/

FTP://user:password@xidian.edu.cn

FTP://xidian.edu.cn

3．访问 FTP 站点

（1）例如，FTP 服务器的 IP 地址为 221.136.81.249，端口号为默认的（21），提供的用户名为 ck70，密码为 123456。首先启动 Internet Explorer 浏览器，在地址栏中输入 FTP 地址：FTP://ck70:123456@221.136.81.249:21，按回车键，进入 FTP 服务器，看到服务器中的目录结构。也使用更简单的方法：直接在 IE 地址栏中输入 FTP:// 221.136.81.249/，然后按回车键，接着出现一个要求输入用户名和密码的登录界面，在登录界面中输入用户名 ck70，然后输入密码 123456，单击"登录"按钮，同样可以进入 FTP 服务器，看到服务器中的目录结构。

（2）浏览和下载。

当 FTP 站点只授予用户"读取"权限时，只能浏览和下载该站点中的文件夹或文件。浏览的方式非常简单，只需要双击即可打开相应的文件夹或文件。要下载某个文件，先找到存放这个文件的目录，在其中找到要下载的文件后，双击该文件，弹出"另存为"对话框。在"保存在"下拉列表框中选择保存文件的目录，在"文件名"文本框中，输入要保存文件的名称，单击"保存"按钮即可。

3.5　电子邮件

电子邮件（E-mail）是 Internet 的核心功能之一，它可以在用户之间传递图像、声音等各种信息，是一种成本低、传送速度快的适用于任何网络用户的现代化通信手段，还可以利用网上的新闻组等服务获取更多信息。

3.5.1　电子邮件的基本工作原理

电子邮件与普通邮件有类似的地方，发件人注明收件人的姓名与地址（即邮件地址），发送方服务器把邮件传送到收件方服务器，收件方服务器再把邮件发送到收件人的邮箱中，如图 3-22 所示。

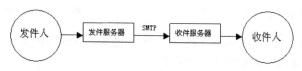

图 3-22　电子邮件的基本工作原理

更进一步的解释涉及以下几个概念。

（1）MUA（mail user agent），邮件用户代理，帮助用户读写邮件。

（2）MTA（mail transport agent），邮件传输代理，负责把邮件由一个服务器传送到另一个服务器或邮件投递代理。

（3）MDA（mail delivery agent），邮件投递代理，把邮件放到用户的邮箱里。

整个邮件传输过程为：目前使用的简单邮件传输协议（SMTP）是存储转发协议，它允许邮件通过一系列的服务器发送到最终目的地。服务器在一个队列中存储到达的邮件，等待发送到下一个目的地。下一个目的地可以是本地用户，或者是另一个邮件服务器，如图 3-23 所示。如果下游的服务器暂时不可用，MTA 就在队列中保存信件，并在以后尝试发送。

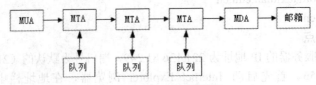

图 3-23　SMTP 的工作原理

3.5.2　电子邮件的申请和使用

1. 电子邮件地址的格式

为了在 Internet 上发送和接收电子邮件，需要有一个电子邮件地址和密码。电子邮件地址供接收电子邮件用，密码供用户所连的主机核对账号时用。电子邮件地址的格式如 username@server，@之前是用户名称（字母或数字组合），@之后是邮件系统服务商名称，如 cmuccskyfly@126.com。

2. 电子邮箱的申请

比较有名的免费电子邮箱提供商有 Google、Hotmail、网易和新浪等。

申请免费电子邮箱的申请过程如下（以申请网易电子邮箱为例）。

进入网易邮箱主页（http://mail.163.com），再进入网易邮件系统，如图 3-24 所示。

（1）单击"注册"按钮，进入"注册新用户"页面，如图 3-25 所示。

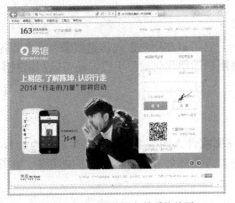

图 3-24　网易电子邮件系统首页

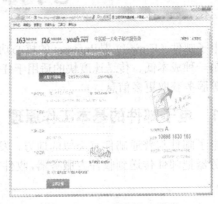

图 3-25　"注册新用户"页面

（2）输入邮箱地址（可以用手机号码进行注册）、密码、验证码和安全信息等相关信息，单击"立即注册"按钮，完成电子邮箱新用户的注册。

3. 电子邮箱的使用

邮箱申请成功后，先登录到邮箱所在的网站（申请电子邮箱时所在的网站，如 www.163.com），在"用户名"文本框中输入用户的账号，在"密码"文本框中输入密码，单击"登录"按钮即可进入邮箱。通过网站进入邮箱后，单击相应的超链接，即可进行收发邮件等操作，该方式适合收发内容较少的邮件，常用于个人。

3.5.3　使用 Outlook 添加邮件账户

Outlook 是 Microsoft office 套装软件的组件之一，目前使用最广泛的一种电子邮件软件。Outlook 的功能很多，如收发电子邮件、管理联系人信息、记日记、安排日程、分配任务等。下面以 Outlook 2010 为例，介绍 Outlook 的使用。

1．Outlook 的启动

执行"开始"→"所有程序"→"Microsoft Office"→"Microsoft Outlook 2010"选项，即可启动 Outlook。首次启动 Outlook 会出现配置账户向导，这里可以先不管，直接下一步，然后根据提示选择没有账户直接进入。

2．添加账户

（1）选择"文件"→"信息"下的"添加账户"选项，然后选中"电子邮件账户"，单击"下一步"按钮，如图 3-26 所示。

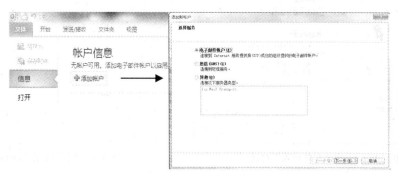

图 3-26 添加新账户

（2）在"自动账户设置"对话框（见图 3-27）中选择"手动配置服务器设置或其他服务类型"选项，单击"下一步"按钮。

（3）在"选择服务"对话框（见图 3-28）中选择"Internet 电子邮件（T）"选项，单点击"下一步"按钮。

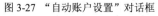

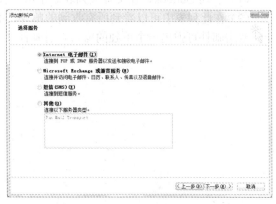

图 3-27 "自动账户设置"对话框　　　　　图 3-28 "选择服务"对话框

（4）在"Internet 电子邮件设置"对话框（见图 3-29）中输入用户信息、服务器信息、登录信息，然后单击"测试账户设置"按钮进行测试。

如果测试不成功（前提是用户信息、服务器信息、登录信息正确），则单击"其他设置"按钮，在弹出的"Internet 电子邮件设置"对话框中，选择"发送服务器"选项卡，选中"我的发送服务器（SMPT）要求验证"选项，单击"确定"按钮，返回"添加账户"对话框。在"添加账户"对话框中再次单击"测试账户设置"按钮，此时测试成功，单击"下一步"按钮，测试账户设置，成功后单击"完成"按钮，完成账户设置。

3.5.4 Outlook 的基本操作

1. 发送邮件

（1）启动 Outlook，打开 Outlook 主界面。

（2）单击"开始"选项卡下的"新建电子邮件"按钮，弹出"新建邮件"窗口，如图 3-30 所示。

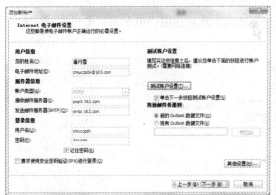

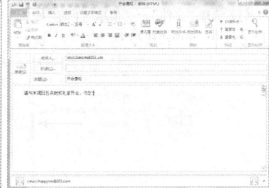

图 3-29 "Internet 电子邮件设置"对话框　　　　　图 3-30 "新建邮件"窗口

（3）在此窗口中的收件人、主题和信件内容文本框中输入对方的邮件地址、主题和信件内容。

（4）如果需要发送其他文档、声音或图像等文件，则单击"添加"功能区中的"附件文件"按钮，弹出"插入附件"对话框，选择要发送的文件，添加附件。

（5）单击"发送"按钮，即可将邮件发送出去。

2. 阅读邮件

（1）启动 Outlook，在文件夹列表中单击"收件箱"图标显示邮件列表。

（2）在此列表中可以看到所有收到的邮件，单击邮件可在预览窗格中查看邮件，如图 3-31 所示。双击邮件可弹出一个单独的窗口查看邮件。

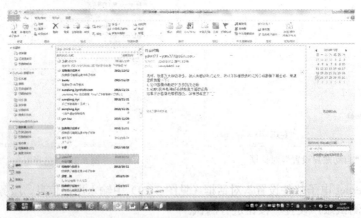

图 3-31 Outlook 收件箱

3. 在邮件中使用主题或信纸

（1）启动 Outlook，执行"文件"→"选项"命令，在弹出的"Outlook 选项"对话框中选择"邮件"，在"撰写邮件"功能区中选择"信纸和字体"，如图 3-32 所示。

（2）在弹出的"签名和信纸"对话框中单击"主题"按钮，在弹出的"主题和信纸"对话框中选择一种主题和信纸样式，如图 3-33 所示。

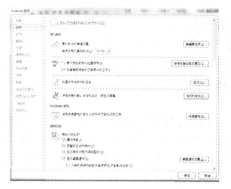

图 3-32 "Outlook 选项" 对话框

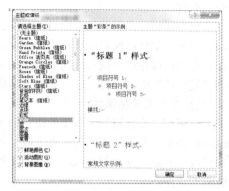

图 3-33 "主题和信纸" 对话框

4．在待发邮件中加入签名

（1）启动 Outlook，执行"文件"→"选项"命令，在弹出的"Outlook 选项"对话框中选择"邮件"，在"撰写邮件"功能区中选择"签名"。

（2）在弹出的"签名和信纸"对话框中单击"新建"按钮，在弹出的"新签名"对话框中输入文字，如图 3-34 所示。

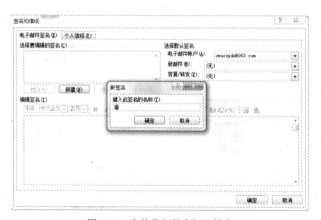

图 3-34 在待发邮件中加入签名

5．在邮件中插入文件

（1）在邮件编辑窗口中，单击"添加"功能区中的"附件文件"按钮。

（2）在弹出的"插入文件"对话框选择附件文件，然后单击"插入"按钮。

6．在邮件中插入名片

（1）在邮件编辑窗口中，单击"插入"功能区中的"名片"按钮。

（2）选择提示的"名片"或"其他名片"，若选择"其他名片"，则在弹出的对话框中选择查找范围，然后从下拉列表中选择一张名片。注意，要插入名片，首先要在通讯簿中创建一个联系人。

3.5.5　Outlook 邮件的管理

在 Outlook 中，可以设置一定的规则对邮件进行分类管理。这些邮件可以是"收件箱"、"发件箱"、"已发送的邮件"、"已删除的邮件"、"草稿"和用户新建文件夹中的邮件。

（1）收件箱：保存各账户收到的已读和未读的邮件。

（2）发件箱：保存各账户没有发送到收件服务器的邮件，单击"发送/接受"按钮，会自动发送其中的邮件。

（3）已发送邮件：保存各账户已成功发送到收件服务器的邮件，包括邮件账号错误的邮件。

（4）已删除邮件：保存用户删除的邮件，以便用户在必要时阅读。

（5）草稿：保存用户撰写后尚未发送的邮件，一旦用户执行了"发送"操作，这个邮件就立即转到"发件箱"中，等待发送；如果发送成功，则这个邮件即转到"已发送邮件"箱中。

1. 使用文件夹分类邮件

下面介绍在"收件箱"中对邮件进行分类的过程，其他文件夹中的邮件分类类似。用户可利用 Outlook 的邮件分类管理功能，在"收件箱"中添加一些新的文件夹并设置一定的规则，可以自动将接收到的邮件分门别类归入不同的文件夹中，这样用户就可以按其轻重缓急程度来收取和处理收到的邮件。

（1）建立文件夹。

① 在 Outlook 窗口（见图 3-35）中，用鼠标右键单击"收件箱"，在弹出的快捷菜单中选择"建立文件夹"命令，弹出"新建文件夹"对话框，如图 3-36 所示。

② 在该对话框中输入新建文件夹的名称，选择新文件夹创建的位置，这里默认为"收件箱"（可以选择其他位置），输入完毕后，单击"确定"按钮，在"收件箱"下新建一个文件夹。

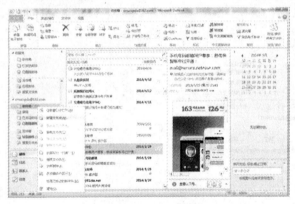

图 3-35 Outlook 窗口

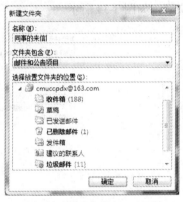

图 3-36 "新建文件夹"对话框

（2）移动邮件。

对于"收件箱"中原有的邮件，用户可以将其移动到指定的文件夹中。具体操作方法如下。

① 在"收件箱"中，用鼠标右键单击需要移动的邮件，在弹出的快捷菜单中选择"移动到文件夹"命令，弹出"移动"对话框。

② 在该对话框中，选择要将邮件移动到的目的文件夹（还可以新建文件夹），单击"确定"按钮，即可把邮件移动到指定的文件夹中。

（3）删除邮件。

在"收件箱"中用鼠标右键单击要删除的邮件，在弹出的快捷菜单中选择"删除"命令，将该邮件从"收件箱"移到"已删除邮件"文件夹中。用鼠标右键单击"已删除的邮件"，在弹出的快捷菜单中选择"删除"命令，弹出对话框，询问"确实要删除这些邮件吗？"，单击"是"按钮，将邮件彻底删除。

2. 使用邮件规则

借助 Outlook 的邮件规则可以在收信时，自动把不同的来信分类放在相应的文件夹中。设置邮件规则的步骤如下。

（1）启动 Outlook 后，选择"开始"选项卡，单击"移动"功能区中的"规则"下拉按钮，在出现的菜单中选择"管理规则和通知"，弹出"规则和通知"对话框，如图 3-37 所示。

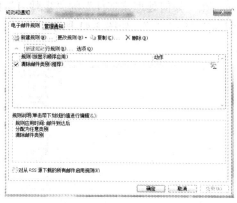

图 3-37　"邮件和通知"对话框

（2）选择"电子邮件规则"选项卡，单击"新建规则"按钮，弹出"规则向导"对话框，选择"将某人的发来的邮件移至文件夹"选项，如将从 cmucchappymn@163.com 发来的邮件自动存放到"同事的来信"文件夹中，单击"个人或工作组"，在弹出的"规则地址"对话框中指定发件人，单击"确定"按钮返回，如图 3-38 所示。

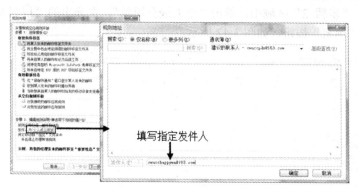

图 3-38　设置"个人或工作组"

（3）单击"指定"按钮，在弹出的"规则和通知"对话框中指定文件夹，单击"确定"按钮返回，如图 3-39 所示。

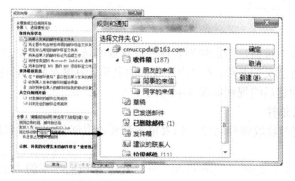

图 3-39　设置"指定文件夹"

（4）在"规则向导"对话框中单击"下一步"按钮，在"想要检测何种条件"的"步骤 1"区域，选择"发件人为个人或公用组"，如图 3-40 所示。

（5）单击"下一步"按钮，在"如何处理该邮件"的"步骤 1"区域，选择操作"停止处理其他规则"和"将它移动到'指定'文件夹中"，如图 3-41 所示。

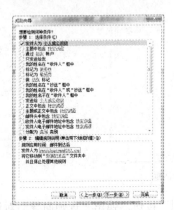

图 3-40 设置"选择条件"

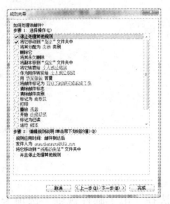

图 3-41 设置"选择操作"

（6）单击"下一步"按钮，可以将特殊情况下的例外添加到规则中，如果满足指定的任意例外，就不会对邮件应用规则。在"是否有例外"的"步骤 1"区域中，选择"发件人为个人或公用组时除外"，在"步骤 2"区域中，单击"个人或公用组"，在弹出的"规则地址"对话框中指定发件人，单击"确定"按钮，如图 3-42 所示。

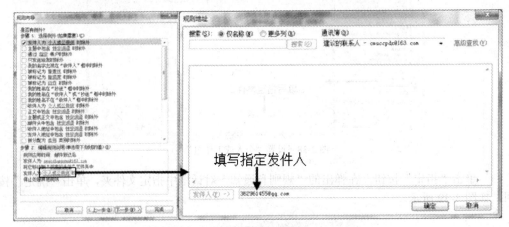

填写指定发件人

图 3-42 设置"例外"

（7）单击"下一步"按钮，指定规则名称和设置规则选项。为了便于了解规则的内容，一般将规则的名称修改为有意义的名称，在"指定规则的名称"中输入新的名称即可，如图 3-43 所示。单击"完成"按钮，创建后的规则如图 3-44 所示。

3. 定时发送/接收邮件

Outlook 提供了定时收取邮件功能，如果每天都要收取邮件，则设置这项功能可以带来很大的方便。方法如下。

（1）启动 Outlook 后，选择"发送/接收"→"发送/接收组"下的"定义发送/接收组"选项，弹出"发送/接收组"对话框，如图 3-45 所示。

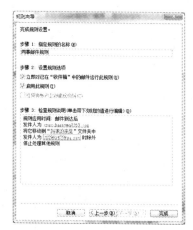

图 3-43 完成规则设置

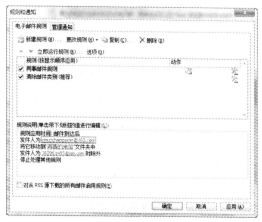

图 3-44 创建后的规则

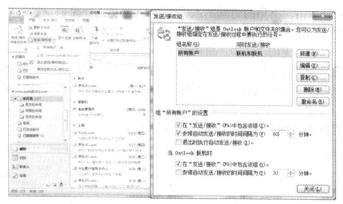

图 3-45 设置自动"发送/接收"的时间间隔

（2）在"发送/接收组"对话框中，设置"每安排自动发送/接收时间间隔为"，以修改检查的时间间隔，默认为 30 分钟。

（3）单击"关闭"按钮完成设置。以后如果一直运行 Outlook，就可以根据设置的时间间隔定时地自动收取邮件。

3.5.6 Outlook 联系人的使用

使用 Outlook 提供的联系人功能，用户可以把需要经常联系的邮件用户地址放到通讯簿中。发送邮件时只需从通讯簿中选择地址，不需要每次都输入。查看接收到的邮件时，如果通讯簿中存在该邮件地址，就能直接显示通讯簿中对应的联系人信息。通讯簿不但可以记录联系人的邮件地址，还可以记录联系人的电话号码、家庭地址、业务以及主页地址等信息。除此之外，用户还可以利用通讯簿在 Internet 上查找用户及商业伙伴的信息。

1. 管理联系人

（1）创建和添加联系人。

① 启动 Outlook 后，单击左下角的"联系人"，弹出"联系人"窗口，如图 3-46 所示。

② 单击左上角的"新建联系人"按钮，弹出"新建联系人"窗口，如图 3-47 所示，输入联系人信息，单击"保存并退出"按钮，返回联系人主界面，显示添加的联系人的名片。在名片上单击鼠标右键，可以进行相应的删除。双击打开名片后还可以进行修改。

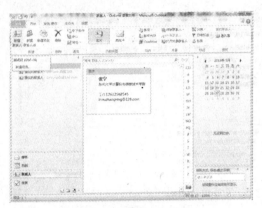

图 3-46 "联系人"窗口

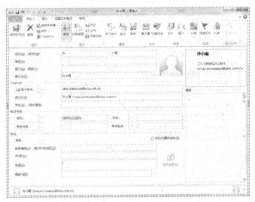

图 3-47 "新建联系人"窗口

（2）创建和添加联系人组。

启动 Outlook 后，单击左下角的"联系人"，弹出"联系人"窗口，单击左上角的"新建联系人组"按钮，弹出"新建联系人组"窗口，如图 3-48 所示。在"名称"文本中输入联系人组的名称。在"联系人组"选项卡上的"成员"组中，单击"添加成员"按钮，然后单击"来自 Outlook 联系人"、"从通讯簿"或"新建电子邮件联系人"按钮。例如，选择"从通讯簿"，弹出"选择成员：联系人"窗口，如图 3-49 所示。在通讯簿下选择联系人。双击要添加的成员，单击"确定"按钮完成添加。

联系人组将以提供的名称保存在"联系人"文件夹中。

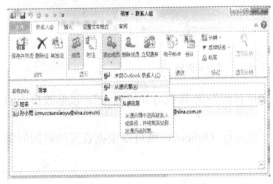

图 3-48 "新建联系人组"窗口

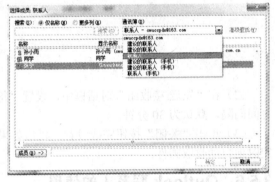

图 3-49 "选择成员：联系人"窗口

2．导出联系人

（1）单击"文件"→"打开"→"导入"选项（虽然是导出联系人，但导入导出功能都放在这里），在打开的"导入和导出向导"对话框中选择"导出到文件"选项，然后单击"下一步"按钮。

（2）打开"导出到文件"对话框。为了修改联系人信息，选择"Microsoft Excel 97-2003"选项，单击"下一步"按钮。

（3）选择要导出的账户的联系人，如选择 xxx@163.com 账户下的"建议的联系人"，单击"下一步"按钮。

（4）选择导出的联系人文件存放的位置，并输入文件名，如"潘丹的联系人.xls"，单击"下一步"按钮。

（5）选择要导出的联系人的信息，默认所有基本信息，单击"完成"按钮，完成导出 。

这时就把联系人导出到了刚才保存的"潘丹的联系人.xls"文件中了，可以直接用 Excel 打开，查看或修改。

3．导入联系人

在我们的日常生活和工作中，如果其他人也想用这些联系人，或者重新安装系统，并且重新安装了 Outlook，就可以把导出的联系人文件再次导入进来，不再需要手动一个一个地添加联系人了。

（1）单击"文件"→"打开"→"导入"选项，在打开的"导入和导出向导"对话框中选择"从另一个程序或文件导入"选项，然后单击"下一步"按钮。

（2）选择要导入的文件类型，选择与导出的文件类型一致，如选择"Microsoft Excel 97-2003"选项，单击"下一步"按钮。

（3）选择要导入的文件，单击"浏览"按钮，如选择刚才导出的"潘丹的联系人.xls"文件（这里有 3 个选项，可以根据需要选择），单击"下一步"按钮。

（4）选择目标文件夹，因为导出的是"建议的联系人"，所以选择导入"建议的联系人"文件夹中，单击"下一步"按钮。

（5）选择要导入的联系人的基本信息，因为导出时选择的是默认的全部信息，所以这里也选择默认的全部信息，直接单击"完成"按钮。

这时就会在"建议的联系人"下看到刚才导入的联系人信息，完成导入。

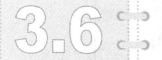

网络常用工具软件

网络资源的获取与发布、信息的网络传递都离不开网络工具软件，如即时通信工具、网络多媒体播放工具、下载工具等。

3.6.1 即时通信工具 QQ

即时通信（instant messaging，IM）是一种网络服务，它允许两人或多人使用网路即时地传递文字信息、文件，进行语音与视频交流。即时通信工具即实现即时通讯功能的软件（如腾讯 QQ、MSN messaging）。它的出现进一步促进了互联网的普及，甚至影响了人们的生活和交友方式。QQ 是目前使用最广泛的即时通信工具之一。

1．QQ 的下载、安装

从腾讯 QQ 官方网站（http://www.qq.com/）下载最新版本的 QQ。下载完成后双击下载的文件，按照安装向导的提示，根据自己的情况单击"下一步"按钮，完成安装。

2．登录 QQ

首次登录 QQ，为了保障用户的信息安全，可以选择"自动登录"或"隐身登录"等不同的登录模式。在登录窗口，输入 QQ 号码和密码即可登录。也可以选择以手机号码、电子邮箱等方式登录 QQ。登录以后的 QQ 主面板如图 3-50 所示，聊天界面可参见图 3-51。

3．添加好友

在 QQ 主面板上单击"查找"按钮，打开"查找"对话框，该对话框中有"找服务"、"找人"、"找群"、"找课程"和"找直播"5 项，在这里选择"找人"，如图 3-52 所示。

找到希望添加的好友，选中该好友并单击"查找"按钮。对设置了身份验证的好友输入验证信息，若对方通过验证，则添加好友成功。

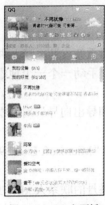

图 3-50　QQ 主面板

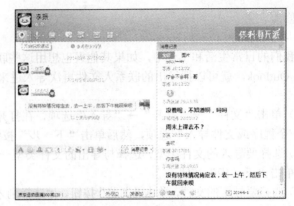

图 3-51　聊天界面

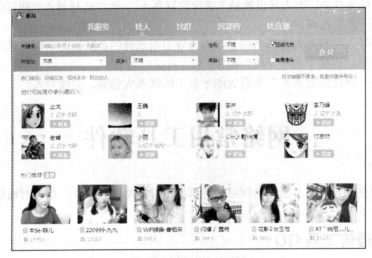

图 3-52　查找好友对话框

4．发送即时消息

双击好友头像，在聊天窗口中输入消息，单击"发送"按钮，或者按 Ctrl+Enter 组合键，即可向好友发送即时消息。

5．视频通话

单击聊天界面中的"开始视频通话"按钮 ⦿，等待对方接受邀请，连接成功后即可进入视频通话。

6．传送文件

可以向好友传递任何格式的文件，如图片、文档、歌曲、视频等，并支持断点续传，传送大文件也不用担心中途中断。传送文件的方法为：单击聊天界面中的"传送文件"按钮 🗎，等待对方接收文件，连接成功后聊天窗口右上角会出现传送进程；好友不在线时，还可以发送离线文件，等对方上线时再接收。

3.6.2　博客与微博

1．博客的概念

博客（Blog 或 Weblog）是"Web Log（网络日志）"的缩写，又译为网络日、部落格或部落阁等，是一种通常由个人管理、不定期张贴新文章的网站。Blog 是继 E-mail、BBS、ICQ 之后出现的第四种网络交流方式，至今已十分受大家的欢迎，是网络时代的个人"读者文摘"，是超链接形式的网络日记，代表新的生活方式和工作方式。

一个典型的博客结合了文字、图像、其他博客或网站的链接及其他与主题相关的媒体，能够让读者以互动的方式留下意见，是许多博客的重要要素。大部分博客的内容以文字为主，仍有一些博客专注于艺术、摄影、视频、音乐、播客等各种主题。博客是社会媒体网络的一部分。比较著名的博客网站有新浪、网易、搜狐、腾讯等。

2. 博客的基本操作

（1）访问博客。

在 Internet Explorer 或其他浏览器的地址栏中输入博客的网址，然后登录即可。例如，在地址栏中输入 http://blog.sina.com.cn/，进入新浪博客首页，如图 3-53 所示，选择相关链接，即可进入博文页面，浏览文章内容。

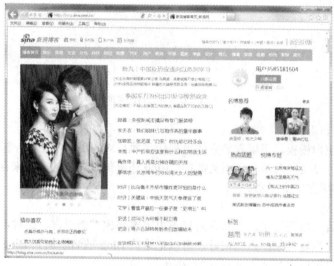

图 3-53　新浪博客网站首页

（2）申请 Blog 账号。

一般的博客，如果是第一次访问，默认身份是游客，只能浏览文章，不能评论也不能发表文章。所示要想能真正使用博客，必须先注册一个 Blog 账号。

Blog 账号就是用户在博客上的标记，博客系统就是靠账号来分辨各个注册的网友，并提供各种站内服务的。当用户的账号通过注册认证后，将获得各种默认用户身份所没有的权限，如发表文章、上传图片、发表评论等。

所以注册个人账户是使用博客的第一步。一般注册过程都很简单，大部分博客站点都采用邮箱作为账号进行注册，输入邮箱地址后填写一些验证信息，通过验证后即可成为该站点会员，博客账号注册完成后可以立即使用。

输入用户账号（一般为邮箱地址）及密码，单击"登录"按钮，进入博客页面，如图 3-54 所示。登录博客后，进入个人博客首页，可以对博客进行操作和设置。

（3）设置 Blog 框架。

首先要对 Blog 的界面进行基本设定。在"Blog 设置"中，可以对已经注册的 Blog 名称和简介进行修改，决定 Blog 是否公开，每页呈现日志的篇幅数量等。其次是要给自己的 Blog 设置一个界面。这就需要选择界面模板，一般的博客网站都会提供多个可选择模板，用户可以根据自己的喜好和风格来选择。如果掌握一定的 HTML 代码知识，还可以在自定义模板功能中设计和修改 Blog 的界面风格。

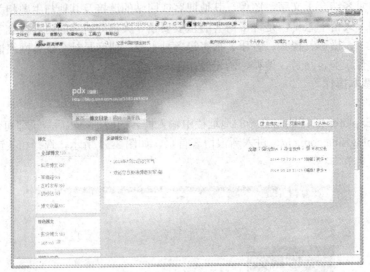

图 3-54　登录博客后的页面

（4）填写 Blog 日志内容。

打开新日志的空白模板。可以看到它的可视化界面与 Word 非常相似，操作简单。可以任意选择字体大小、颜色以及插入图片和相关链接。Blog 还提供了一定的空间来存放图片、音乐等文件，让 Blog 表现得更加丰富多彩。

（5）Blog 共享。

日志发表之后就可以浏览了，当有人对日志内容感兴趣时会留言，这时可以选择回复留言，或者删除某些留言。当发现某些日志很好，可以把这些 Blog 域名添加到 Blog 页面的链接，随时点击这些链接，并且可以和其他人分享这些 Blog。

3. 微博的概念

微博即微型博客，相对于强调版面布置的博客来说，微博的内容只是由简单的只言片语组成，从这个角度来说，对用户的技术要求门槛很低，而且在语言的编排组织上，没有博客那么高。在新浪、腾讯和搜狐等公司均提供免费微博服务的情况下，微博和博客一样只要在网上申请注册，就可以发消息了。各公司开通的多种 API 使得用户可以通过手机、网络等方式来即时更新自己的个人信息。

3.6.3　网络多媒体播放工具 PPTV

网上听音乐、看电影、看电视已经变得越来越流行，这得益于网络多媒体工具的发展和普及，其中以网络电视播放客户端影响最大，如 PPTV、酷我和皮皮等。

PPTV 播放器是全球华人使用最多的网络电视软件，它全面聚合了电视剧、电影、体育、综艺、资讯、电视台直播等各种热点视频内容，不仅支持影视点播、电视直播，并且播放的画面清晰流畅，让用户足不出户就能欣赏到最新最热的网络电视节目。

（1）从 PPTV 官方网络（http://www.pptvs.net/）下载 PPTV 的最新版本。

（2）执行安装，安装完成后，启动 PPTV，如图 3-55 所示。

PPTV 主界面的上边是频道列表，其中列出了 PPTV 所有能看的电视频道，里面的节目是一天 24 小时循环播放的，双击选中的频道就可以播放，播放过程中，单击全屏按钮可以全屏观看，要想回到原始窗口时，按 Esc 键即可。

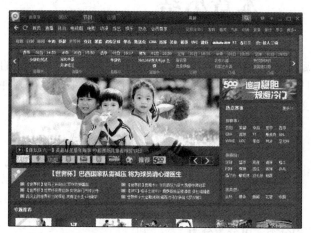

图 3-55　PPTV 播放主界面

3.6.4　网络高速下载工具

网络资源的共享少不了网络下载，网络下载经历了单线程、多线程、P2P、P2SP 到超线程的技术历程，每一次技术的发展都带来了下载速度的提升。

多线程下载工具的代表有：CuteFtp、网络蚂蚁、网络快车。

P2P 下载工具的主要代表有：BitTorrent、电驴（EMULE）等。P2SP 下载工具的主要代表有：迅雷（Thunder）、Web 迅雷（Web Thunder）（其实这两个是一样的，只是迅雷属于 C/S 模式的，C/S 模式软件的好处在于，速度够快，缺点在于需要安装。Web 迅雷是 B/S 模式的软件，用户只要有浏览器就行，这里只介绍迅雷）。

现在的网络下载工具中，迅雷占据了主导地位，迅雷具备了 BIT（比特慧星，一种强大的下载软件）的 P2P 高速下载功能，同时增强了 P2P 下载稳定性，此外，它还克服了 BIT 的一个最大的缺点：对硬盘的损坏，尤其是在迅雷 5 及其后继版本，完全集成了 BIT 下载功能。这样迅雷既支持 HTTP、FTP 的下载方式，也支持 BIT 下载。图 3-56 是迅雷 7 的主界面。

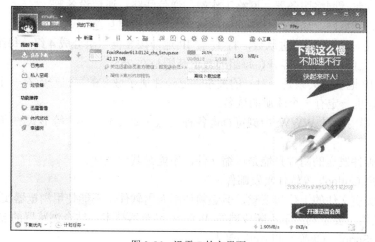

图 3-56　迅雷 7 的主界面

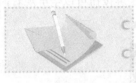

本章小结

本章要求掌握计算机网络基础知识、计算机网络体系结构与网络协议的概念、局域网基础知识、Internet 基础知识与概念，并熟练掌握 Internet 网上浏览、收发电子邮件、利用搜索引擎进行查询、使用网络传输文件以及各种常用网络工具软件的使用方法。

习　题　3

一、填空题

1．网络按访问结构分类，可分为分为_____和_____。

2．常见的网络拓扑结构有：_____、_____、_____、_____、_____。

3．_____拓扑结构由中央节点和通过点到点链路连接到中央节点的各节点组成。

4．按地理范围分类，_____的范围一般为几百米到 10km，属于小范围内的联网。

5．_____称为企业内部网，或称内部网、内联网、内网。

6．_____是在 Internet 上使用的一个关键的低层协议，其目的是在全球范围内唯一标志一块网卡地址及实现不同类型、不同操作系统的计算机之间的网络通信。

7．HTTP 即_____，是用于从 WWW 服务器传输超文本到本地浏览器的传输协议。浏览器通过 HTTP 可以将 Web 服务器上站点的网页提取出来。

8．WWW 是_____的简称，译为_____。

9．FTP 是 file transfer protocol 的缩写，即_____协议。

10．网络连接部件主要包括网卡、_____和路由器等。

二、判断题

1．计算机网络就是利用通信设备和通信线路将不同地理位置、具有独立功能的多个计算机系统互连起来，通过网络软件实现网络中资源共享和数据通信的系统。

2．网络硬件包括网络服务器、网络工作站、通信线路、通信设备等。

3．广域网、城域网、局域网是不同的网络，不可以实现互连。

4．IP 地址是一个 32 位二进制数，将 32 位 IP 地址按 8 位一组分成 4 组，每组数值用十进制数表示，组与组之间用小数点隔开，每组的数值范围是 0~255。

5．域名与 IP 地址的关系是一对一的关系，已经注册了域名的主机一定有一个固定 IP 地址，一个固定 IP 地址也一定有一个注册的域名。

6．IE 浏览器用于在 WWW 中浏览查询各种信息（如文本、图片等形式的信息），不能实现 FTP 服务。

7．随电子邮件发送的附件只能是压缩文件，不能是其他文件。

8．不能使用 Outlook 等软件收发邮件。

9．FTP 能实现文件的上传和下载，但必须使用专用软件，不能使用浏览器实现。

10．C/S 结构主要是利用了不断成熟的 WWW 浏览器技术，结合浏览器的多种 Script 语言（VBScript、JavaScript、C#等）和 ActiveX 技术。

三、单选题

1. 下面 IP 地址正确的是_____。
    A．210.47.241.11　　B．210.47.241.256　　C．128.0.0.1　　　　D．128.0.0.257

2. 网络通信协议是指_____。
    A．网络中各个节点互相通信、交换信息都必须遵守的规则和约定
    B．网络中对数据传输方向的约定
    C．网络中对数据传输范围的约定
    D．网络中对网络用户使用权限的约定

3. 下面合法的 E-mail 地址是_____。
    A．sky@dl.cn　　B．sky.126.com　　C．sky.sina.com　　D．sky.sina.com@

4. HTTP 是_____。
    A．超文本传输协议　B．文件传输协议　　C．图像传输协议　　D．网络操作系统

5. 网络不具备_____功能。
    A．收发电子邮件　　B．语音聊天　　　　C．视频会议　　　　D．物品传送

6. 支持 Internet 服务的协议是_____。
    A．OSI　　　　　　B．NETBUI　　　　C．CDMA　　　　　D．TCP/IP

7. 局域网和广域网可以按照_____来划分。
    A．网络中计算机的数量　　　　　　B．网络用户数量
    C．网络按传输距离　　　　　　　　D．网络协议

8. 计算机网络最突出的优点是_____。
    A．运算速度快　　　　　　　　　　B．联网的计算机能够相互共享资源
    C．计算精度高　　　　　　　　　　D．内存容量大

9. 关于 Internet，下列说法不正确的是_____。
    A．Internet 是全球性的国际网络　　B．Internet 起源于美国
    C．通过 Internet 可以实现资源共享　D．Internet 不存在网络安全问题

10. Intranet 的_____表现在它的多媒体集成和多应用集成两个方面。
    A．开放性和可扩展性　　　　　　　B．安全性
    C．简易性和经济性　　　　　　　　D．通用性

11. 常用的有线传输介质有_____、同轴电缆和光导纤维。
    A．双绞线　　　　　B．路由器　　　　C．交换机　　　　　D．HUB

12. _____是 Internet 的主要互连设备。
    A．以太网交换器　B．集线器　　　　　C．调制解调器　　　D．路由器

13. 中国医科大学的网站为 www.cmu.edu.cn，以下说法错误的是_____。
    A．属于中国教育网　　　　　　　　B．是学校的门户网站
    C．提供 WWW 服务　　　　　　　　D．是商业网站

14. 以下属于无线接入互联网的是_____。
    A．GPRS/CDMA　B．3G　　　　　　C．WLAN　　　　　D．以上都是

15. 用于解析域名的协议是_____。
    A．HTTP　　　　　B．DNS　　　　　　C．FTP　　　　　　D．SMTP

16. IPv4 地址由_____位二进制数组成。
    A．16　　　　　　　B．32　　　　　　　C．64　　　　　　　D．128

17. 下面_____命令可以查看网卡的 MAC 地址。

A．iPconfig / re lease　　　　　　　　　B．iPconfig/renew

C．iPconfig / al1　　　　　　　　　　　　D．iPconfig / registerdns

18．TCP 称为_____。

A．网际协议　　　　　　　　　　　　　　B．传输控制协议

C．Network 内部协议　　　　　　　　　　D．中转控制协议

19．HTML 是指_____。

A．超文本标识语言　　　　　　　　　　　B．超文本文件

C．超媒体文件　　　　　　　　　　　　　D．超文本传输协议

20．Internet 中 URL 的含义是_____。

A．简单邮件传输协议　　　　　　　　　　B．Internet 协议

C．统一资源定位器　　　　　　　　　　　D．传输控制协议

21．用 IE 浏览器浏览网页，在地址栏中输入要浏览网页的 URL 地址时，通常可以省略的协议是_____。

A．http://　　　　　B．news://　　　　　C．ftp://　　　　　D．mailto://

22．如果想加快网页的显示速度，可以_____选项。

A．图片、声音或视频　　　　　　　　　　B．图片、文字或视频

C．文字、声音或视频　　　　　　　　　　D．图片、声音或文字

23．在 Internet Explorer 浏览器设置窗口中，不包括_____选项卡。

A．常规　　　　　B．安全　　　　　C．内容　　　　　D．主页

24．搜索引擎其实也是一个_____。

A．软件　　　　　B．服务器　　　　　C．网站　　　　　D．电子邮件

25．在搜索引擎中搜索计算机网络中的互连设备"路由器"，最合适的查询条件为_____。

A．计算机网络-路由器　　　　　　　　　B．计算机网络+路由器

C．计算机网络*路由器　　　　　　　　　D．计算机网络/路由器

26．在 Internet 上使用搜索引擎搜索信息时，下列说法正确的是_____。

A．Word and ppt 表示检索结果必须同时包含 Word 和 ppt

B．Word and ppt 表示检索结果可以只有 Word

C．Word and ppt 表示检索结果可以只有 ppt

D．Word and ppt 表示检索结果不能包含 ppt

27．在搜索引擎中输入 HTTP NOT FTP，相当于输入_____。

A．HTTP FTP　　　　B．HTTP+FTP　　　　C．HTTP-FTP　　　　D．"HTTP FTP"

28．下列地址格式中，_____是有效的 FTP 地址格式。

A．Http://202.118.34.2　　　　　　　　　B．Ftp://192.168.113.23

C．Http://jsjzx.edu.cn　　　　　　　　　　D．www.jsjzx.edu.cn

29．用 Outlook 接收电子邮件时，收到的邮件中带有回形针状标志，说明该邮件_____。

A．有病毒　　　　　B．有附件　　　　　C．没有附件　　　　　D．有黑客

30．如果要添加一个新的账号，应选择 Outlook 中的_____选项卡。

A．文件　　　　　B．开始　　　　　C．发送/接收　　　　　D．视图

四、操作题

1．分别使用百度、雅虎和搜狗搜索引擎，使用关键词"医学计算机"搜索比较其搜索的内容。

2．在局域网中，分配给用户的计算机网络的 IP 地址 202.22.6.91，子网掩码为 255.255.255.0，网关地址为 202.22.6.5，DNS 服务器地址为 202.118.40.2，请使用 ping 命令检查计算机的网络连接

情况。

3．打开地址为"http://it.sohu.com/20140528/n400129771.shtml"的网页，将该页面上的图片保存到考生文件夹下，命名为 picture1.JPG。

4．使用 Internet Explorer 浏览器，通过百度搜索引擎，搜索"医学信息系统"方面的资料，并将搜索到的第一个网站添加到 IE 收藏夹中，命名为"医学信息系统"。

5．使用 Outlook 新建账号：

账号名：冰绿茶，E-mail 地址：icegreentea@163.com，密码：tea159。

6．按照下列要求，利用 Outlook 同时给多人发邮件。

收件人邮箱地址分别为：zhaoqiu@sina.com.cn、happylife@163.corn、dongqinke@yahoo.corn 和 snowli@226.com；主题为：第三章课件；将考生文件夹下的 ppt 文件"第三章.ppt"以附件形式发送出去。

第4章 医院信息系统

医院信息系统是覆盖医院所有业务的信息管理系统，是现代化医院运营的必要技术支撑和基础设施。使用医院信息系统的目的是以现代化、科学化、规范化的手段来加强医院管理，提高医院的工作效率，改进医疗质量和服务水平，树立现代医院的新形象，是未来医院发展的必然方向。

学习目标：

- 了解国内外医院信息系统的发展状况及趋势。
- 熟悉医院信息系统的体系结构和业务流程。
- 熟悉电子病历、PACS、RIS、LIS、PIVA 等核心子系统的功能。
- 了解医院信息系统的数据交换标准 DICOM 和 HL7。

4.1 医院信息系统概述

医院信息系统是国际公认的新兴医学信息学的一个重要分支，是医学信息学研究中应用最早、发展最快、普及程度最广的一个领域。目前，我国的大中型医院大多数都具有了规模不一、程度不同的医院信息系统。

4.1.1 医院信息系统的概念

医院信息系统（hospital information system，HIS）是指利用计算机软硬件技术、网络通信技术等现代化手段，对医院及其所属各部门的人流、物流、财流进行综合管理，对在医疗活动各阶段产生的数据进行采集、储存、处理、提取、传输、汇总、加工生成各种信息，从而为医院的整体运行提供全面的、自动化的管理及各种服务的信息系统。

4.1.2 医院信息系统的发展概况

1. 国外研究状况

20 世纪 60 年代初，美国便开始了医院信息系统的研究。随着计算机技术的发展，从 20 世纪 70 年代起，医院信息系统进入大发展时期，美、日和欧洲各国的医院，特别是大学医院及医学中心纷纷开发医院信息系统，成为医药信息学形成和发展的基础。目前，国外医院信息系统的开发、应用正向广度和深度发展，达到了前所未有的新高度、新水平。这主要表现在建立大规模一体化的医院信息系统，并形成计算机区域网络，不仅包括一般信息管理的内容，还包括电子病历、医学影像存储与传输系统、临床信息系统、决策支持系统、医学专家系统、图书情报检索系统、远程医疗等。

2. 国内研究状况

中国的 HIS 从 20 世纪 80 年代开始起步。目前我国大多数 HZS 都是相互独立的，还没有多种计算机辅助决策工具组合在一起的系统。计算机辅助决策系统还不能在无人工干预的情况下做出临床决策或研究报告。

自 20 世纪 80 年代末期以来，我国医院信息系统的发展大体经历了以下 3 个阶段。

（1）第一个阶段为纠偏阶段，也称为单机应用阶段。20世纪80年代末，以单机为主的收费机、划价机开始应用于一些医院的收费处和药房。

（2）第二个阶段为管理阶段，也称为局域网应用阶段。20世纪90年代中期，管理信息系统基本涵盖了医院管理的各个方面，实现了医院的财务管理、药品管理、设备管理、物资管理、医政管理的计算机化。

（3）第三阶段为数字化阶段，也就是目前正在发展的阶段，是较完整的、集成的医院信息系统阶段，从医院的总体上把握信息系统的功能，围绕患者在医院活动的各个环节构造系统的整体框架结构，各系统之间信息高度共享。

目前，我国医院信息系统建设存在的主要问题有系统的高复杂性、系统设计的标准化程度低、资金需求与信息系统建设的矛盾、复合型信息技术人员的缺乏等。与发达国家相比，我国医院信息系统尚处于落后阶段，但又是在迅速发展之中。

4.2 医院信息系统的体系结构和业务流程

医院信息系统涵盖了医院的所有事务，业务流程的核心是门诊和住院两个业务流程。

4.2.1　医院信息系统的体系结构

根据卫生部医院管理研究所制定的医院信息系统软件基本功能规范，可将整个医院信息系统划分为5个部分：临床诊疗部分、药品管理部分、费用管理部分、综合管理与统计分析部分、外部接口部分，如图4-1所示。

1．临床诊疗部分

临床诊疗部分主要以病人信息为核心，将病人诊疗的整个过程作为主线，医院的所有科室将沿此主线展开工作。随着病人在医院中每一步诊疗活动的进行产生并处理与病人诊疗有关的各种诊疗数据与信息。整个诊疗活动主要由各种与诊疗有关的工作站来完成，并将这部分临床信息进行整理、处理、汇总、统计、分析等。此部分工作站包括：门诊医生工作站、住院医生工作站、护士工作站、临床检验系统、输血管理系统、医学影像系统、手术室麻醉系统等。

2．药品管理部分

药品管理部分主要包括药品的管理与临床使用。在医院中，药品从入库到出库，直到病人使用，是一个比较复杂的流程，它贯穿于病人的整个诊疗活动中。这部分主要处理的是与药品有关的所有数据与信息。药品管理分为两部分，一部分是基本部分，包括药库、药房及发药管理；另一部分是临床部分，包括合理用药的各种审核及用药咨询与服务。

3．经济管理部分

经济管理部分属于医院信息系统中最基本的部分，它与医院中所有发生费用的部门有关，处理的是整个医院中各有关部门产生的费用数据，并将这些数据整理、汇总、传输到各自的相关部门，供各级部门分析、使用，并为医院的财务与经济收支情况服务。该部分包括门急诊挂号，门急诊划价收费，住院病人入、出、转院，住院收费，物资、设备、财务与经济核算等。

4．综合管理与统计分析部分

综合管理与统计分析部分主要包括病案的统计分析、管理，并将医院中的所有数据汇总、分析、综合处理供领导决策使用，包括病案管理、医疗统计、院长综合查询与分析、病人咨询服务。

5．外部接口部分

随着社会的发展及各项改革的进行，医院信息系统已不是一个独立存在的系统，它必须考虑与社会相关系统互连的问题。因此，这部分提供了医院信息系统与医疗保险系统、社区医疗系统、远程医疗咨询系统等的接口。

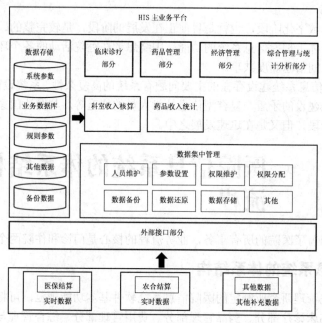

图 4-1　HIS 的体系结构

4.2.2　医院信息系统的核心业务流程

1．医院的组织机构

医院的主要机构分为两个部分，门诊部门和住院部门，医院的所有日常工作都是围绕着这两大部门进行的。

门诊部门和住院部门各下设若干科室，如门诊部门下设口腔科、内科、外科、皮肤科等，住院部门下设内科、外科、骨科等，二者下设的部分科室是交叉的，各科室都由相应的医生、护士完成所承担的医疗工作，医生又有主治医师、副主任医师、普通医师或教授、副教授、其他之分。

为了支持这两大部门的工作，医院还设置了药库、中心药房、门诊药房、制剂室、设备科、财务科、后勤仓库、门诊收费处、门诊挂号处、问讯处、住院处、检验科室、检查科室、血库、病案室、手术室，以及为医院的日常管理而设置的行政部门等。

2．各部门的业务活动情况

（1）门诊部门。

首先，门诊病人需要到门诊挂号处挂号，如果是初诊病人要在门诊挂号处登记其基本信息，如姓名、年龄、住址、联系方式等，由挂号处根据病人所提供的信息制成 IC 卡发放给病人；然后，初诊病人可与复诊病人一样进行挂号和就诊排号，由挂号处处理病人的病历。

其次，病人需到门诊收费处缴纳挂号费，并持挂号和收费证明到相应科室就诊，经医生诊疗后，由医生开出诊断结果或者处方、检查或检验申请单，如为处方，则病人需持处方单到门诊收费处划价交费，然后持收费证明到门诊药房取药；如为检查或检验申请单，则病人需持申请单到门诊收费处划价交费，然后持收费证明到检查科室或检验科室进行检查或检验。

　　当门诊药房接到取药处方后，要进行配药和发药，当药房库存的药品减少到一定量时，药房人员应到药库办理药品申领，领取所需的药品，而药房需对药品的出库、入库和库存进行管理。

　　当检查科室或检验科室接到病人的申请后，对病人进行检查或检验，并将检查或检验结果填入结果报告单，交给病人，各科室所做的检查或检验需记录在案。门诊系统业务流程如图 4-2 所示。

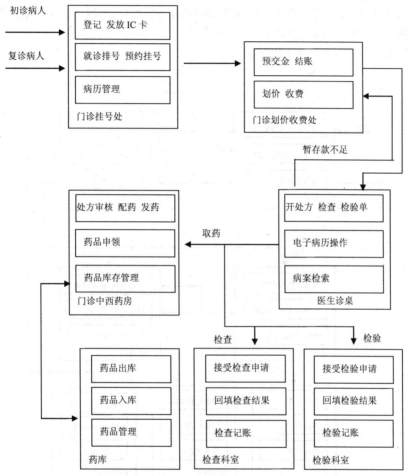

图 4-2　门诊系统业务流程

（2）住院部门。

　　当病人接到医生的建议需住院治疗或接到医院的入院通知单后，需到住院处办理入院手续，登记基本信息，并交纳一定数额的预交款或住院押金。住院手续办理妥当之后，由病区科室根据病人所就诊的医科给病人安排床位，将病人的预交款信息录入系统并进行相应的维护和管理。病区科室还应按照医生开出的医嘱执行，医嘱的主要内容包括病人的用药、检查申请或检验申请。

　　病区科室应将医嘱中病人用药的部分分类综合统计，形成药品申领单，统一向药库领药，然后将药品按时按量发给住院病人，需对发药情况进行记录，并对所领取的药品进行统一管理。

　　病区科室应将医嘱中的检查或检验申请单发给检查科室或检验科室，当相应的科室处理申请，并将检查通知发给病区科室后，由病区科室通知病人进行相应的检查或检验。

　　药库对药品申领单的处理和对药品的管理，检查科室和检验科室对申请、检查以及相应的管理工作与门诊中的部分相同。

当病人需要手术时，首先由病区科室将手术申请提交给手术室，由手术室安排手术日程，准备材料、器械，准备妥当后，手术室将手术通知发给病区科室，由病区科室通知并安排病人进入手术室，手术室需将手术中的麻醉记录，术中医嘱，材料、器械的使用记录在案。

当病人可以出院时，应先在病区科室进行出院登记，办理出科，然后在住院处办理出院手续，即可出院。

当病人需要转科时，需在病区科室办理转科手续，转入另一病区，由另一病区的病区科室安排病人的床位，并对病人转入的相应资料进行管理。

住院系统的业务流程如图 4-3 所示。

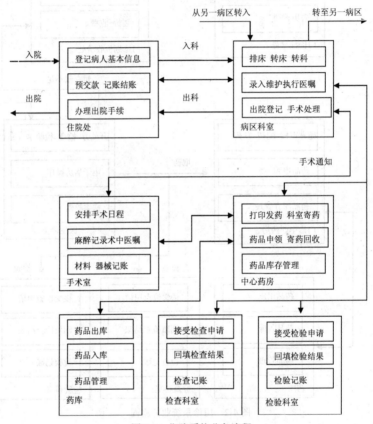

图 4-3　住院系统业务流程

4.3 医院信息系统的核心子系统

医院信息系统的核心子系统包括电子病历系统、医学影像存储与传输系统、放射科信息系统、实验室信息系统和 PIVA 配液中心系统等。

4.3.1　电子病历系统

病历在病人诊断治疗过程中起着信息传输媒介的作用。在医生和医生之间、医生和护士之间、临床科室和医技科室之间、临床科室和药品器材供应部门之间传递的内容都构成病历内容。从信息传递的意义上讲，电子病历代替纸张病历实现了病历信息的电子采集和电子交换。

1. 电子病历的概念

电子病历（electronic patient record，EPR）也称为计算机化的病案系统或基于计算机的病人记录（computer-based patient record，CPR）。电子病历是病人在医院诊断治疗全过程的原始记录，包括首页、病程记录、检查检验结果、医嘱、手术记录、护理记录等。电子病历不仅包括静态病历信息，还包括提供的相关服务，是以电子化方式管理的有关个人终生健康状态和医疗保健行为的信息，涉及病人信息的采集、存储、传输、处理和利用的所有过程信息。

美国国立医学研究所将电子病历定义为：EPR 是基于一个特定系统的电子化病人记录，该系统提供用户访问完整准确的数据、警示、提示和临床决策支持系统的能力。

2. 电子病历的特点

（1）提高甲级病历合格率。

通过统计、分析、预警、三级质量评定等事前控制手段，能有效地提醒和督促医务人员按时、按质完成病历书写工作，提高病历甲级率。

（2）为医务人员节省出大量的时间。

对于医生来说，每天要接治多名患者，日常工作中 70%的时间用于手工书写病历。通过电子病历提供的多种规范化的模板及辅助工具，可以使医务人员从繁琐重复的病历书书写工作中解脱出来，集中精力关注病人的诊疗。

（3）提高病案质量。

纸质病历的内容是自由文本形式，字迹可能不清，内容可能不完整，意思可能模糊。转抄容易出现潜在错误，只能被动地供医生做决策参考，不能实现主动提醒、警告或建议，涂改现象突出，病史书写随意性强。而电子病历通过提供的完整、权威、规范、严谨的病历模板，避免了书写潦草、缺页、漏项、模糊及不规范用语等常见问题，并且根据自带的知识库为医生提供提醒、警告和建议等。

（4）提高医疗纠纷举证能力。

病历是具有法律效力的医学记录，为医疗事故鉴定、医疗纠纷争议提供医疗行为事实的法律书证。通过符合规范的病历记录，避免了语义模糊、书写潦草、缺页、漏项等问题，为举证倒置提供有力的法律依据。

（5）为科研教学提供有效的服务。

在医学统计、科研方面，典型病历不易筛选，检索统计困难。通过电子病历系统不仅可以快速检索出所需的各种病历，而且使以往费时费力的医学统计变得非常简单快捷，为科研教学提供第一手资料。

3. 电子病历软件主要模块

（1）一体化工作平台。

- 在电子病历工作平台内，采集病人所有相关的医疗信息，并完成所有医疗操作。
- 完整的病人基本信息。
- 每日护理信息。
- 每日病历信息。
- 治疗医嘱信息。
- 检查、检验信息。

（2）电子病历录入系统。

- 编辑、浏览、打印病历。

- 结构化录入、文字编辑，所见即所得。
- 类 Word 人性化操作。
- 丰富的辅助录入工具。
- 以标准化模板为主、个人模板为辅。
- 自定义编辑医学图片，图文并茂。

（3）医嘱录入系统。

- 符合医嘱规范的长短医嘱录入。
- 支持医嘱成组。
- 痕迹保留。
- 自定义成套医嘱。
- 过敏药物提示。
- 处方规则。

（4）质量管理系统。

- 完备的系统时限控制，方便医院管理，提高医生病历质量。
- 系统质量监控。
- 系统预警功能。
- 系统反馈功能。
- 病历归档功能。
- 智能评分功能。
- 所见即所得的三级检诊痕迹机制。

4. 电子病历与 HIS 的关系

（1）电子病历依附于 HIS。电子病历系统不是一个独立于 HIS 的新系统，因为病人信息来源于 HIS 中的各个业务子系统中。例如，病案首页来源于住院登记、入出转、病案编目等系统中。各个业务系统在完成自身的功能、管理自身业务数据的同时，也在收集病人信息。因此，脱离了 HIS，也就不存在电子病历系统。可以说，电子病历渗透于 HIS 中。

（2）电子病历系统与传统的 HIS 不同。从电子病历的角度看病人信息，是完整的、集成的；而从传统 HIS 的每个子系统来看病人信息，是局部的、离散的，相互之间的信息存在冗余、有遗漏，它们往往没有按照统一的原则进行设计和管理。在内容上，有不同的侧重和要求。例如，以统计和检索为目的的病案首页管理对病人的诊断只要录入保存 ICD 码即可，从电子病历的角度则必须完整地保留医生的诊断描述，诊断描述与 ICD 码不能相互取代。电子病历强调病人信息的原始性和完整性。

电子病历是随着医院计算机管理网络化、信息存储介质——光盘和 IC 卡等的应用及 Internet 的全球化而产生的。电子病历是信息技术和网络技术在医疗领域的必然产物，是医院病历现代化管理的必然趋势，其在临床的初步应用，极大地提高了医院的工作效率和医疗质量，但这还仅仅是电子病历应用的起步。

5. 电子病历使用中的注意事项与安全机制

（1）严格按照国家卫生部制定的《电子病历基本规范（试行）》进行操作，制定电子病历各个部分的读、写、修改及其应有的时序性、时限性，各有关人员之间的相互监督机制等一系列制度。

（2）在保证设备性能良好的情况下，在电子病历应用流程上引入安全技术措施，如对用户进行分级授权控制，采用防火墙、数据备份等，以防止非法用户侵入及网络数据丢失；同时还应考虑网络出现意外故障时的应急措施及反病毒策略，以保证电子病历安全、持久、稳定地运行。

（3）加强操作及使用人员的职业道德教育，进行网络安全知识和设备使用培训，使设备经常处于良好的工作状况。

4.3.2 医学影像存储与传输系统

医学影像存储与传输系统（picture archiving and communication system，PACS）是一个涉及放射医学、影像医学、数字图像技术（采集和处理）、计算机与通信、B/S 体系结构的多媒体 DBMS 系统，涉及软件工程、图形图像的综合及后处理等多种技术，是一个技术含量高、实践性强的高技术复杂系统，也是 HIS 的重要组成部分。

1. PACS 概述

PACS 主要解决医学影像的采集和数字化、图像的存储和管理、图像高速传输、图像的数字化处理和重现、图像信息与其他信息集成 5 个方面的问题。

（1）PACS 的分类。

在实际应用中，根据 PACS 覆盖范围可将其分为小型、中型、大型 3 种类型。

- 小型：在医院某个部门（如放射科）内实施的 PACS，目标是提高部门内医疗设备的使用效率，更大一点的，也可以是医院内部的图像分发系统，目标是帮助医院的其他部门，特别是急诊室（ER）和重症监护室（ICU）获得放射医疗部门生成的图像。

- 中型：在整个医院内实施的完整 PACS 系统，目标是支持在医院内部所有关于图像的活动，集成了医疗设备、图像存储和分发、数字图像在重要诊断和会诊时的显示、图像归档，以及外部信息系统。

- 大型：远程放射医疗，目标是支持远程图像的传输和显示，实现院际间、城市内、城市间、国际间的远程放射医疗。

（2）PACS 构成。

PACS 的主要功能包括图像采集、传输存储、处理、显示以及打印等，如图 4-4 所示。硬件一般包括接口设备、存储设备、主机、网络设备和显示系统等。软件一般包括通讯、数据库管理、存储管理、任务调度、错误处理和网络监控等。

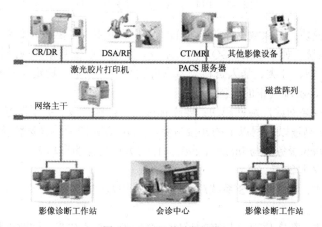

图 4-4 PACS 的功能组成

PACS 主要由以下 5 个模块构成。

- 医学图像采集模块：对于新的数字化成像设备，如 CT、MRI、DR、ECT 等，多有符合 DICOM 3.0 标准的接口，可以直接从数字接口采集图像数据，PACS 的连接较为容易；对于较早使用的数字化设备，由于无标准的 DICOM 接口，各个生产厂家的数字格式和压缩方式不同，需要解决接口问题才能进行连接。对于模拟图像的采集，最近的 DICOM 标准也有相应的规定。

- 大容量数据存储模块：图像的存储需要解决在线浏览 30 天左右的所有住院病人图像，一般以大容量的阵列硬盘作为存储介质；对半年至一年的图像资料采用磁光盘存储；超过一年的图像资料一般采用 DVD 或 CD-R 等介质存储，需手工检索。

- 图像显示和处理模块：需要相应的专业图像处理软件，具有对医学图像进行各种后处理和统计分析的各种功能，图像回放、三维重建、多切面重建等，如图 4-5 所示。图像显示根据原始图像的不同，需要不同显示分辨率的显示器，如 DR 需要 2.5Kbit 以上的分辨率，对 CT 和 MRI 的要求相对较低。

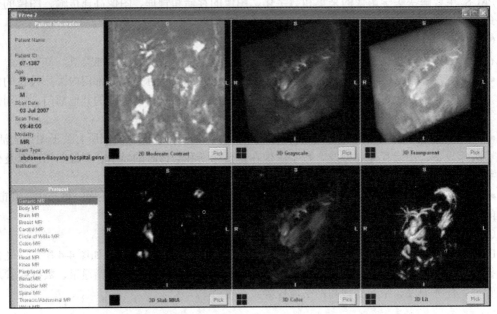

图 4-5　影像后处理工作站部分功能演示

- 数据库管理模块：图像数据库管理对 PACS 非常重要。需要具有安全、可靠、稳定和兼容性好的大型数据库系统，如 Orcale、SQL Server 等。对医学图像数据库应用管理程序的设计应根据工作流程、数据类型、分类、病人资料等需求做到高效、安全、稳定、易于使用，并与 HIS、RIS 进行良好的整合，实现真正的资源共享。

- 影像传输的局域网或广域网模块：要求标准化、结构开放、扩展性好、可连接性好、稳定性好。需要 100Mbit/s 高速以太网以上的连接带宽，使 DICOM 图像传输速度符合临床应用的要求，同时根据需要配置 Web 服务器与 Internet 连接，作为远程会诊的窗口。

（3）PACS 的优势与特点。

- 减少物料成本：引入 PACS 系统后，图像均采用数字化存储，节省了大量的介质（纸张、胶片等）。

- 减少管理成本：数字化存储带来的另外一个好处就是不失真，同时占地小，节省了大量的介质管理费用。

- 提高工作效率：数字化使得在任何有网络的地方调阅影像成为可能，如借片和调阅病人以往病历等。原来需要很长周期和大量人力参与的事情，现只需轻松点击即可实现，大大提高了医生的工作效率。医生工作效率的提高就意味着每天能接待的病人数增加，给医院带来效益。

- 提高医院的医疗水平：通过数字化，可以大大简化医生的工作流程，把更多的时间和精力放在诊断上，有助于提高医院的诊断水平，同时各种图像处理技术的引进使得以往难以察觉的病变变得清晰可见。以往病历的方便调阅还使得医生能够参考借鉴经验做出更准确的诊断。数字化存储还使得远程医疗成为可能。

- 为医院提供资源积累：典型的病历图像和报告是非常宝贵的资源，而无失真的数字化存储和在专家系统下做出的规范的报告是医院宝贵的技术积累。

2．PACS 设计原则

（1）标准化原则。

PACS 解决方案应遵从 DICOM 3.0 国际标准，按照 IHE 标准进行流程功能设计，提供 HIL7 标准接口，并按照《医院信息系统基本功能规范》进行建设实施。

（2）先进性原则。

PACS 解决方案应采用国际上先进且成熟的计算机技术、网络技术、存储技术，并与先进的医学影像存档与通讯系统软件共同构成一个有机的整体。系统具有先进灵活的体系结构，系统的设计具有超前性，技术起点高，生命周期长。

（3）实用性原则。

PACS 解决方案需充分结合用户的实际需求，利用医院现有的基础设施、设备和信息技术资源，保护医院原有投资，进行科学规划和高效实施，为用户提供性价比最优的系统。

（4）扩展性原则。

PACS 解决方案充分考虑到医院使用的实际情况，能够使用成熟软件模块及二次定制开发，为医院提供符合实际使用需求的软件功能。在不改变总体设计结构的前提下，使医院新的需求顺畅实现。

3．PACS 与 HIS/RIS（放射科信息系统）的融合

医院影像设备所产生的影像及相关信息，在 PACS 中均以 DICOM 3.0 文档表达。通过采用标准 HL7 接口或中间件技术，可完成 PACS 与 HIS 系统的数据融合，实现医学影像及其他信息在全院信息网络中的共享，融合目标如下。

- PACS/RIS 可获取 HIS 中病人的相关信息，包括检查信息、病历、医嘱等。
- PACS/RIS 中的影像及诊断等信息在 HIS 医生工作站中能够调阅。
- 优化影像科室、检验科室与医院其他相关科室的工作流程。
- HIS 与 PACS/RIS 的信息共同组成电子病历。

PACS 与 HIS 的融合可由以下 3 种方式实现。

- PACS/RIS 与 HIS 直接进行数据库读取。
- PACS/RIS 与 HIS 通过第三方数据库（中间件技术）进行数据交换。
- PACS/RIS 与 HIS 系统以 HL7 标准方式进行通信。

4.3.3   放射科信息系统

放射科信息系统（radiology information system，RIS）是医院重要的医学影像学信息系统之一，它与 PASC 系统共同构成医学影像学的信息化环境。放射科信息系统是基于医院影像科室工作流程的任务执行过程管理的计算机信息系统，主要实现医学影像学检验工作流程的计算机网络化控制、管理和医学图文信息的共享，并在此基础上实现远程医疗。

1．RIS 的功能

RIS 主要由预约、检查、报告、查询、统计、管理等模块组成，其各模块的主要功能如下。

（1）预约模块。

- 登记：患者信息可直接录入，通过姓名等从 RIS 数据库中调用，或从 HIS 数据库中调用；

检查信息可直接录入或从 HIS 数据库中调用，亦可考虑应用模板；临床信息可直接录入或从 HIS 数据库中调用。急诊患者的个人信息可以暂缓录入。

- 复诊检索：对于复诊患者，按影像设备、检查项目、检查医师、患者来源进行检索。

（2）检查模块。

- 检查任务生成：在 Worklist 任务列表中预分配检查任务，标记为预约任务，并按照影像设备、检查项目、检查医师、患者来源、预约时段单位等表项对检查任务进行设置。

检查任务传递：通过 MWL 服务，将设备申请的检查任务传递给设备。

- 检查状态监控：直观显示候诊状态，跟踪检查情况。
- 检查状态变化：按照检查状态，改变患者相应的属性。
- 异常处理：可适当调整，追加、修正、取消检查安排，优先权机制允许特殊患者插入。

（3）报告模块。

- 报告模块：提供常用医学模板功能，方便撰写报告。
- 患者文字信息导入：患者信息、检查名称、检查方法、临床信息、印象、影像表现、诊断等信息分类引入或录入患者图像信息，导入报告中的图相框提取图像。

（4）查询模块。

- 分类查询：可按患者姓名、性别、年龄、检查日期、检查设备、检查项目、检查部位、检查医师、临床医师、临床科室、主治医师、诊断名称、代码分类检索或组合查询。
- 打印功能：可打印检索结果和相关详细信息。

（5）统计模块。

- 分类统计：可以按照不同的统计图表显示设备使用频率、检查内容频率、检查部位频率、医师诊断频率、分组频率、诊断内容数、日均检查次数等。
- 用户定义统计：医院科室自定义统计方式和内容。
- 打印功能：可打印结果和相关详细信息。

（6）管理模块。

- 系统管理：主要包括系统环境设定、新增设备设定和 RIS、PACS 接口的设定。
- 用户管理：对用户实行多种权限管理。
- 数据管理：基本数据维护、检索机制的设定、资料库的备份和复原。

2．RIS 的工作流程

RIS 的主要功能包括病人、影像设备和工作人员的预约/排班，报告的输入和传输等，其工作流程如下。

（1）患者凭检查申请单交费。

（2）放射科登记/预约。

（3）到指定机房接受检查，技师在控制台上刷新 worklist 可立即获得患者检查信息，单击相应的检查部位后即可完成检查。

（4）检查完毕后，图像自动上传至 PACS 服务器，并与 RIS 匹配。

（5）报告医生在患者完成检查的同时，开始书写报告。

（6）审核医生发出已书写完成的报告。

3．RIS 和 HIS、PACS 之间的关系

HIS 和 RIS 保存病人的人口学信息和临床资料数据，也保存和传递病人的图形及图像资料。PACS 主要保存病人的图像数据，也使用 HIS 和 RIS 中已有的病人信息，从 HIS 和 RIS 中直接获得可避免重复输入，减少错误发生。

在书写诊断报告或复查时，工作站在显示病人图像的同时，还能显示 HIS 和 RIS 中病人的各

种临床记录；临床医生也可以在 HIS 中看到病人的检查图像，达到信息共享。做影像检查时，病人资料从 HIS 和 RIS 中传输到 PACS；对于曾做过影像检查的病人，随着病人信息的到来，PACS 能够将长期保存的图像检索调出，传输到书写报告的工作站，便于前后对照。检查完成后，图像和诊断报告随即传回到 HIS 和 RIS，临床医生能立即看到。临床医生的工作站也有图像分析处理功能。

4.3.4 医学实验室信息系统

医学实验室信息系统（laboratory information system，LIS）是医院信息管理的重要组成部分之一，自从人类社会进入信息时代，信息技术的迅速发展加快了各行各业现代化与信息化的进程。LIS 系统逐步采用了智能辅助功能来处理大信息量的检验工作，即 LIS 系统不仅是自动接收检验数据、打印检验报告、系统保存检验信息的工具，而且可根据实验室的需要实现智能辅助功能。随着 IT 技术的不断发展，人工智能在 LIS 系统中的应用也越来越广泛。

1. LIS 的主要功能

LIS 各部分的主要功能如下。

（1）检验工作站：这是 LIS 最大的应用模块，是检验技师的主要工作平台。负责日常数据处理工作，包括标本采集、标本数据接收、数据处理、报告审核、报告发布、报告查询等日常功能。

（2）医生工作站：主要包括浏览病人信息、比较历史数据、查询历史数据等功能，使医生在检验结果报告出来之后可第一时间得到患者的病情结果，可对同一个病人的结果进行比较，并显示其变化曲线。

（3）护士工作站：具有标本接收、生成回执、条码打印、标本分发、报告单查询和打印等功能。

（4）审核工作站：主要功能是漏费管理的稽查，包括仪器日志查询分析、急诊体检特批等特殊号码的发放及使用情况查询与审核、正常收费信息的管理等功能。该功能可以有效控制人情检查和私收费现象。

（5）血库管理：具有血液的出入库管理，包括报废、返回血站等的处理。输血管理包括申请单管理、输血常规管理、配血管理、发血管理等功能。

（6）试剂管理子系统：具有试剂入库、试剂出库、试剂报损、采购定单、库存报警、出入库查询等功能。

（7）主任管理工作站：主要用于员工工作监察、员工档案管理、值班安排、考勤管理、工资管理、工作量统计分析、财务趋势分析等。

2. LIS 的工作流程

（1）通过门诊医生或住院工作站提出的检验申请，生成相应患者的化验条码标签，在生成化验单的同时，将患者的基本信息与检验仪器相对应。

（2）由护士或患者采集样本，并送检验部门。

（3）检验仪器生成结果后，系统根据相应的关系，通过数据接口和结果核准，将检验数据自动与患者信息相对应。

3. 建立 LIS 的意义

（1）是检验科由经验管理向科学管理、规范化管理发展，提升管理水平的需要。

（2）是从繁琐、凌乱的手工报告检验结果走向简便的计算机报告结果，提高工作效率的需要。

（3）是建立测定过程中质量控制的实时监测、分析、预警系统，提高检验质量的需要。

（4）是建立规范、统一的报告单，确保不发生分析后误差，提高数据可靠性的需要。

（5）是集中管理检验信息，便于查找问题、分析原因，改进工作，加强全过程质量管理的需要。

（6）是加快检验结果向临床的反馈速度，提高对危重病人救治水平的需要。

（7）是建立完整的医院信息系统，实现检验信息全院实时共享的需要。

（8）是检验学科提高自身素质，尽快适用信息化社会发展，实现检验信息社会化共享的需要。

4.3.5　配液中心系统

静脉药物配置中心是一种新的管理模式，它将原来分散在各病区配置的静脉滴注药物转为在药学监护下集中配置、混合、检查、分发，可为临床提供安全、有效的静脉药物治疗服务。

1．PIVA 的概念

静脉药物配置中心（pharmacy intravenous admixture service，PIVA）是指由医院药剂科提供静脉输注混合药物的配置服务。其定义为：在符合国际标准、依据药物特性设计的操作环境下，由受过培训的药护技人员严格按照操作程序进行全静脉营养液、细胞毒性药物和抗生素等药物配置。

2．PIVA 的作用与意义

（1）保证静脉药物配制的质量。PIVA 从过去的普通环境移至空气洁净环境进行，可保证静脉输注药物的无菌性，防止微粒污染，最大程度地降低输液反应，确保患者安全用药。

（2）避免药物对环境的污染。层流净化装置的防护作用，可大大降低细胞毒性药物对患者和医务人员的职业伤害。

（3）有利于合理用药，降低治疗成本。通过药师的审核，及时发现药物相容性和稳定性问题，防止配伍禁忌等不合理用药现象，将给药错误减至最低。药品集中管理、集中配置，提高工作效率，可防止药物过期失效，还可以"药品共享"，如胰岛素、小儿用药等，病人直接按实际用药量结算药费，减少浪费，降低用药成本。

（4）体现了药品使用相关部门的整合优势。PIVA 作为医院药学的组成部分，在静脉药物使用中将医、药、护整合为一体，建立了一个与临床医师探讨合理用药的途径和密切联系的良好机制，挖掘药师的职业潜能，显示了药学专业人员的技术地位与价值。另外，与传统的做法相比，无菌调剂的新概念、调剂与制剂相结合的新实践拓展了药学工作的范围与效应空间，为患者提供更加优质的服务走出了有意义的一步。

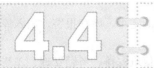

4.4　医院信息系统的信息交换标准 DICOM 和 HL7

近年来，医疗信息交换标准 DICOM 和 HL7 的制定和推广，大大促进了医疗信息系统间的集成。基于 DICOM 或 HL7 标准开发的医疗信息系统具有良好的开放性和兼容性，系统不需要知道其他异构系统的技术细节，就能通过标准接口与其他系统进行数据交换。

4.4.1　医学数字图像通信标准

1．DICOM 标准简介

医学数字图像通信标准（digital imaging and communications in medicine，DICOM），是医学图像和相关信息的国际标准。

DICOM 标准中涵盖了医学数字图像的采集、归档、通信、显示及查询等几乎所有信息交换的协议；以开放互联的架构和面向对象的方法定义了一套包含各种类型的医学诊断图像及其相关的分析、报告等信息的对象集；定义了用于信息传递、交换的服务类与命令集，以及消息的标准响应；详述了唯一标识各类信息对象的技术；提供了应用于网络环境（OSI 或 TCP/IP）的服务支持；结构化地定义了制造厂商的兼容性声明。

DICOM 标准的推出与实现，大大简化了医学影像信息交换的实现，推动了远程放射学系统、图像管理与通信系统（PACS）的研究与发展，并且 DICOM 的开放性与互联性，使得与其他医学应用系统（HIS、RIS 等）的集成成为可能。

DICOM 被广泛应用于放射医疗、心血管成像以及放射诊疗诊断设备（X 射线、CT、核磁共振、超声等），在眼科和牙科等其他医学领域也得到越来越深入广泛的应用。在数以万计的在用医学成像设备中，DICOM 是部署最为广泛的医疗信息标准之一。当前大约有百亿级符合 DICOM 标准的医学图像用于临床使用。

ACR-NEMA 联合委员会于 1985 年发布了最初的 DICOM 1.0 版本。1988 年，该委员会推出 2.0 版本，1993 年发布了 DICOM 3.0 标准。

2．DICOM 3.0 标准文件内容概要

第一部分：引言与概述，简要介绍了 DICOM 的概念及其组成。

第二部分：兼容性，精确定义了声明 DICOM 要求制造商精确地描述其产品的 DICOM 兼容性，即构造一个该产品的 DICOM 兼容性声明，它包括选择什么样的信息对象、服务类、数据编码方法等，每一个用户都可以从制造商处得到这样一份声明。

第三部分：利用面向对象的方法，定义了两类信息对象类：普通性、复合型。

第四部分：服务类，说明了许多服务类，服务类详细论述了作用于信息对象上的命令及其产生的结果。

第五部分：数据结构及语意，描述了如何对信息对象类和服务类进行构造和编码。

第六部分：数据字典，描述了所有信息对象是由数据元素组成的，数据元素是对属性值的编码。

第七部分：消息交换，定义了进行消息交换通信的医学图像应用实体所用到的服务和协议。

第八部分：消息交换的网络通讯支持，说明了在网络环境下的通讯服务和支持 DICOM 应用进行消息交换的必要的上层协议。

第九部分：消息交换的点对点通信支持，说明了与 ACR-NEMA 2.0 兼容的点对点通讯的服务和协议。

第十部分：用于介质交换的介质存储和文件格式。这一部分说明了一个在可移动存储介质上医学图像信息存储的通用模型。提供了在各种物理存储介质上不同类型的医学图像和相关信息进行交换的框架，以及支持封装任何信息对象定义的文件格式。

第十一部分：介质存储应用卷宗，用于医学图像及相关设备信息交换的兼容性声明。给出了心血管造影、超声、CT、核磁共振等图像的应用说明和 CD-R 格式文件交换的说明。

第十二部分：用于介质交换的物理介质和介质格式。它提供了在医学环境中数字图像计算机系统之间信息交换的功能。这种交换功能将增强诊断图像和其他潜在的临床应用。具体说明了在各种规格的磁光盘、PC 上使用的文件系统和 1.44MB 软盘，以及 CD-R 可刻写光盘。

第十三部分：点对点通信支持的打印管理。定义了在打印用户和打印提供方之间进行点对点连接时，支持 DICOM 打印管理应用实体通信的必要服务和协议。点对点通信卷宗提供了与第八部分相同的上层服务，因此打印管理应用实体能够应用在点对点连接和网络连接。点对点打印管理通信也使用了低层的协议，与已有的并行图像通道和串行控制通道硬件通信兼容。

第十四部分：说明了灰度图像的标准显示功能。这部分仅提供了用于测量特定显示系统显示特性的方法。这些方法可用于改变显示系统，以与标准的灰度显示功能相匹配或用于测量显示系统与标准灰度显示功能的兼容程度。

4.4.2 HL7 标准

1．HL7 标准简介

HL7（health level seven）是标准化的卫生信息传输协议，是医疗领域不同应用之间电子传输

的协议。HL7 汇集了不同厂商用来设计应用软件之间接口的标准格式，它将允许各个医疗机构在异构系统之间进行数据交互。

HL7 的主要应用领域是 HIS/RIS，主要是规范 HIS/RIS 系统及其设备之间的通信，它涉及病房和病人信息管理、化验系统、药房系统、放射系统、收费系统等各个方面。HL7 的宗旨是开发和研制医院数据信息传输协议和标准，规范临床医学和管理信息格式，降低医院信息系统互连的成本，提高医院信息系统之间数据信息共享的程度。

2．HL7 的特点

HL7 中的 "Level 7" 是指 OSI 七层模型中的最高层，第七层。但这并不是说它遵循 OSI 第七层的定义数据元素，它只是用来构成它自己的抽象数据类型和编码规则。它也没有规定规范说明如何支持 OSI 第一到第六层的数据。

HL7 并没有提供一个完全的 "即插即用" 解决方案，因为在医疗机构的传输环境中有以下两个重要的影响因素。

（1）医疗机构的传输环境中缺乏处理的一致性。

（2）产生的结果需要在用户和厂商间进行协商。

因此，它提供的是一个可在较大范围内选择数据和处理流程的灵活系统，并尽可能地包括所有已知的程序（触发器 Trigger）和数据（段 Segment 和域 Field）要求。

在 HL7 通信协议中，消息（message）是数据交换的基本单位。HL7 的消息是自动生成的，它将 HL7 标准文档自动转化为一个 HL7 规则数据库和部分程序数据结构代码。实现一个通信标准的具体工作是生成数据结构，以及实现一个构造器（builder）和一个解析器（parser）。数据结构表现了标准中各个数据对象的相互关系。构造器将数据结构中的数据转化成能在电子数据交换媒介中传输的数据串。而解析器能够将数据串解析回原来的数据结构。HL7 标准是一个文本结构的文档。首先，利用一些文字处理工具将文档中的各个数据定义抽取成数据结构，再将结构的形式存入预先定义的 HL7 规则数据库。然后，开发一种代码生成器，它根据规则数据库的内容，自动生成某一种计算机语言代码。最后，可将这些代码加入实际应用的程序框架。

3．HL7 的目标

（1）HL7 标准应该支持各种技术环境下的数据交换，也应支持各种编程语言和操作系统，以及各种通信环境。

（2）同时支持单数据流和多数据流两种通信方式。

（3）最大限度的兼容性，预留了供不同使用者使用的特殊的表、编码定义和消息段。

（4）标准必须具有可扩展性，以支持新的要求，这包括协议本身的扩展及与现有系统和新系统的兼容。

（5）标准应该是在充分参考现有产品通信协议的基础上，被广泛接受的工业标准。

（6）HL7 的长期目标就是制定一种用于医疗机构电子数据交换的标准或协议。

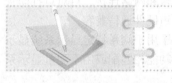

本章小结

本章介绍医院信息系统的基础知识、体系结构和业务流程，并简要介绍了电子病历，医学影像信息处理系统、医学实验室信息系统、放射科信息系统、静脉配置中心、DICOM 和 HL7 等内容。全面系统地介绍医院信息系统相关知识，有助于医学生了解数字化医院的工作机制和流程，增强医学信息技术应用的认识。

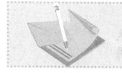

习 题 4

一、填空题

1. HIS 是_____。
2. HL7 是_____。
3. 医院信息系统的核心业务流程包括_____两个部分。
4. EPR 是_____。
5. PACS 是_____。
6. PACS 系统由_____5 个模块构成。
7. RIS 是_____。
8. LIS 是_____。
9. PIVA 是_____。
10. DICOM 是_____。

二、简答题

1. 简述医院信息系统体系结构的 5 个组成部分。
2. 简述电子病历的特点。
3. 简述 PACS 的分类。
4. 简述 PACS 与 HIS/RIS 融合的实现方式。
5. 简述 RIS 的工作流程。
6. 简述 LIS 的工作流程。
7. 简述 PIVA 的作用和意义。
8. 简述 DICOM 和 HL7 的区别。

第5章

计算机与医学影像技术

伴随多年来医学、医学影像、生物、物理、电子工程、计算机和网络通信技术的飞速发展，尤其是数字医学影像新技术、新设备的不断推出，医学影像诊断和数字影像治疗已经发生了根本性的变化。医院里具有的医学影像设备和数字影像介入治疗的开展情况，成为代表医院现代化检查手段与诊治水平的重要标志。新的医学影像技术和设备的研制也已经成为未来现代医学技术和生命科学发展的研究热点。医药院校的学生对医学影像基本知识的掌握是非常必要且有意义的。

学习目标：

- 了解医学影像技术发展历程、应用和发展。
- 全面了解医学影像设备的分类和组成。
- 理解与掌握现代医学影像技术应用基础。

5.1 医学影像技术的发展历程

自 1895 年，德国物理学家伦琴（见图 5-1）发现 X 光并由此拍出世界上第一张伦琴夫人手部的 X 线透视照片（见图 5-2）以来，医学影像技术从无到有、从不完善到功能齐全、分类精细，经历了 100 多年的发展过程。X 线技术与设备都有很大的进步与提高，以医学影像设备的发展为例，大致分为 5 个阶段。

1．X 射线的发现

1895 年 11 月 8 日，德国物理学家伦琴（Withelm Conrad Roentgen，1845—1923 年）在做真空管、高压、放电实验时，发现了一种肉眼看不见，但具有很强的贯穿本领，能使某些物质发出荧光或使胶片感光的新型射线，即 X 射线或称 X 线，早期用于临床的骨折和体内异物的诊断。到 20 世纪 60 年代中、末期已形成了较完整的学科体系，称为放射诊断或放射学（radiology）。当时由于常规的 X 线技术是将人体三维立体结构显示在二维平面感光屏或胶片上，形成的影像是叠加的二维平面图像（简称平片），因此对人体软组织的分辨率能力较差，这在一定程度上影响了诊断的准确性。

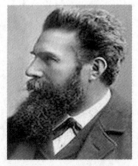

图 5-1　伦琴

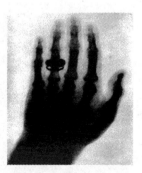

图 5-2　第一张 X 线照片

2．超声技术的出现

20 世纪 50 年代和 60 年代，超声和放射性核素也相继出现。1942 年，奥地利科学家达西科（Dussik）首先将超声技术应用于临床诊断，应用超声如同 X 射线一样能穿透颅骨把颅内的病变显示出来，后来改进并采用了脉冲反射式 A 型超声诊断，从此开始了医学超声影像设备的发展。1954 年，瑞典人应用 M 型超声显示运动的心脏状态和心功能，称为超声心动图。人类从 20 世纪 50 年代开始研究二维 B 型超声，至 20 世纪 70 年代中期，实时二维超声开始应用，在体外检查可实时显示体内相关部位结构的切面图，使超声诊断有了突破性的进展，从而扩大了应用范围，可以诊断大部分结构异常疾病。随着设备的更新与影像分辨率的提高，至今二维超声仍是超声诊断中最基本的技术。图 5-3 和图 5-4 所示是利用超声技术进行的检查

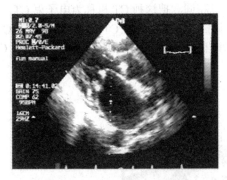 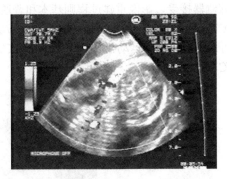

图 5-3 超声检查（二尖瓣粘连）　　　　图 5-4 彩色超声检查（胎儿发育）

20 世纪 70 年代初期，脉冲多普勒超声问世，并在二维图像上可以选择部位测定血流频谱，对心脏及血管疾病的诊断很有帮助。20 世纪 80 年代初期，彩色多普勒血流成像的应用，在显示脏器结构切面图的同时，显示血管内血流的剖面图，并以伪彩色表示血流方向、速度及血流性质，拓展了彩色超声诊断的领域。进入 20 世纪 90 年代以后，超声技术进展极快，采用了诸如高频率、高分辨率匹配探头、各类腔内探头等技术，发展了介入治疗的新方法。由于超声诊断设备不像 CT 设备或者 MRI 设备那样昂贵，还可获得器官的任意断面影像，并可以观察运动器官的活动情况，成像快，诊断及时，无痛苦与危险，因此，在临床上的应用已经普及，是医学影像设备中的重要组成部分。

超声技术因为声波的无损伤性好、对软组织的分辨率较高，用于医学诊断使患者在接受检查时，可以不受到 X 线的照射损伤，很快被广泛普及应用到人体的各大组织器官的检查中，尤其是腹部超声检查更是多见。现在彩色超声和多普勒超声大大拓宽了超声诊断检查领域，使医学影像诊断水平上了一个新台阶。

3．CT 机的诞生

1971 年，世界上第一台 CT 机由柯马克（A.M.Cormack）和英国 EMI 公司的豪恩斯费尔德（G.N.Hounsfield）研制成功并发明出计算机人体断层摄影术，用于颅脑的 CT 扫描并在伦敦一家医院正式安装使用，如图 5-5 所示。1979 年因此项发明，柯马克、豪恩斯费尔德获得了生理与医学诺贝尔奖。随着 CT 在临床上的广泛应用，其日趋完善，而且种类越来越多。它们结构不同，特点各异，在临床应用中互相补充。到今天为止，CT 经历了 5 代发展。

CT 机的各代主要以其 X 线管和探测器的关系、探测器的数目、排列方式以及 X 线管与探测器的运动方式来划分。第 1 代 CT 机只有一个探测器，采集的影像质量差，仅能用于头部扫描，以平移加旋转的扫描运动方式进行，称为平移/旋转型。第二代 CT 与第一代 CT 机相比没有本质的区别，只是 CT 机探测器的数目增加到 5～20 个，X 线束呈扇型，扫描角度增加为 360°，扫描

时间仍较长，一般在 20s～1min/层。第三代 CT 探测器数目一般多超过 100 个，有的接近 1 000 个，X 线扇形束扩大到 40°～50°，足以覆盖人体的横径，这样扫描就不需要再平移，而只需要旋转就可以了，故称为旋转/旋转型。扫描时间一般均在几秒钟，最快速度为 0.5s，实现了亚秒级扫描，可用于胸、腹部运动器官的扫描。由于探测器数目的增加及性能的改进，影像质量也有了极大的提高，从这方面可以说 CT 机自第二代发展到第三代是一个极大的飞跃。第一代到第三代 CT 机的 X 线管和探测器都是同步旋转的，而第四代 CT 机与之不同，探测器呈 360°环状固定排列在机架内（目前有的机型多达 4 800 个探测器），X 线管则围绕人体和机架做 360°旋转，因此把第四代 CT 机称为固定/旋转型（螺旋 CT 属此型）。第五代 CT 机与第一至第四代 CT 机不同，在成像过程中，X 线管不需环绕机架做机械运动，它是用电子束方法产生旋转的 X 线源，再穿透人体由探测器接受，影像重建过程则基本和普通 CT 机相同。把这种 CT 机称为电子束 CT，也称超高速 CT，特点是扫描速度很快，50～100ms/层，其扫描速度是普通 CT 的 40 倍，螺旋 CT 的 20 倍，可用于心脏一类运动器官的扫描。各代 CT 探测器的变化如图 5-6 所示，其中第一代 CT 与第二代 CT 变化不大。

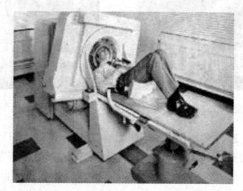

图 5-5　世界上第一台临床 CT 机

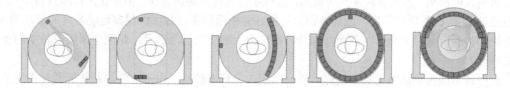

图 5-6　各代 CT 探测器的变化情况

CT 设备的改进和发展很快，其主要目标是提高扫描速度、检查效率、影像质量和尽量简便操作等。各代 CT 成像时间的比较见表 5-1。

表 5-1　　　　　　　　　　　各代 CT 成像时间比较表

CT	第一代	第二代	第三代	第四代	第五代
每方位的人体断面扫描时间（s）	1	1	0.5	约 0.25	小于 0.000 4
做圆周扫描所需的时间（s）	约为 200	约为 18	5	约为 1	0.01

4. 磁共振成像技术的出现

20 世纪 70 年代末 80 年代初，超声、放射性核素、MR-CT 和数字影像设备与技术逐步兴起。MRI 是一种非创伤的成像方法，是静磁场中的原子核用射频电磁波激发后发生核磁共振，该共振信号由感应线圈采集，并且利用数学方法重建形成图像。

1945 年由美国加州斯坦福大学的布洛克（Bloch）和麻省哈佛大学的普塞尔（Purcell）教授同时发现了磁共振的物理现象，即处在某一静磁场中的原子核受到相应频率的电磁波作用时，在它们的核能级之间发生共振跃迁现象。为此两位教授共同获得 1952 年的诺贝尔物理学奖。从发现磁共振现象到 MRI 技术成熟这几十年期间，有关磁共振的研究曾在 3 个领域（物理、化学、生理学或医学）内获得了 6 次诺贝尔奖，这足以说明此领域及其衍生技术的重要性。由于设备和软件的开发，它的发展十分迅速，MRI 的质量、分辨力和组织特性的研究不断取得新成果，MRI 的扫描时间已从过去的分级缩短到动画级（100～200ms），达到了 512 像素×512 像素矩阵及更高的图像质量。它是医院最新、最先进的医学图像诊断设备之一，是集磁体设计、波谱技术、计算机图像处理技术等多学科的先进技术为一体的复杂设备。

5. 数字 X 线设备的出现

20 世纪 80 年代推出了数字减影血管造影（DSA）和计算机 X 线摄影（CR）成像设备与技术，其后又推出了数字 X 线设备（DR）。

数字减影血管造影术是常规造影术与电子计算机处理技术相结合的一种新型成像技术。血管造影检查是对注入血管造影剂前后的图像进行相减，得到无骨骼、内脏、软组织背景的清晰的血管影像，而血管的形态、结构反映了多种疾病的基本信息。例如，使用图 5-7 中注入血管造影剂后的图像减去图 5-8 中注入血管造影剂前的图像可以获得图 5-9 所示的数字减影血管图像。

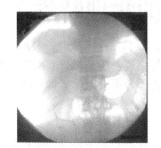 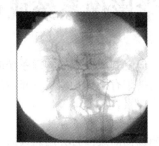 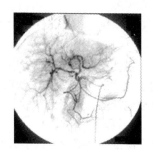

图 5-7 注入血管造影剂前的图像　　　图 5-8 注入血管造影剂后的图像　　　图 5-9 数字减影血管图像

计算机 X 线摄影（CR）是将 X 线摄照的影像信息记录在影像板（image plate，IP）上，这种可重复使用的 IP 影像板，替代了胶片，不需要冲印，因此也称为干板。干板经激光读取装置读取，由计算机精确计算处理后，即可得到高清数字图像，最后经数字/模拟转换器转换，在荧屏上显示出灰阶图像，有利于观察不同的组织结构。使用 CR，避免了胶片影像冲印带来的环境污染，干板的重复使用降低了成本，大大提高了影像清晰度。

直接数字化 X 射线摄影系统（digital ray，DR）是利用电子技术将 X 线信息的其他载体转变为电子载体，X 线照射人体后不直接作用于胶片，被探测器（detector）接收并转换为数字化信号，获得 X 线衰减值（attenuation value）的数字矩阵，经计算机处理，重建成图像，同时可利用计算机进行进一步处理、显示、传输和存储，分辨率比普通 X 线照片高，诊断信息丰富，并且能够更有效地使用诊断信息，提高信息利用率及 X 线摄影检查的诊断价值。

DR 与 CR 的区别是：DR 是一种 X 线直接转换技术，成像环节少。CR 是一种 X 线间接转换技术，成像环节相对于 DR 较多。DR 系统无光学散射而引起的图像模糊，其清晰度主要由像素尺寸大小决定；CR 系统由于自身结构的原因导致时间分辨率较差，不能满足动态器官和结构的显示。

6. 核医学影像技术

20 世纪 90 年代推出了更新、更强的核医学影像设备 ECT，包括 PET、SPECT 等设备。PET

也称为正光电子成像设备，其主要优势是超强的医学影像识别与诊断能力，尤其是利用注入体内的增强显影剂或示踪剂，在体内循环可以动态地、靶向目标清晰地显示被检部位形态和功能的异常情况，甚至可以检查出细胞级别的病变，如癌细胞治疗愈后或癌细胞扩散转移的情况诊断，如图 5-10 和图 5-11 所示。

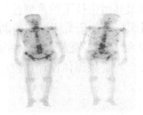

图 5-10　正常全身骨 ECT 显像　　　　图 5-11　肿瘤全身骨转移 ECT

　　21 世纪信息技术、计算机技术和网络通信技术的快速发展，深刻影响到生命科学和现代医学的变革和进展，而现代医学影像技术日新月异的跟进，很大程度代表和推动这个进程。现代医学影像技术在现代医学、生命科学的新研究、新发现中将发挥不可替代的作用。

5.2　医学影像系统成像的物理特性

　　虽然医学影像系统有许多种类，但就其成像源的物理系统的共性来说，都是充分和准确地利用了成像源的物理作用来获得人体内携带有某种物理量分布信息的影像数据。医学影像系统成像主要包括源、检测器和电子系统 3 个要素。

1. 源

　　源是指能够获得医学影像信息的物理能源，有外源和内源之分，外源是来至体外的源，如 X 射线源、磁场源、超声源、电磁波源、红外线源等，这些人体外部的能源称为外源。外源的共同特点是对人体组织或器官具有已知和可控的作用，如医学 X 线的放射特性、控制以及输出剂量、入射剂量、人体各组织器官对 X 线衰减值都是已知和可精确控制的。另外的一种源是注入人体内的源，如注入人体内部的同位素辐射源和人体自身的热辐射源等。这些增强显影剂的辐射非常低，对人体无损害，但由此产生的医学影像却非常清晰，并且受检查的部位靶向性准确。外源和内源都是产生医学影像的信号源，要十分精确地控制各种源的有效剂量、衰减周期、成像时间、靶向准确度及图像清晰度。无论外源和内源，使用时需要清楚地了解成像源和人体相互之间将产生何种作用，并且能够充分把握与控制检测源的生物安全剂量、质量指标和检测标准。例如，X 射线穿过人体时，会经过不同器官和不同密度组织的衰减，超声波在人体中反射并在传播时产生不同的时间延迟等过程，以及注入人体内源的循环与衰减变化情况，可以清楚地知道源与人体相互作用的部位（器官），准确检测出某种源与各部分人体组织器官相互作用后的结果、指标和参数，据此来进行医学影像的诊断或治疗。

2. 检测器

　　检测器的主要作用是在体外检测携带有体内信息的信号。各种医学影像系统中信号检测器的种类、精度、灵敏度决定了医学影像成像的方式和清晰度，因此检测器也是医学影像系统发展的关键技术和重要器件之一。

　　一般来说，检测器的形式与各种源的类型有一一对应的关系，例如，X 射线检测器、超声检测器（超声探头）、红外检测器、光电倍增检测器等各种各样的影像信号检测器（传感器）。这些影像信号检测器无论其组成原理和材料特点如何，但作用和主要功能评价指标有很多是相同的，如检测弱信号的灵敏度、检测与处理信号的速度，以及检测用的源剂量的低强度。

3. 电子系统

电子系统一般是以计算机为主要处理设备的控制系统，它可以将检测器上获得的信号转变为数字信号，并通过计算机对复杂图像进行快速的处理和运算，重建出精确的数字医学影像。电子系统的主要部件由计算机以及相应的图像处理软件构成。目前一些大型、精密的医学影像设备在获得数字化图像后，为了帮助医生进行诊断和分析，往往需要进行一些相应的图像后处理，如去除噪音、灰阶处理、窗宽和窗位调整等，使图像中模糊的轮廓显示清楚，对图像的某些部分，如面积、周长等进行测量。

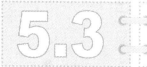

5.3 医学影像设备的分类与组成

医院常用的各种医学影像设备种类与型号很多，大致分为 5 种类型：X 线影像设备、磁共振影像设备、超声影像设备、核医学影像设备、红外影像与医用内窥镜检查系统。各类影像设备的功能和用于检查的范围是不同的，因此人们正在研究运用医学影像比较学、各类医学影像融合技术来进一步提高诊断和治疗的水平。

5.3.1 X 线影像设备

医学 X 线影像设备，泛指所有采用 X 线源获取医学影像的设备，包括常规胶片 X 光机、计算机成像 X 线机（CR）、数字 X 线机（DR）、断层扫描 X 线机（CT）和血管数字减影（DSA）等设备。

1. 计算机 X 线机（computed radiography，CR）

CR 设备（见图 5-12）是利用影像板（imaging plate，IP）上的感光物质，经 X 射线曝光也就是第一次激发，记录病人某一部位的影像信号，形成潜影，这个潜影是模拟影像，然后影像板经激光扫描仪扫描也就是第二次激发，来读出影像。至此，已将模拟影像转化成了数字影像。第二次激发过的 IP 用强光照射，使影像板上的潜影消失，这样影像板就可以反复使用，好的影像板可以重复使用万次以上。

CR 设备与传统 X 射线设备相比，其优势是患者接受的 X 线量减少，可对产生的影像数字化信号进行处理，在一定范围内改变图像的特性，如窗位处理、灰阶处理、多重处理、X 线吸收率减影处理和数字减影血管造影处理等，图像信息还可储存并进行传输。

2. 数字 X 线机

数字 X 射线放射影像（Digital Radiography，DR）是直接将 X 射线光子通过电子暗盒转换为数字化图像，是一种广义上的直接数字化 X 射线影像，它可分为非直接数字放射影像（indirect digital radiography，IDR）和直接数字放射影像（direct digital radiography，DDR）。而狭义上的直接数字化影像是指直接数字放射影像，采用影像直接转换技术的数字放射影像，是真正意义上的直接数字化 X 射线放射影像。

DR 设备（见图 5-13）的特点如下。

（1）DR 设备具有较高的空间分辨力和低噪音率。由于直接转换为电信号，可避免其他成像方式，如屏胶体系、CR 等 X 射线照射磷物质后散射引起的图像锐利度降低，因此可获得高清晰图像。

（2）DR 设备具有低辐射剂量和高密度分辨率。DR 设备可以检查出对比度低 1%的病变部位，而在传统技术中做不到。同时，在患者身上测量到的表面剂量只有传统照射的几分之一。

（3）DR 成像速度快。采集时间在 10ms 以下，成像时间仅为几秒，在屏幕上可即刻观察到图像，数秒后传送至后处理工作站，根据需要即可打印激光胶片。

（4）DR 设备采用直接转换技术得到数字图像，有效地解决了图像的存档、管理与传输，为医学影像实现全数字化和无胶片化奠定了基础。

目前 DR 是数字医学 X 射线影像设备的主流应用方向 。今后伴随着电子计算机技术、微电子技术等信息技术的飞速发展，DR 设备必将拥有更广阔的发展空间，技术水平不断提高。

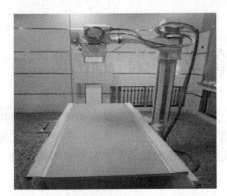

图 5-12　CR 数字化摄影设备

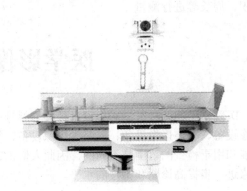

图 5-13　DR 数字化摄影设备

3. 断层扫描 X 线机

CT 的中文意思是计算机体层摄影术，其英文是 computed tomography。X-CT 利用围绕人体脏器扫描时得到的大量 X 射线吸收数据来重建人体脏器的断层图像。当一束细（扇形）X 射线通过人体脏器的一个断层时，沿 X 射线路径的总衰减系数为体素（物体分割成许多小单元体）衰减系数的线积分，它可用探测器进行测量。探测器将射线强度转换成电信号，这些信号经过数字化后由计算机处理。通过围绕人体脏器在不同角度上进行多次测量，计算出与人体某一层面上每个体素相关的吸收系数，并将该层面的二维吸收系数矩阵存储到计算机中，用不同灰度在图像显示器上表示矩阵的信息，所显示图像上每像素的灰度即为层面上相应体素的吸收系数的量度，从而得到断层面上衰减系数的分布信息。由于 X-CT 技术得到的是人体脏器一个断层面的图像，因此称为断层照相。

4. 数字减影血管造影系统

数字减影血管造影系统（DSA）是基于顺序图像的数字减影，将未造影的图像和造影的图像分别经影像增强器增强，摄像机扫描矩阵化，经模/数转换成数字化，两者相减而获得数字化图像，最后经数/模转换成减影图像，其结果消除了整个骨骼和软件组织结构，浓度很低的对比剂所充盈的血管在减影图中显示出来，具有很强的对比度。

目前，应用 DSA 可以开展如心脑血管、神经、呼吸、消化、骨骼、泌尿、妇科等涉及临床各科各系统疾病检查与治疗的高难度技术项目，如肝、肺、头颈部、盆腔等肿瘤介入治疗，心脏大血管介入治疗，如冠状动脉造影术、冠脉内支架直接置入术、冠状动脉内溶检术、埋藏式心脏复率除颤器植入术、全脑治疗造影术、椎体成型术、大介入治疗、食管狭窄扩张、良恶性肿瘤的灌注栓塞治疗、各种血管畸形造影等，如图 5-14 所示。

DSA 设备已成为诊断血管疾患的重要手段。它的发展方向主要是解决扩大影像增强器视野与提高空间分辨率的矛盾、减少运动伪影以及开发动脉血流测定和定量诊断等方面。

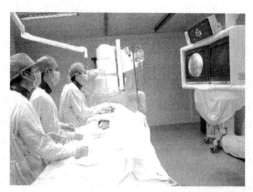

图5-14 美国GE公司生产的C臂血管造影机器

5.3.2 核磁共振影像设备

20世纪80年代将核磁共振技术应用于临床医学，由强磁场与人体被成像部位机体组织的原子核相互作用，机体组织的原子核及其所处的生理条件在磁场作用下产生共振，改变所在位置的磁场强度而生成图像，既解决了CT机对人体组织细胞的一定损害，又解决了可测出机体病变前的微小生理变化。核磁共振成像（magnetic resonance imaging，MRI）已成为医学影像诊断中的一个新的分支。

MRI提供的信息量不但大于医学影像学中的其他许多成像术，而且不同于已有的成像术，因此，它对疾病的诊断具有很大的潜在优越性。它可以直接作出横断面、矢状面、冠状面和各种斜面的体层图像，不会产生CT检测中的伪影，不需注射造影剂，无电离辐射，对机体没有不良影响，几乎适用于全身各系统的不同疾病，如肿瘤、炎症、创伤、退行性病变以及各种先天性疾病的检查。对颅脑、脊椎和脊髓病的显示优于CT。它可不用血管造影剂，即显示血管的结构，故对血管、肿块、淋巴结和血管结构之间的相互鉴别，有其独到之处。它还有高于CT数倍的软组织分辨能力，敏感地检出组织成份中水含量的变化，因而常比CT更有效和更早地发现病变。MRI能清楚、全面地显示心腔、心肌、心包及心内其他细小结构，是诊断各种心脏病以及心功能检查的可靠方法，如图5-15所示。

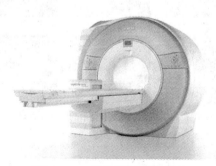

图5-15 5T的核磁共振成像设备

5.3.3 医学超声影像设备

超声波是当今人体病变无创伤、无痛苦的最佳检查手段之一。20世纪60年代将超声波技术应用于临床诊断，研制了 A 型、M 型、B 型和 C 型超声诊断仪，可用于观察人体内部结构和肿瘤、囊肿的诊断以及检查脏器、胎儿等的正常与否，经过长期的实际使用及观察分析，超声成像设备的频率和强度对人体安全基本无害。

超声诊断的工作原理是应用超声波的良好指向性和与光相似的反射、折射、衰减等物理特性，通过超声仪，采用各种扫描方法，将超声波发射到体内，并在组织中传布。当正常组织的声抗与病理组织的声抗有一定差异时，将此回声信号接收处理后，构成一幅二维切面声像图。由于各组织的界面形态、运动状态和对超声吸收程度不同，其回声有一定的共性和特性，结合生理、病理、临床知识和一系列人体切面声像图，可对病变的部位、性质或功能障碍程度做出准确诊断。

彩色多普勒超声显像仪（彩超）是在 B 超的基础上增加了多普勒血液成像技术的影像检查方法，被誉为"无创伤的血管造影"，配有高、中、低 3 种频率探头。检查时探头通过黏合剂与相应部位皮肤接触，扫描结果在监视器上形成二维切面声像图，并以彩色照片形式把结果保存下来。开展心脏、大血管、大脑动脉、肝、脾、肾、子宫、附件、前列腺、睾丸等器官检查，对血流情况、结石、包块大小、质地、边界测值准确，还能配合临床开展介入检查和治疗。

如今的四维彩超使用的是当今国际最新的技术设备，无论是图像质量，还是成像速度都是最好的。四维彩超与过去二维、三维彩超的不同点主要在于，孕妇在做四维彩超时，家属可以在一旁清楚看到胎儿在孕妇肚子里的"举手投足"，比二维、三维彩超更动态，如图 5-16 所示。这种最新的扫描技术使用极高频率的声波来拍摄子宫内的图像。在使用这种最新扫描技术时，声波能从更多角度发射出来。只要移动探针，就能从几十个不同角度对肚子里的胎儿进行观察，并实时"录制"下胎儿在子宫里的一举一动。由于对胎儿进行的是实时拍摄，所以把这些珍贵的图像称为"四维"图像。四维彩超技术的原理是超声波，它不像 X 射线，没有任何的累加效应，对人体和腹中的胎儿不会造成伤害。

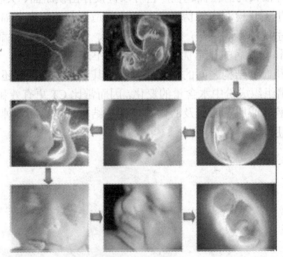

图 5-16　用四维超声技术显示的胎儿发育过程

5.3.4　核医学影像设备

核医学成像技术是一种以脏器内、外正常组织与病变组织之间的放射性差别为基础的脏器或病变的显像方法。核医学成像检查是先通过有选择地让人体摄入某种放射性药物（微量、靶向准确、安全、无害的增强示踪剂），这些药物聚集在人体某个脏器中或参与体内某种代谢过程，体内的放射性核素能够放出 γ 射线，核医学成像仪器可以对脏器组织中的放射性核素的浓度分布和代谢过程进行拍摄成像。核医学成像检查的方法，在医学上有广泛的应用，它与 X-CT 的不同之处是 X-CT 的射线源在成像体的外部，而核医学成像的射线源在成像体的内部。

核医学成像技术不仅可得人体脏器的解剖图像，还可得到生理、生化、病理过程及功能图像，甚至经过数学算法在计算机内可以重建人体内放射元素密度分布的三维"透明人体"图像。核医学影像设备主要有：γ 照相机、发射型计算机断层（ECT）、单光子发射型计算机体层（SPECT）、正电子发射型计算机体层（PET）。图 5-17、图 5-18 是两种核医学影像设备。图 5-19 是检查结果图像。

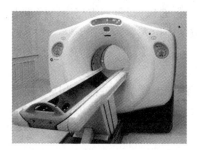
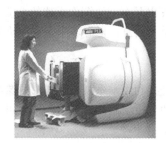
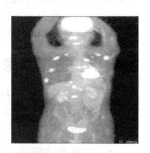

图 5-17　GE 全数字 PET-CT　　　　图 5-18　GE 生产的 SPECT　　　　图 5-19　PET 图像

5.3.5　红外影像、医用内窥镜

20 世纪 80 年代以来，内窥镜技术、红外线乳腺造影技术的应用和基因图谱的建立使临床对人体器脏的检查和手术手段往前跨了一大步，对人体的研究更加透明、更深入具有实质性。

红外热成像装置是利用红外线探测器检测人体表面辐射的红外线，并将其转变为电信号，由红外线摄像头（IRCCD）获取视频信号，再经过放大、滤波处理，送入计算机进行成像。因此用它可以诊断与温度有关的疾病，特别是对浅表部位肿瘤的诊断、乳房癌的早期诊断、末梢血管疾病的诊断、断肢再植成活情况的鉴别，以及皮肤伤痛的评价等。

医用内窥镜是一种直接插入人体器官内腔进行实时观察内腔表面形态的诊断器械，它所得到的图像是逼真和直观的。内窥镜品种更多，几乎人体所有腔体均有相应的内窥镜，如食道镜、胃镜、小肠镜、大肠镜、胆道镜、纵膈镜、支气管镜、尿道镜、膀胱镜、肾盂镜、阴道镜、子宫镜、腹腔镜、关节镜等。最近推出的细径内窥镜，其直径仅为 0.07 mm，一个内窥镜可以有多种用途，甚至能进行冠状动脉的检查。

激光内窥镜和三维内窥镜亦在发展之中。激光内窥镜是将诊断和治疗功能结合在一起的新一代内窥镜产品。三维内窥镜可提供立体图像，能使高难度的手术得以顺利施行，且大大提高了手术的安全系数。图 5-20 显示的是红外线成像仪成像效果。图 5-21 显示的是利用内窥镜对患者进行检查与治疗的情景。

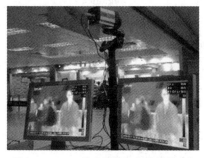
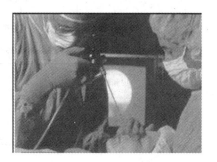

图 5-20　H1N1 检查用的红外成像仪系统　　　　图 5-21　医学内窥镜检查

5.4 图像处理在医学中的应用

现代医学影像技术使人们可以越来越清晰地看到人体内的组织状态及动态功能图像，为进一步提高"医学图像可视化"水平，发挥医学数字图像"立体、透明、动态、清晰"的技术优势，很多实用的图像设备不断开发出具有三维图像重建的功能，如三维 CT、彩色三维超声、核素成像等，同时为深化研究人体重要信息，世界多个国家在研究"数字虚拟人"。

5.4.1　三维医学影像

医学图像的三维可视化是指利用一系列二维切片图像重建三维图像模型的过程，为医生提供器官和组织的三维结构信息和分析工具，并辅助医生对病变体及其他感兴趣的区域进行定性与准确的定量分析。

1. 三维数字图像重建

三维数字图像重建的过程可以概括为 4 个步骤。

（1）数据获取，通过医学成像设备（CT、MRI、超声等）对人体进行扫描而得到一组二维断层图像。

（2）可视化预处理，将某些断层图像中的噪音进行滤波，以提高信噪比。还可以根据需要对三维体数据中包含的不同对象进行选择，并实施缩放、平移、旋转、删除、改变其物理属性、剖切等操作，目的是能够更好地掌握对象的结构，其中对数据正确的分类与分割是对病变体或器官做定性与定量分析的基础，也为后续的可视化做必要的数据整理与准备工作。

（3）三维建模过程，将三维体数据转变为几何数据（物体表面的几何描述），如果对三维体数据直接绘制，则可以省略这一过程。

（4）绘制过程，一种是面绘制，采用计算机图形显示算法对三维模型重建出的物体表面进行显示；另一种是直接对三维体数据进行显示，称为直接体绘制。

三维重建的过程如图 5-22 所示。

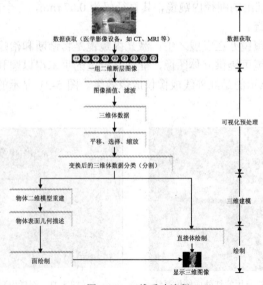

图 5-22　三维重建流程

医学图像处理和分析的方法一直在不断地发展中，计算机的性能与存储能力的不断提高，使得三维数字图像重建技术不断提高，目前，三维重建技术已经成为制订外科手术计划、治疗处理及放射科以外其他应用的有效方法与手段。

2．三维立体医学图像的临床应用

随着医学影像技术的不断发展和提高，三维立体医学图像的快速成像技术也日臻完善，因此形成了许多新的医学诊疗方法和手段，在临床诊治中有越来越广泛的应用。

（1）介入放射学。

介入放射学一词由 Margulis 于 1967 年首次提出，是 20 世纪 70 年代后期迅速发展起来的一门边缘性学科。

它是在医学影像设备的引导下，以影像诊断学和临床诊断学为基础，结合临床治疗学原理，利用导管、导丝等器材对各种疾病进行诊断及治疗的一系列技术。即：在影像医学（X 线、超声、CT、MRI）的引导下，通过经皮穿刺途径或通过人体原有孔道，将特制的导管或器械插至病变部位进行诊断性造影和治疗的学科。

（2）立体定向放射治疗。

立体定向放射治疗（stereoscopic radiotherapy，SRT）也称为立体定向放射外科学，它是一门新的治疗技术。它是利用 CT、MRI 和 DSA 等设备和技术，加上立体定向头架装置对颅内病变区进行高精度的定位，经过专用计划治疗系统，即具有实时三维立体显示和计算机处理功能的手术计划系统，做出最优化的治疗计划，运用精准锐利的小截面光子束（mV 级），以中心照射方式快速聚焦病变部位，产生瞬间的高能量，杀死肿瘤细胞或截断血管来完成手术。

5.4.2　虚拟内窥镜

虚拟内窥镜技术是将视点置于三维数据场内部，并采用透视投影方式实现重采样和图像合成的三维可视化模式。内窥镜技术在临床疾病诊断中具有广泛的应用，但在检查过程中必须向病人体内插入内窥探头，这样不仅给病人带来不适，而且医生操作起来也十分不便。对于经验不足的医生来说，很可能无从推断病变部位确切或相对的解剖位置。

人体有很多部位真实内窥镜无法到达，如心脏、脊髓、内耳、胆、胰、血管等。虚拟内窥镜采用虚拟现实技术，利用 CT、MR 等设备产生的图像，进行三维重建。与前面提到的三维重建的区别在于，虚拟内窥镜视点通常位于器官内进行漫游，投影方式采样透视投影而非平行投影，以实现对真实内窥镜效果的仿真。

与真实内窥镜相比，虚拟内窥镜的优点是：可以进行任意多次虚拟内窥镜操作；是非侵入式，病人痛苦降至最低；可确定漫游位置，在人体内不会"迷路"；可到达真实内窥镜无法到达的地方。例如，图 5-23（a）为结肠的光学内窥镜图像，图 5-23（b）为虚拟仿真内窥镜图像，两图都可见结肠内有一个隆起性病灶。

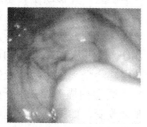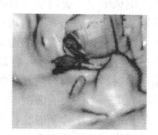

（a）结肠的光学内窥镜图像　　　　　　（b）虚拟仿真内窥镜图像

图 5-23　结肠的光学内窥镜与虚拟内窥镜图像对比

5.4.3　数字虚拟人

数字虚拟人简称"数字人"或"虚拟人"，是为更加准确地描述和研究人体自身形态结构和生理、生化功能指标而采用高科技手段和计算机图像处理技术，通过对"标准人体"真人尸体从头到脚做高精细水平断层（小于 1mm 层厚）解剖处理，并实时采集全部数字高清晰图像，通过大型计算机处理而实现的数字化虚拟人体。

数字人技术的所有数据均采至标准真实的人体，因此建立出男女标准人体数据集，就可提供日后模拟真实人体进行实验研究的技术平台。它的研究目标，是通过人体从微观到宏观结构与机能的数字化、可视化，进而完整地描述基因、蛋白质、细胞、组织以及器官的形态与功能，最终达到人体信息的整体精确模拟。

数字化虚拟人包括 3 个研究阶段：虚拟可视人、虚拟物理人和虚拟生物人。虚拟可视人是从几何角度定量描绘人体结构，属于"解剖人"；如果其中加入人体组织的力学特性和形变等物理特性，就是第二代的虚拟物理人。研究人体微观结构及生物化学特性的则属于更高级的虚拟生物人，它是真正能从宏观到微观，从表象到本质全方位反映人体的交互式数字化虚拟人体。

虚拟人的数据量极大。为了使获得的虚拟人体数据具有普遍意义，在数据采集阶段，一般要有男有女，并且有不同类型、不同民族的人，因此虚拟人体的数据量极大。表 5-2 列出了目前各国已经采集到的虚拟人原始数据集。

表 5–2　　　　　　　　　　各国已经取得的虚拟人原始数据集

国家	数据集	采集时间	切片精度	切片数量	数据大小
美国	男性数据集	1994 年	1.0mm	1 878	15GB
美国	女性数据集	1995 年	0.33mm	5 190	30GB
韩国	韩国可视人	2001 年	0.2mm	9 000	158.2GB
中国	虚拟人 1 号（女性）	2003 年	0.2mm	8 556	149.7GB
中国	虚拟人 1 号（男性）	2003 年	0.2mm	9 232	161.6GB

以上列出的是虚拟人原始数据集的大小，仅仅包含了人体切片数据的几何与颜色信息。除切片数据外，虚拟人数据集还包括其他数据源的数据，如 CT、MRI、PET、UlTrasound 等。在基本几何信息的基础上，还将陆续增加人体密度信息以及其他一些物理、生理特性。可以为医学研究、教学与临床提供形象真实的模型，为疾病诊断、新药和新医疗手段的开发提供参考。

5.4.4　基于医学影像的计算机辅助诊断

计算机辅助诊断在医学中的应用可追溯到 20 世纪 50 年代。1959 年，美国学者 Ledley 等首次将数学模型引入临床医学，提出了计算机辅助诊断的数学模型，并诊断了一组肺癌病例，开创了计算机辅助诊断的先河。1966 年，Ledley 首次提出"计算机辅助诊断"的概念。计算机辅助诊断的过程包括病人一般资料和检查资料的搜集、医学信息的量化处理、统计学分析，直至最后得出诊断。医学影像中各种影像检查技术，包括平片、CT、MRI、超声及 PET 等，均可引入计算机辅助诊断系统。由于放射科医生的诊病过程是阅片、判断过程，会受到医生经验及知识水平的限制和影响，特别是要发现一个病人的细微病灶会面对大量 X 光断层扫描图像，由于阅片疲劳、个人的判读标准不一等原因，医生诊断时往往容易遗漏某些细微改变，如肺结节、乳腺内的细微钙化等。如果借助计算机提示病灶的存在及位置，就可以大大提高疾病的诊断准确率，减少误诊与漏诊，如图 5-24 所示。

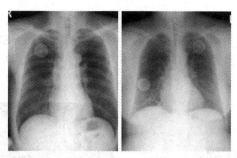

图 5-24　计算机辅助定位病灶位置

5.5 医学图像处理与分析

　　医学图像处理是指在完成医学影像学检查之后，对获得的图像进行再加工的过程，目的是提高医学图像目视判读的清晰度，进而提高诊断的准确率，减少漏诊和误诊。

5.5.1 模拟图像、数字图像及相互转换

　　图像是现实世界中一切景物形态的信息集合。常见的图像一般分为模拟图像和数字图像，而数字图像又分为静态图像和动态图像两种类型，模拟图像可以转化为数字图像。

1. 模拟图像

　　模拟图像就是人们在日常生活中接触到的各类图像，如传统光学照相机所拍的照片、早期医学 X 光摄影、病理图像、心电图等图形图像，以及眼睛所看到的一切景物图像等，它们都是由各种表达连续变化的色彩、亮度（灰度）的模拟信息组成的图像，如图 5-25 所示。

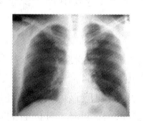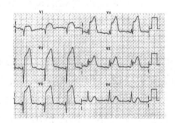

图 5-25　模拟图像

　　模拟图像处理的优点是：处理速度快，一般都是实时处理，特别是光学处理装置，通常能并行处理。例如，光学照相机的成像就是利用镜头、光圈、速度、调焦等调节后，按动快门瞬时曝光即在胶卷底片上形成所见景物的潜影图像（底片经过显影、定影等处理冲印成彩色相片），这个照相的过程就是模拟图像的采集过程。

　　模拟图像处理的缺点是：精度差，灵活性不高，处理内容贫乏，难于实现定量分析与判断功能，也难于进行复杂的非线性处理。模拟处理技术适合于内容简单且要求速度快的场合。

2. 数字图像

　　数字图像是指存储在计算机中的一组数字信息的集合，这些数字通过计算机处理后能够再现出图像。数字图像信息往往是通过扫描仪、数码照相机、数字医疗设备等技术手段采集或转换后生成的数字图像信息。这些数字图像信息是由离散的像素点矩阵组成的二维数组表示的计算机信

息的集合。例如，数码相机照片，CT、MRI、DSA 等医学影像都是数字图像。

以计算机断层扫描技术为基础发展起来的 X-CT、MRI、PET 和 SPECT 等是用 X 射线或其他激发源（投影、透射、反射）激发出来的带有体内信息的信号进行数字化图像信息采集和处理的医学仪器。因此这类医学图像称为数字图像，如图 5-26 所示。

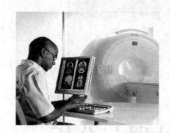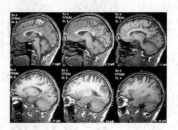

图 5-26　数字图像

数字图像在计算机中是以数字的方式存储和处理的，图像最终需要在屏幕上显示，而屏幕是由离散的发光点阵组成的，因此用像素点阵来表示图像是最自然的方式。

数字图像处理技术的优点是：几乎弥补了整个模拟图像处理技术的不足，其灵活性强，精确度高，处理内容丰富，数字图像信息不失真，易于保存和传输，并可进行复杂的非线性处理。

3．模拟图像转化为数字图像的过程

对模拟图像进行数字化转换主要包括两个环节：对二维模拟图像进行抽样处理和对每个抽样后的区间进行幅度上的灰度（阶）量化处理，如图 5-27 所示。

（1）抽样。

抽样处理的具体做法是，首先将一幅模拟图像以一定的宽度（即抽样间距）分别在水平和垂直方向上分割形成 M 行×N 列的类似坐标上的细小区域。每个被转化成离散的抽样点的极小区域称作图像元素（简称像素）。抽样分割得越精细，产生的像素点就越多，数字图像也就越清晰。抽样处理的结果将产生一个对应模拟图像的每行由 M 个像素点，每列由 N 个像素点组成的离散的像素点阵。整幅图像将产生 $M×N$ 个像素点。

（2）量化。

量化处理就是把抽样后的每一个像素点的亮度值逐点真实地采集并记录相应的表示该点明暗程度的灰度值。灰度值的取值范围叫灰度级，常见的灰度级有 64、128、256、512、1024、2048、4 096 级或更高。对于灰度图像量化抽样的像素点，记录反映对应该像素点的亮度明暗值，量化值用 0~255 的整数值来表示灰度值。每像素用一字节来储存，即 8bit，量化后的灰度值即反映了对应像素点的亮度明暗值。当然这里所说的 8 位二进制数存储的数字图像仅是单波段的灰阶图像而已，如果是彩色模拟图像，则将其抽样和量化后将产生 RGB 3 个波段（或称为颜色通道）的 24 位二进制数存储的彩色数字图像，三者共同决定了像素的亮度和色彩，通常每个像素点的取值范围为 0～255，0 表示相应的基色在该像素中没有，255 则代表相应的基色在该像素中取最大值。更高精细级别的抽样与量化处理将产生几乎接近模拟图像的高清晰的数字图像。例如，现在的数字医学 X 图像在存储量化后已达到每个像素点用 12bit 来表示，其灰度多达 0~4 096 个级别。对所有的像素都完成上述转化后，图像就被表示成一个整数矩阵。经过数字化处理后，得到的数字矩阵就被作为计算机处理的对象。

在图像数字化过程中，把原来连续变化的模拟图像信息变成离散的数字图像信息会带来一定的信息误差，但由于人眼对于空间分辨率都是有限的，因此只要恰当地选取抽样间隔与量化的灰度级数，提高图像的抽样精度，增加像素点和灰阶级数，上述误差（像素点间距的误差）就可忽略不计。

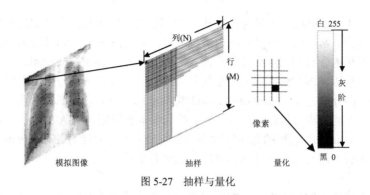

图 5-27　抽样与量化

5.5.2　数字图像质量评价

数字成像过程包括患者、成像系统、系统操作者、图像以及观察者 5 个部分。医学数字图像的质量决定于成像方式、设备的整体性能和操作者选用的成像参数。成像的目的是让观察者能够看到患者体内的某一客体（病变）及其与周围组织的关系。评价数字图像的指标有噪音、信噪比、对比度、分辨力和伪影。

1. 噪音

噪音（noise）是在成像过程中，微粒子随机产生的空间波动。这些微粒子都是彼此独立的随机分布在被采集的客体中，就像刚下雨时初落在地面上的雨滴是稀疏不均的。信号采集完成后，这些微粒子的信号就不均匀地分布在图像上表现为图像噪音。噪音的大小决定于在一个小区域内不同点之间微粒子的密集程度，噪音从原则上讲是难以消除的。图像噪音的存在，可使获得的影像不清晰，最重要的是噪音的存在掩盖或降低了图像中某些特征的可见度。可见度的损失对对比度低的物体尤为明显，如对图像中血管末稍的显示。为了抑制图像噪音，可将图像对比度调低，即低窗位、高窗宽，使图像的视觉噪音明显降低。另外，可以使用图像平滑化的方法来减少噪音，可选择能得到满意图像的成像因素来获得最小的噪音。

2. 信噪比

信噪比（signal-noise，SNR）是评价图像质量的重要指标之一。所谓 SNR，是指信号强度与噪音强度的比值。信号是指某一兴趣区内像素的平均值。噪音是指同一兴趣区等量像素的标准差。为了避免其他因素，如影像均匀度的干扰，兴趣区要小，一般为 100 像素。叠加在信号上的噪音使像素值以平均值为轴振荡，振荡的幅度越大，SNR 越低，图像就变得越模糊。数字成像是一个受噪音干扰的过程，噪音可直接降低低对比度物体的可见度，还可间接降低图像的空间分辨力。图像质量部分是由每个像素信号与噪音强度的对比关系决定的，减少噪音的干扰通常采用减小噪音强度或者增大形成图像信号强度的方法来解决。

3. 对比度

对比度（contrast）是指兴趣区的相对信号强度的差异。在一幅图像中，对比度的形成可表现为不同灰阶梯度、光强度或颜色。对比度是图像最基本的特征。若用一个量来说明对比度，则它是指图像内两个具体点或区域之间的差别。身体内一个客体要在图像上看出来，那么至少它对周围组织来说有足够的物理对比度。客体在图像中显示时，对物理客观对比度的要求取决于成像方法和成像系统的特征。成像系统建立在图像对比度和客观对比度之间的相互关系，主要表现在它的对比灵敏度。

4. 分辨力

分辨力（resolution）是图像对客体的分辨能力，它包括空间分辨力、密度分辨力和时间分辨。

空间分辨力（spatial resolution）为图像中可辨认的邻近组织空间几何尺寸的最小极限，即对影像细微结构的分辨能力。常用的单位是距离内多少线对，即 Lp/mm。空间分辨力与图像矩阵的大小相关，它与单位面积内含有的像素数目成正比。密度分辨力（density resolution）为图像中可辨认的密度差别的最小极限，即对细微密度差别的分辨能力。密度分辨力与图像中每一像素间的微粒子数目成正比。时间分辨力（temprol resolution）也称动态分辨力，表征的是系统对运动部位血管的瞬间成像能力。时间分辨力越高，对运动器官的成像就愈清晰，DSA 的时间分辨力最高。对比分辨力（contrast resolution）表征的是系统对小的血管显示的分辨能力。对比分辨力高的系统，只需使用少的对比剂或不用对比剂，就能得到较好的血管影像。

5．伪影

伪影是影响图像质量的一个不容忽视的问题，避免或抑制伪影的产生已是大家共同关注的课题。伪影的形成和形态纷宏复杂，诸如 CR、DR、DDR 中的异物伪影，DSA 的饱和伪影和设备性伪影，CT 中的放射状伪影，MRI 中化学位移伪影和回卷伪影等。

5.5.3　数字图像的运算

数字图像运算是数字图像处理的基础，包括算术运算与逻辑运算。算术运算包括加法、减法、乘法运算等，逻辑运算包括求反、异或、或、与运算等。

如果记输入图像为 A（x,y）和 B（x,y），输出图像为 C（x,y），则有如下形式的运算关系。

1．加法

加法运算的定义为：C（x,y）＝A（x,y）＋B（x,y）。

应用举例：可以得到各种图像合成的效果（见图 5-28），也可以用于图片的衔接（见图 5-29）。

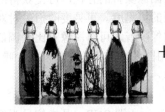 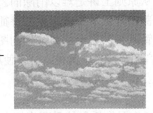 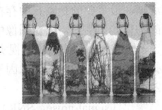

图 5-28　图像合成运算

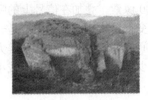 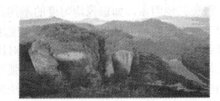

图 5-29　图像衔接运算

2．减法

减法运算的定义为：C（x,y）＝A（x,y）－B（x,y）。

应用举例：检测同一场景两幅图像之间的变化。运算的结果是：去除了图像背景色，得到了相减运算的图像 C（x,y），如图 5-30 所示。其中 C（x,y）为图像相减运算后，去除了背景的图像。

3．乘法

乘法运算的定义为：C（x,y）＝A（x,y）＊B（x,y）。

应用举例：图像的乘法用于提取或删除图像中的某部分，使图像的局部得到显示。用二值蒙版图像与原图像做乘法。此种图像处理操作常被称为"抠图"或"蒙版"操作，如图 5-31 所示。

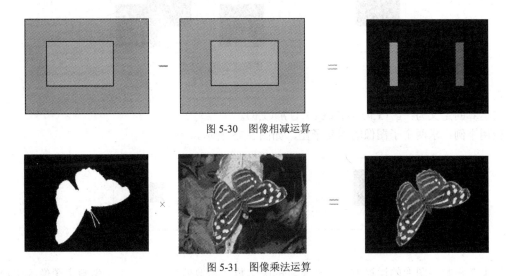

图 5-30 图像相减运算

图 5-31 图像乘法运算

4. 求反

求反的定义为：$g(x,y) = 255 - f(x,y)$。

应用举例：获得彩色图片的底片，如图 5-32 所示。对于黑白图像，还可获得区别于背景的、可恢复的图形。

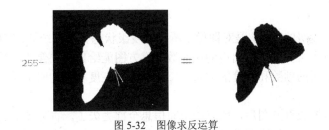

图 5-32 图像求反运算

5. 异或（不同取真,相同取假）

异或运算的定义为：$g(x,y) = f(x,y) Å h(x,y)$。

应用举例：获得相交子图像，如图 5-33 所示。

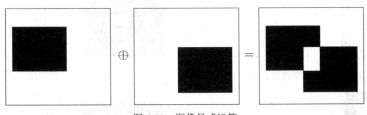

图 5-33 图像异或运算

6. 或运算

或运算的定义为：$g(x,y) = f(x,y) \vee h(x,y)$。

应用举例：合并子图像，如图 5-34 所示。

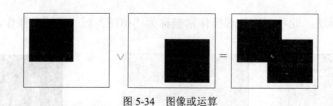

图 5-34　图像或运算

7．与运算

与运算的定义为：$g\,(x,y)=f\,(x,y)\,\grave{U}\,h\,(x,y)$。

应用举例：求两个子图像的相交子图，如图 5-35 所示。

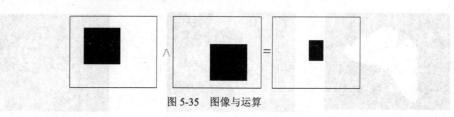

图 5-35　图像与运算

以上 7 种数字图像的运算方式，在实际的医学数字图像处理中可用于医学数字图像的比较、裁剪、拼接、特征提取等融合技术中。例如，数字图像的减法运算可应用于 DSA（数字减影血管造影）的图像处理中。

5.5.4　数字图像预处理

1．灰度直方图

（1）定义。

灰度直方图是灰度级的函数，是对图像中所有灰度级状态分布的统计，即横坐标表示灰度级，纵坐标表示图像中对应某灰度级所出现的像素数。直方图能给出该图像的概貌性描述，如图像的灰度范围、每个灰度级的频数和灰度的分布、整幅图像的亮度和平均明暗对比度等重要的图像质量评价指标。

当一幅图像被压缩成直方图后，所有的空间信息全部丢失了。直方图描述了图像中每一灰度级所具有的像素数，但不能为这些像素在图像中的位置提供任何线索。因此，任一特定的图像具有唯一的直方图，但反之并不成立，如图 5-36～图 5-39 所示。

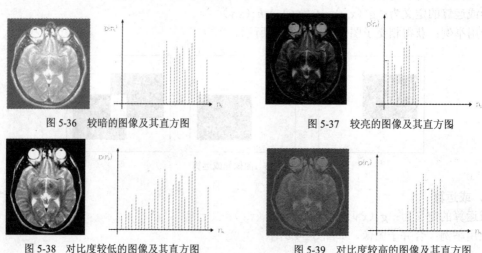

图 5-36　较暗的图像及其直方图　　　　　　图 5-37　较亮的图像及其直方图

图 5-38　对比度较低的图像及其直方图　　　图 5-39　对比度较高的图像及其直方图

（2）直方图的用途。

① 直方图可用来判断一幅图像是否合理地利用了全部被允许的灰度级范围,一般一幅数字图像应该利用全部或几乎全部可能的灰度级。

② 直方图可用来选择边界阈值。图像的轮廓线提供了一个确立图像中简单物体边界的有效方法,使用轮廓线作为边界的技术被称为阈值化。例如, 假设某图像的灰度直方图具有二峰性,则表明这个图像较亮的区域和较暗的区域可以较好地分离,取二峰间的谷点为阈值点来进行分割,可以得到较好的二值处理的效果。

2. 图像增强

可以通过灰度变换方法实现图像增强。灰度变换的目的是改善画质,使图像的显示效果更加清晰。灰度变换包括线性对比度展宽、动态范围调整、直方图均衡化处理、伪彩色技术等。

（1）线性对比度展宽。

对比度通俗地讲, 就是亮暗的对比程度。对比度通常表现了图像画质的清晰程度。

在医学图像处理中,可以把线性对比度展宽技术应用于局部对比度增强处理,如图 5-40 所示。

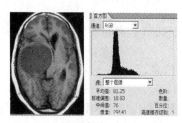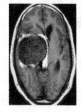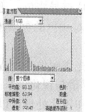

图 5-40　局对比度增强处理

（2）动态范围调整。

动态范围是指图像中所记录的场景从暗到亮的变化范围。动态范围调整的目的是通过动态范围的压缩或扩展,将所关心部分的灰度级的变化范围扩大。

在医学影像中,CT 图像在显示时,调整窗宽和窗位即采用动态范围调整技术,即有选择地把人体某一组织器官的灰阶值范围映射到显示设备中,如选择骨窗（窗位调整）,就是选择输入 X 线片中人体骨骼的灰阶范围（窗宽调整）,此时屏幕中清晰地增强显示出骨骼的影像,抑制其他灰阶组织的图像。

（3）直方图方法。

大多数自然图像由于其灰度值分布集中在较窄的范围之内,所以图像细节不够清楚。采用直方图修正后可使图像的灰度间距拉大或使灰度分布均匀,从而增大反差,使图像细节清楚,达到增强图像清晰度的目的。直方图处理方法通常分两种：直方图均衡化和直方图规定化。

直方图均衡化：将原来的灰度直方图改造成所希望的直方图。直方图均衡化的思想是把原图的直方图变换为均匀分布的形式,这样就增加了像素灰度值的动态范围,从而达到增强图像整体对比度的效果。直方图均衡化的实质是减少图像的灰度等级,以换取对比度的扩大,如图 5-41 所示。

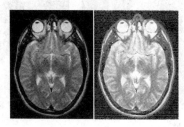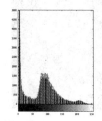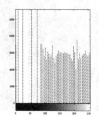

图 5-41　直方图均衡化处理

直方图规定化：指将一幅图像通过灰度变换后，使其具有特定的直方图形式，如使图像与某一标准图像具有相同的直方图，或使图像具有某一特定函数形式的直方图。也就是说，直方图规定化的基本思想是变换直方图使之成为某个特定的形状，从而可以有控制地达到预定的目标。直方图规定化的过程包括 3 步：对原始图像进行直方图均衡化、根据给定的 256 级目标灰度频数进行直方图均衡化和建立映射关系。

（4）伪彩色和假彩色。

伪彩色（pseudo color）处理是把黑白图像处理成伪彩色图像。

伪彩色处理主要解决如何把灰度图变成伪彩色图的问题，最简单的方法是选择某一灰度值，然后对应于该灰度值设置一种彩色值来替代，也可称为调色板替代法。

另外一种比较好的伪彩色处理方法是设定 3 个独立的函数 ，给出一个灰度值，由计算机估算出一个相应的 RGB 值。

假彩色（false color）处理是把真实的自然彩色图像或遥感多光谱图象处理成假彩色图像。假彩色处理的主要用途如下。

景物映射成奇异彩色，比本色更引人注目。

适应人眼对颜色的灵敏度，提高鉴别能力，可把细节丰富的物体映射成深浅与亮度不一的颜色。

将遥感多光谱图像处理成假彩色，可以获得更多信息。

3．图像平滑与锐化

图像平滑和锐化处理可以实现图像增强的目的。目前利用平滑和锐化方法实现图像增强处理，根据其处理所进行的空间不同，可分为基于图像域的方法，即空域法和基于变换域的方法，即频域法两类。空域法是指在图像所在的空间域中直接进行处理；频域法是指先把图像进行变换，在频率域中处理后，再反变换回空间域。

（1）图像平滑。

图像平滑是消除或减少图像中各种噪声的处理方法。图像平滑主要是为了消除噪音。

图像平滑处理包括空域法和频域法两大类。

① 常用的空域法包括多图像平均法、邻域平均法和中值滤波等方法。

● 多图像平均法：多图像平均法是对同一景物的多幅图像取平均来消除噪声的方法。

● 邻域平均法：是基本思想是用图像上的点 (X,Y) 及其邻域像素的灰度平均值来代替点 (X,Y) 的灰度值。

● 中值滤波法：其基本思想是用像素邻域内的中间灰度值代替该像素原来的灰度值。

② 常用的频域法是低通滤波法。

通过低通滤波法使高频分量受到抑制和阻止，而允许低频分量的图像信息顺利通过，从而实现图像的平滑处理，如图 5-42 所示。

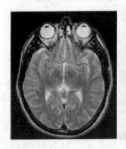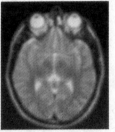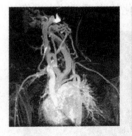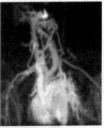

图 5-42　图像平滑

（2）图像锐化。

图像锐化的目的是增强图像中目标的细节边缘和轮廓，使图像看起来比较清晰，如图 5-43 所示。锐化的作用是使灰度反差增强，从增强图像细节的目的来看，图像锐化与图像平滑处理的效果正好相反。

锐化处理也分为空域法和频域法。

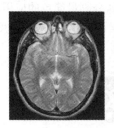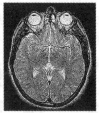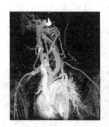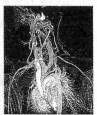

图 5-43　图像锐化

4．图像的几何变换

图像是对三维实际景物的平面投影。为了观测需要，常常需要进行各种几何变换。值得注意的是，几何变换不改变像素值，而是改变像素所在的位置。图像的位置变换是指图像的大小和形状不发生变化，只是将图像进行旋转和平移，主要用于目标识别中的目标配准。

（1）图像的平移。

图像平移只是改变图像在屏幕上的位置，图像本身并不发生变化。

（2）图像的镜像。

镜像分为水平镜像和垂直镜像，水平镜像变换是指将指定区域的图像左右翻转后显示在屏幕上，垂直镜像是将图像上下翻转显示出来，如图 5-44 所示。

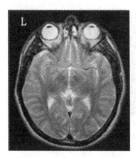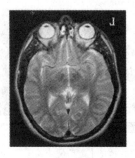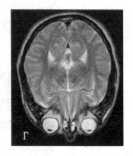

图 5-44　图像的水平镜像和垂直镜像

（3）图像的形状变换。

图像的形状变换是指图像的形状发生了变化。这里主要介绍图像的放大与缩小。图像的缩小实际上就是对原有的多个数据进行挑选或处理，获得期望缩小尺寸的数据，并且尽量保持原有的特征不丢失，最简单的方法就是等间隔地选取数据。

图像放大从字面上看，是图像缩小的逆操作，但是，从信息处理的角度来看，难易程度完全不一样。图像缩小是从多个信息中选出所需的信息，图像放大则需要对多出的空位填入适当的值，是信息的估计。简单的思想是，如果需要将原图像放大 k 倍，则将原图像中的每个像素值，填在新图像中对应的 $k \times k$ 大小的子块中。

5．图像分割

图像分割是指根据灰度、彩色、空间纹理、几何形状等特征把图像划分成若干互不相交的区域，使得这些特征在同一区域内，表现出一致性或相似性，而在不同区域间表现出明显的不同。简单地讲，就是在一幅图像中，把目标从背景中分离出来，便于进一步处理。随着医学成像技术的不断发展，医学图像分割的算法也层出不穷。图像分割的方法主要包括阈值分割法和边缘检测法。

（1）阈值分割法。

阈值分割的原理是根据图像中目标和背景的灰度特性确定分割阈值，然后将图像中每像素的值与这个分割阈值进行比较，从而确定该像素属于目标或背景。图像分割最简单的应用就是图像的二值化，法则是灰度值大于或等于阈值的像素设为 255，其余像素设为 0，一般高亮度是目标，低亮度是背景。阈值分割法产生的效果如图 5-45 所示。

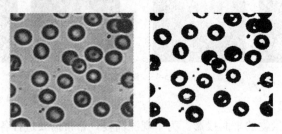

图 5-45　阈值分割法分割图像效果

（2）边缘检测法。

数字图像的边缘检测是图像分割、目标区域识别、区域形状提取等图像分析领域十分重要的基础，是图像识别中提取图像特征的一个重要属性，图像理解和分析的第一步往往就是边缘检测。边缘是指图像局部强度变化最显著的部分，主要存在于目标与目标、目标与背景、区域与区域（包括不同色彩）之间基础。边缘检测技术的图像分割效果如图 5-46 所示。

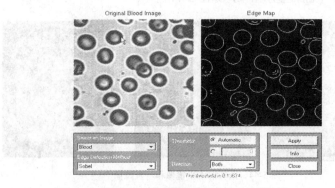

图 5-46　边缘检测技术的图像分割效果

6．图像压缩

图像压缩就是把图像文件的大小进行压缩变小，同时图片的质量又不会失真到不能接受的程度。医学图像是医学诊断和疾病治疗的重要依据，确保恢复图像的高保真度和真实性是医学图像压缩首要考虑的因素。

5.5.5　医学影像的融合

IT 技术与各类医学影像检查仪器性能的进步与提高不断推动了当今影像医学的发展，医学影像的融合技术作为图像后处理技术的完善和更新，已经成为影像学领域新的研究热点和医学影像学新的发展方向。

医学影像的融合是指利用计算机技术，将各种影像学检查所得到的图像信息进行数字化综合处理，将多种源产生的数据协同应用、空间配准后，融合各种检查的优势，以产生一种全新的、高质量的影像信息来达到计算机辅助诊断的目的。

1. 医学影像融合技术与分类

在医学图像研究中，信息融合需要通过协同效应来描述，影像融合的实施即实现医学图像的协同。影像融合的关键技术包括图像数据转换、图像数据相关、图像数据库与图像数据理解。

（1）图像数据转换是指对来自不同采集设备的图像信息进行格式转换、三维方位调整、尺度变换等，以确保多源图像的像素与体素表达同样大小的实际空间区域与组织脏器在空间描述上的一致性。

（2）影像融合需要实现相关图像的对位，也就是点到点的一一对应。

（3）图像数据库的作用是实现典型病例、典型图像数据的存档和管理以及信息的提取，为融合提供数据支持。

（4）数据理解是对各种成像设备所得信息进行综合处理和应用，以获得新的有助于临床诊断的信息。

医学影像融合分别从融合技术、处理方法、融合系统拓扑结构等不同角度，可分为如下几类。

（1）按融合技术分类，可分为单模融合、多模融合和模板融合。

① 单模融合：是指将同一种影像学的图像融合，多用于治疗前后的对比、疾病的随访观察、疾病不同状态的对比、运动伪影和设备固有伪影的校准等方面。

② 多模融合：是指将不同影像技术的图像进行融合，包括形态和功能成像两大类。多模图像融合主要是将这两类成像方法获得的图像进行融合，其意义在于克服功能成像空间分辨率和组织对比分辨率低的缺点，发扬形态学成像方法各种分辨率高、定位准确的优势，最大限度地挖掘影像学信息，综合利用这几种检查所提供的信息，对病情做出更确切的诊断。

③ 模板融合：是指将患者的图像与模板（解剖或生理图谱等）图像融合，多用于正常结构的统计测量、不同患者同一类病变的比较、生长发育和衰老进程监测与制订诊断标准等方面。

（2）按处理方法分类，可分为数值融合和智能融合。

① 数值融合法是将来源于不同成像设备的图像做空间归一化的处理，获得一致性描述后直接应用。

② 智能融合法是将来源于不同成像设备的图像做空间归一化处理后，根据研究的需要，选择不同图像中的所需信息，进行综合。

（3）按系统拓扑结构分类，可分为集中、分布、分层和混合等方式。

① 集中式是将各种成像设备所得的图像直接送到中央处理器来进行融合处理。这种结构既可实现时间融合，又可实现空间融合，但由于其数据量大，数据样式多，对传输、处理设备要求较高，解决策略复杂。

② 分布式是指各成像设备都是一个个自主的局域处理器，完成对采集信息的局域处理，可在本地完成时间融合，同时又可与其他的节点通信，完成最终诊断，这种结构要求成像设备的性能良好并具有开放性。

③ 分层式是在集中式和水平式之间引入中间节点，先进行同类成像设备的数据融合，再将结果送至全局处理器，进行异类成像设备的信息融合。

④ 混合式是按信息之间的内在联系将整个系统分解成若干互连的小型系统，逐级地进行融合，得出最终的诊断结果。

2. 医学影像融合的临床应用

利用计算机技术对多项检查成像信息进行融合处理并将成果应用于临床已成为现代医学影像

学发展的主要方向，其对于临床的价值主要体现在以下 3 个方面。

（1）对影像诊断的帮助。

① 融合后的影像能够清晰地显示检查部位的解剖结构及毗邻关系，有助于影像诊断医生全面了解和熟悉正常组织、器官的形态学特征。

② 通过采用区域放大、勾画病变轮廓、增加病变区伪彩色等手段，增加病变与正常组织的差异，突出显示病灶，帮助医生及时发现病变，尤其是早期不明显的病变和微小病变，避免漏诊。

③ 在影像中集中体现出病灶在各项检查中的典型特征，有助于诊断医生做出更加明确的定性诊断，尤其是疑难疾病的鉴别诊断。

（2）对手术治疗的帮助。在影像融合中，采用了图像重建和三维立体定向技术，可以清楚地显示复杂结构的完整形态和病灶的空间位置以及病变与周围正常组织的关系，对临床制定手术方案、实施手术以及术后观察起了重要作用。

（3）对科研的帮助。影像融合集中了多项检查的特征，同时体现了解剖结构、病理特征，以及形态和功能的改变，并可以对影像信息做出定性、定量分析，为临床疾病的进一步研究提供了较为完整的影像学资料。

如图 5-47 所示，对某肺部肿瘤患者注射 TC-99m-MDP（放射性核素骨显像药物）后，对其同时进行胸部 X 线 CT 断层显像和胸部骨断层显像，并对这两种影像进行图像融合。如果单从 ECT 图像分析，则应诊断为肿瘤肋骨转移（4 个病灶），而 CT 未发现骨骼异常。ECT 与 CT 图像融合后，依据横断层融合定位图像发现最大的病灶位于胸壁软组织上（该病灶为胸壁脓肿侵及肋骨）。可以看出利用具有高灵敏度的 ECT 图像和分辨率高的 CT 图像进行同机融合后，克服了两者的缺陷，发挥了各自的优势，极大地提高了核医学影像对病灶的定位和定性诊断的准确性。在图 5-47 中，左侧自上而下为 X 线 CT 横断面、冠状面及矢状面。中间自上而下为胸部 ECT 骨断层显像的横断面、冠状面、矢状面。右侧为 CT 和 ECT 融合图像：在横断面的融合图像中清晰可见病灶定位在胸壁软组织上。

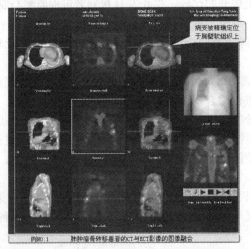

图 5-47　肺肿瘤骨转移患者的 CT 与 ECT 影像的图像融合

例如，图 5-48 所示病例。某男，64 岁，CT 发现"右肺中下叶占位性病变，约 4cm×3cm，边缘分叶征，右肺中叶支气管闭塞，纵隔内明显肿大淋巴结影"。纤支镜检诊断为肺癌。术前做 PET-CT 检查，除原 CT 所发现原发病灶及纵隔淋巴结外，还发现右锁骨上有淋巴结转移，从而对治疗方案进行了改变。

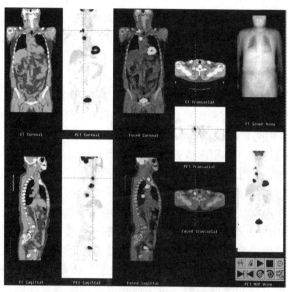

图 5-48　PET-CT 影像的图像融合

例如，图 5-49 与图 5-50 所示病例。某女，44 岁，B 超怀疑"右乳癌"。乳腺穿刺涂片查到癌细胞。钼靶示右乳外上象限示 3cm×3cm 大小不规则肿块影，密度不均，内示结节状高密度区，边缘分叶，同侧腋窝示长径为 1.2cm 的肿大淋巴结。B 超（88490）右乳外上象限内见 3cm×2.4cm 低回声结节，边界不清晰，形态不规则，回声不均质，后方回声轻度衰减。PET-CT 除原发灶外，发现右侧腋窝有转移淋巴结，术中发现哨位淋巴结转移。

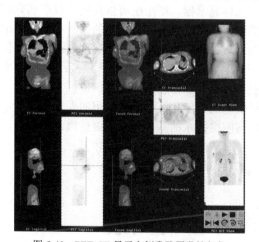

图 5-49　PET-CT 显示右侧乳腺原发灶部位

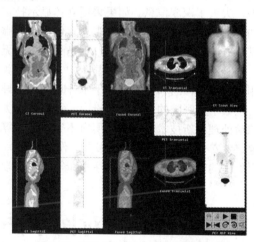

图 5-50　PET-CT 显示右侧腋窝转移淋巴结

医学影像的融合是利用计算机技术将多项检查成像的特征融合在一起重新成像。影像融合既保留了原有的后处理技术，又增添了新的内容。它是信息融合技术、数字化技术、计算机技术等多项技术在医学影像学应用的深入和扩展。医学影像的融合将会带动医学影像技术的又一次更新，是影像医学新的发展方向。

5.5.6　计算机医学影像技术展望

在当前计算机多核并行处理能力不断增强、价格降低并且临床诊疗要求实时、快速、准确的前提下，医学图像后处理技术从 2D 诊断进步到 3D、4D 诊断，还产生了虚拟内窥、组织分割、虚拟现实技术与计算机辅助探测技术等多种诊疗方法和手段，并在可视化应用和智能化应用方向上不断取得新进展。

1．医学图像多维后处理技术

医学图像 2D 后处理技术除具备图像放大、旋转、W/L 调整、图像比较等功能外，还包括基于容积数据的高级功能，如多平面/曲面重建，使医生可以按照任意的平面或曲面，获得感兴趣面的 2D 图像，适应人体结构的复杂性。

在 3D 可视化技术应用中，容积图像处理技术得到了广泛应用。其中容积图像处理中的双斜位 MPR/三斜位 MPR 功能，用于体位校准和校准后的平面与任意曲面的重建，在厚度任意可调的 MPR 下的 MIP、MIP 等重建方式，使医生能看到任何感兴趣的图像信息，让容积数据处理实现了没有盲点的高级处理，在提高信息挖掘质量的同时，也提高了容积数据处理的效率。在医学影像 3D 智能化后处理技术应用中，组织分割技术可针对骨骼、四肢血管、腹部血管和颈部血管做有效的自动与半自动提取，提供的多种手动分割工具，可以为诊断与治疗方案提供三维解剖图像。

随着 4D 彩色超声技术的诞生，在医学影像检查像素、体素的基础上引入四维-时间向量的概念，在 3D 超声波图像加上时间维度参数，可以显示人体内脏器官或胎儿在母体内的即时动态活动图像，这成为医学影像技术一次重大的进步与飞跃。

2．计算机辅助探测与虚拟现实技术

计算机辅助探测技术首先被国外应用在针对肺癌和乳腺癌的早期探测中。其中，智能化乳腺辅助探测技术集中了图像目标识别、特征提取、智能学习和决策。

虚拟现实（virtual reality，VR）技术又称为立体显示技术，在医学可视化领域的应用给临床带来全新的诊断信息。当前的 3D 技术，都是由平面的 CRT 或 LCD 显示器来显示重建出来的 3D 图像，失去了深度信息。如果采用立体显示技术和立体显示器，则医生可以真实地观察到有深度感的人体结构，视觉感觉如同观看立体电影。虚拟现实技术，对于复杂病例的诊断和治疗，起到了其他方法都无法替代的作用，也是医生可以无创地最大程度获得病人活体解剖结构的可视化技术。在脑部肿瘤和血管的立体显示中，可以更为清楚地看到肿瘤与血管的空间关系。VR 技术的应用对医生的诊断和手术前的手术计划和术中导航等，有着非常重要的实用价值。

在数字化医院的发展与建设中，针对包含大量信息的数字化医学图像应用的探索永无止境，图像后处理的新技术、新方法层出不穷，在计算机与网络技术的基础上，向更精确、更清晰、更快速、更安全、更智能的方向发展。作为当代医学生，需要打好坚实的 IT 技术基础，了解医学影像后处理的重要价值，不断关注生命需求与医学技术的发展和进步。

5.6　对医学图像评价的因素

对医学图像评价的因素包括成像质量的客观物理因素与人的视觉系统等主观因素。

5.6.1　对医学图像评价的客观因素

各种成像系统最后供给医生的图像都是经过加工处理的实际信号。但有一些物理因素可影响成像的质量，包括 X 线的发射光谱、待测对象的吸收特性和散射特性、增感屏的吸收特性及其发射光谱。

噪音的物理源与源本身和检测系统密切相关，因此测量时应按需选择。医学中的放射摄影，有如下几种类型的噪音干扰，即感光乳胶的结团、胶片的物理形变、增感屏磷光物质的无规则漫射、胶片处理中杂斑的形成以及量子杂斑等。

这些噪音干扰源有些是可以忽略或从原则上说是可以消除的，如胶片处理过程中杂斑的形成。然而有的噪音干扰，从原则上说是不可能消除的，如量子杂斑，并且对于快速感光胶片以及高千伏摄影条件，量子杂斑变成很重要的噪音源，这时对于噪音的测量就宜直接可检测的量子效率DQE 进行估价（DQE≤100%，只产生不传递）。

对 DQE 评价的意义在于：一是可以指出系统的工作状态与基本限度的相差多少，由此可提示对成像系统改进的可能性；二是通过它可对两种截然不同的系统加以比较。对于计算机断层摄影系统来说，其检测方式与一般的放射摄影系统不大相同，但如果系统的射线检测器能吸收所有X 线的话，则 DQE 约为 100%。对于超声、核磁共振成像，则可以以应用信号、噪音及 DQE 作为研究的初等工具。

5.6.2　对医学图像评价的主观因素

探讨主观因素对医学图像评价的影响应该从眼睛这个特殊的光学系统说起。观察物体时，要想看清楚它，首先要使它在视网膜上形成清晰的像。为了使不同距离的物体都能在视网膜上形成清晰的像，必须随着物距的改变相应地改变眼睛的焦度。晶状体实际上是一个可变焦距的透镜，这使它具有很强的适应能力。

视网膜图像主要形成在中央凹处的面积上，然后由光接收器——杆状细胞和锥状细胞产生的相对刺激作用传入大脑，由大脑整合获得图像感觉。

医学中遇到的各种图像基本上是由许多分离的亮点（像素）排列显示出来。因此人的眼睛对于不同亮度之间的分辨能力，在评价图像处理结果中也是必须考虑的重要方面。

人的视觉系统适应光强度的范围很大。由视觉刺激阈值到强闪光之间，光强度的级别约为 10^{10}级。在医学成像系统中，常将各种信息用具有各种灰度级别的像素点构成阵列，以显示“图像”，其光强度表示为该点的灰度级。灰度级的最小值认为是黑，最大值认为是白，而所有中间值都是由黑连续变为白时的灰度渐变级。

可见，平面上的像素位置可用坐标表示，其灰度级也可用数字表示，因此所谓数字图像，就是在空间坐标上和亮度上都是已经离散化的像素矩阵图像。

为了得到高质量的数字图像，阵列像素的数和灰度级别需要多少才好？很明显，图像清晰度主要取决于像素数。固然，这些参量的增加将使图像更加接近原始信息。但当像素数增加时，对系统的存储量和数据处理量也随之增加。

本章小结

现代医学影像技术的发展推动了医学诊断、治疗水平的进步，为建设数字化医院提供了技术基础和科学的手段。现代医学影像的成像原理本质上是如下的过程，即由源包括电离辐射（如 X射线、γ 射线）和非电离辐射（如超声波）的自身性质和源与物质的相互作用，并利用计算机等现代技术手段采集成像数据，按数学方法用计算机重建数字图像，最终在屏幕上进行显示、输出并用于医学诊疗的过程。医学生要了解现代医学影像技术与设备的发展历史和应用现状，并认识到 IT 技术的发展是医学影像技术得以提高与发展的前提，从而学好 IT 技术并充分发挥其在数字医学图像上的价值，关注与掌握医学图像今后检查与治疗的新技术、新方法和新动向，做一名复合型的现代医生。

习 题 5

一、填空题

1．X-CT 是利用围绕人体的脏器扫描时得到的大量 X 射线吸收数据来＿＿＿＿＿＿＿＿＿。

2．核医学影像设备 ECT 包括＿＿＿＿＿＿＿＿＿＿＿＿＿＿＿＿＿＿＿等设备。

3．医学影像系统成像主要包括的 3 个共性是＿＿＿＿＿、＿＿＿＿＿、＿＿＿＿＿。

4．医学影像设备分为 5 种类型：X 线摄影系统、磁共振摄影系统、超声诊断系统、＿＿＿＿＿与＿＿＿＿＿。

5．虚拟内窥镜采用＿＿＿＿＿技术，对利用 CT、MR 等设备产生的图像，进行三维重建工作。

6．医学 X 线摄影系统包括＿＿＿＿＿＿＿＿＿＿＿＿＿＿＿＿＿＿＿等设备。

7．图像主要分为模拟图像和＿＿＿＿＿＿＿＿＿＿＿＿＿＿＿＿＿。

8．数字图像是指＿＿＿＿＿＿＿＿＿＿＿＿＿＿＿＿＿＿＿＿＿＿＿。

9．对模拟图像进行数字化转换主要包括两个环节：即对二维模拟图像进行抽样处理和＿＿＿＿＿＿＿＿＿＿＿＿＿＿＿＿＿＿＿。

10．医学影像融合按处理方法分为＿＿＿＿＿＿＿＿＿＿＿＿＿和智能融合法两类。

二、简答题

1．超声诊断的工作原理是什么？

2．什么是 DSA 成像检查？

3．简述图像数字化过程。

4．图像增强的技术方法有哪些？

5．简述医学影像三维重建的过程。

6．什么是虚拟数字人？

7．医学影像融合临床应用的价值是什么？

8．核磁共振检查对疾病诊断的优越性有哪些？

三、综合论述题

1．利用 Internet 检索医学影像技术最新进展情况，并写出综述性论文。

2．利用 Internet 检索有关 CR、DR、CT、MRI 的最新医学影像后处理技术相关资料，并写出综述性论文，制作成幻灯演示文稿，要求图文并茂，能生动详细地进行演示。

3．利用 Internet 检索数字医学影像技术在临床诊断与治疗中的最新进展，并写出综述性论文。

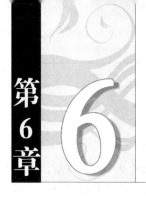

第6章 多媒体技术

20 世纪 80 年代，随着计算机技术、广播电视技术和通信技术的高速发展、相互渗透、相互融合，形成了多媒体技术。多媒体技术是一种多学科交叉的综合技术，被广泛应用于军事、金融、娱乐、通信、教育、医疗及人们学习、工作、生活的各个领域，并对其产生了巨大的影响。

学习目标：

- 了解多媒体的基本知识、多媒体通信与网络技术及虚拟现实技术。
- 掌握常用多媒体文件的类型、文件格式及数据压缩的标准、方法。
- 熟练掌握多媒体信息的处理方法。

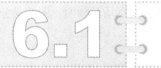 多媒体技术概述

多媒体技术借助日益普及的高速信息网，实现了信息资源共享，成为当今信息技术领域发展最快、最活跃的技术之一。多种媒体信息通过计算机或其他电子、数字处理手段的传递，既可以表达丰富的感受，又能够触动人们的思想和行为中枢，这一切都源于多媒体技术的使用。

6.1.1 媒体

媒体（medium）是指承载信息的载体，是各种信息表示、传播和存储最基本的技术和手段。按照国际电话电报咨询委员会（CCITT）的定义，媒体可分为以下 5 种类型。

1．感觉媒体（perception medium）

感觉媒体是指直接作用于人的感觉器官，使人能产生直接感觉的一种媒体，如语言、文字、声音、图形、图像、动画、气味、温度等。

2．表示媒体（representation medium）

表示媒体是指为了加工、处理、表达和传输感觉媒体而人为研究构造出来的一种媒体，如图像常采用的 JPEG 编码和 MPEG 编码、文本常采用的 ASCII 码和 GB2312 编码以及声音编码和视频编码等。

3．表现媒体（presentation medium）

表现媒体是指感觉媒体和用于通信的电信号之间转换的一种媒体。表现媒体又分为输入表现媒体和输出表现媒体。例如，键盘、鼠标、扫描仪、麦克、摄像机等为输入表现媒体，显示器、打印机、音箱、投影仪等为输出表现媒体。

4．存储媒体（storage medium）

存储媒体是指用于存储表示媒体的物理设备，如 U 盘、硬盘、光盘等。

5．传输媒体（transmission medium）

传输媒体是指将媒体从一处传送到另一处的物理载体，如双绞线、同轴电缆、光纤等。

在计算机领域中，媒体有两种含义：一种是指存储信息的载体，如磁带、磁盘、光盘和半导体存储器等；另一种是指信息的表示形式，如文本（text）、声音（audio，也叫音频）、图形（graphic）、图像（image）、动画（animation）和视频（video）等。计算机多媒体信息处理技术中所说的媒体

是指后者，即信息的表示形式。

6.1.2　多媒体

多媒体一词源于英文 multimedia，由 multiple 和 media 复合而成，因此从字面上理解，多媒体是由单媒体（如文本、声音、图形、图像、动画、视频等）复合而成的。在计算机领域中，多媒体是指将多种媒体组合在一起而产生的一种表现、传播和存储信息的载体。

多媒体中的媒体元素（media element）主要包括文本、图形、图像、声音、动画、视频等。

1．文本

文本是各种文字和符号的集合，是多媒体应用程序的基础。文本是以编码的方式进行存储的，如用 ACSII 编码存储字符。可以通过键盘输入、扫描仪或语音录入等方法获取文本。

2．图形

图形又称为矢量图，是指由计算机绘制的由点、线、面等元素构成的图案。可以对图形进行移动、旋转、扭曲、放大、缩小等操作并保持图形不失真。

3．图像

图像又称为位图，是指由输入设备，如数码相机、扫描仪等输入的实际场景画面。图像又分为黑白图像、灰度图像和彩色图像。

4．声音

声音是物体震动产生的波。频率在 20Hz～20kHz 的是人们可以听到的可听声波。通常要将声音数字化后输入计算机中进行存储处理。

5．动画

动画是一幅幅按顺序排列的静态画面以一定的速度连续播放而形成的动态效果。每一幅静态画面称为一帧，其内容通常由人工或计算机生成，而相邻两帧的画面内容应略有不同。

6．视频

视频是指将一组内容相关的图像连续播放，因视觉暂留而使人产生图像连续的动态效果。每一幅图像就是一帧，其内容通常来自于自然景观。

6.1.3　多媒体技术

多媒体技术（multimedia technology）就是计算机交互综合处理多种媒体信息（文本、图形、图像、声音、动画和视频等），使多种媒体信息结合在一起，建立逻辑联系，使其成为一个具有交互性的系统。多媒体技术具有多样性、集成性、实时性和交互性的特点。

多媒体技术的发展过程，与许多技术的进步紧密相连。它不仅是计算机技术，而且是包括通信、电视、磁、光、电、声等技术的一门综合性技术，如大容量光盘存储器 CD-ROM、DVD-ROM，实时多任务操作系统技术，数据压缩技术和大规模集成电路制造技术等。因此，多媒体技术可以说是包含了当今计算机领域内最新的硬件技术和软件技术，它将不同性质的设备和信息媒体集成为一个整体，并以计算机为中心综合地处理各种信息。

现在所说的多媒体，通常并不是指多媒体信息本身，而是指处理和应用它的一套软硬件技术，如多媒体计算机、具有多媒体技术的各种软件等。因此，常说的"多媒体"只是多媒体技术的同义词。

6.1.4　多媒体设备及多媒体计算机

1．多媒体设备

（1）音频设备。

多媒体音频设备是音频输入输出设备的总称。常见的音频输入设备有音频采样卡、合成器、麦克风等；常见的音频输出设备有音箱、耳机、功放机等。

声卡是计算机处理音频信号的 PC 扩展卡，其主要功能是实现音频的录制、播放、编辑以及音乐合成、文字语音转换等。

（2）视频设备。

常见的多媒体视频设备有视频卡、视频采集卡、DV 卡、电视卡、电视录像机、视频监控卡、视频信号转换器、视频压缩卡、网络硬盘录像机等，各种视频设备均有其自身的用途。

DV 卡用于与数码摄像机相连，将 DV 影片采集到 PC 的硬盘；电视卡用于在 PC 上看电视；视频压缩卡用于压缩视频信息；视频采集卡用于采集视频数据；视频监控卡用于对摄像机或摄像头的信号进行捕捉并以 MPEG 格式存储到硬盘。

（3）光存储设备。

光存储系统由光盘盘片和光盘驱动器组成。光盘上有凹凸不平的小坑，光照射到上面有不同的反射，再转化为数字信号就成了光存储。常见的光存储系统有只读型、一次写入型和可擦写型三大类。目前常见的光存储系统有 CD-ROM、CD-R、CD-RW、DVD 光存储系统和光盘库系统等。

（4）其他常用多媒体设备。

① 扫描仪：利用扫描仪可以将纸张上的文本、图画、照片等信息转换为数字信号传到计算机中。

② 触摸屏：利用触摸屏可以在屏幕上同时实现输入和输出。

③ 笔输入设备：是指以手写方式输入的设备，如手写笔、手写板等。

④ 数码相机：是利用电子传感器把光学影像转换成电子数据的照相机，与传统照相机最大的区别是数码相机中没有胶卷，取而代之的是 CCD/CMOS 感光器件和数字存储器。

⑤ 数码摄像机：工作原理与数码相机类似，是用于获取视频信息的设备。

2．多媒体计算机

多媒体计算机（multimedia personal computer，MPC）是指具有对多种媒体进行综合性、交互性处理的计算机。严格地说，只能处理数字和文本的传统型计算机不能称为多媒体计算机。多媒体计算机是以基本计算机为基础，提高其处理多媒体的能力，如 CPU 中增加了 MMX（multi media extend）指令集，使计算机处理多媒体的能力大大提高。此外，多媒体计算机融高质量的视频、音频和图像等多种媒体信息的处理于一体，配有大容量的存储设备，附加具有多媒体处理技术的相关软件，给用户带来图、文、声、像并茂的视听感觉。

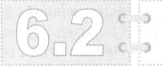

多媒体信息的数字化处理

各种媒体信息通常按照规定的格式存储在数据文件中，对多媒体信息的处理实际上就是对媒体元素的处理。本节重点讲解对声音、图像和视频的处理。

6.2.1 音频信息

声音是由机械振动产生的。在媒体信息中，声音所占的比重比较大，人们随时随地都能听到各式各样的声音，美妙的音乐、动听的歌声、吵闹的喧哗声、刺耳的尖叫声、嘤嘤的鸟叫声。当戴上听诊器检查人体时，也可以听到心音、肺音、肠鸣音和胎心音等。

1．音频文件的格式

数字化后的声音信息，以文件的形式存储在计算机或其他外部存储介质上。在多媒体计算机中，存储声音信息的文件格式主要有：WAV 文件、CD 文件、MIDI 文件、Audio 文件、DVD 文件等，如表 6-1 所示。

表 6-1　　　　　　　　　　　　常见音频文件的扩展名

文件格式	文件扩展名
WAV 文件	Wav
CD 文件	cda
MIDI 文件	mid、rmi
Audio 文件	mp3、mp2、mp1、mpa、abs
DVD 文件	vob

- WAV 文件：WAV 文件是 Microsoft 公司专门为 Windows 操作系统设计的一种波形音频文件存储格式，用于保存 Windows 平台的音频信息，被 Windows 平台及其应用程序所支持，它来源于对声音模拟波形的采样。用不同的采样频率对声音的模拟波形进行采样，可以得到一系列离散的采样点，以不同的量化位数把这些采样点的值转换为二进制数，然后存储于磁盘，这就产生了声音的 WAV 文件。WAV 文件存储的是声音的原始波形信号。

WAV 文件是声音录制完成后的原始音频格式，声音质量好，一般不压缩，因此文件的数据量大，占用的存储空间多，一般多用于存储简短的声音片段。根据未经压缩的音频数据量计算公式：

音频数据量（字节）= 采样频率（Hz）×量化精度（位）/8×声道数×时间（s）

可以计算若采用 44.1kHz 的采样频率对声音波形进行采样，每个采样点的量化精度用 16 位，录制 1 分钟的立体声（双声道）节目，则生成的 WAV 文件大小为：

$$44100×16/8×2×60=10584000B≈10.1MB$$

从这个例子可以看出，WAV 文件的存储容量太大，一首 WAV 文件歌曲就要消耗很大的存储空间，这也是 WAV 文件最大的缺点。但是，当对声音质量要求不高时，可以通过降低采样频率、使用较低的量化位数（如 8 位）、利用单声道，得到较小的 WAV 文件。

- MP3 文件：MP3 文件是一种有损压缩的音频文件格式，其文件扩展名是 mp3。MP3 文件采用了 MPEG 压缩技术，对大存储容量的音频信息做到了很好的压缩。

运动图像专家组（moving picture experts group，MPEG）是在 1988 年由国际标准化组织（international organization for standardization，ISO）和国际电工委员会（international electro technical commission，IEC）联合成立的专家组，负责开发电视图像数据和声音数据的编码、解码和同步等标准。其中，MPEG-1 标准详细说明了视频图像和声音的压缩、解压缩方法等。MPEG-1 的音频标准部分可以独立使用，其中规定了高品质音频的编码方法、解码方法和存储方法。MPEG-1 的声音压缩标准包括 3 个独立的压缩层次。

MPEG-1 audio Layer 1：标准压缩效率为 1∶4。

MPEG-1 audio Layer 2：标准压缩效率为 1∶6～1∶8。

MPEG-1 audio Layer 3：标准压缩效率为 1∶10～1∶12。

不同压缩层次对应不同的算法复杂度和声音质量，可以根据应用需求的不同，使用不同层次的编码系统进行压缩。

MP3 就是使用 MPEG-1 中的第三层音频压缩模式对声音进行压缩的格式，它丢弃了人耳听不到的那部分声音，从而节省了很多存储空间，也就实现了压缩的目的。例如，一首 WAV 文件存储的歌曲，其大小为 30MB，转换成 MP3 之后，其大小为 3MB 左右。

- CD 文件：CD 文件是标准的激光盘文件。CD 文件的音质好，但数据量大。CD 文件也属于波形文件的一种，但与 WAV 文件有所不同，CD 音频采用音轨方式按照时间顺序组织音频数据，而不是按照文件格式存储组织，因此不能直接复制 CD 文件到硬盘播放。

- MIDI 文件：乐器数字接口（musical instrument digital interface，MIDI）是由世界上主要电子乐器制造厂商联合建立起来的一个通信标准，是用于音乐合成器（music synthesizers）、乐器（musical instruments）和计算机等电子设备之间交换信息与控制信号的一种标准协议。

与波形文件不同，MIDI 文件存储的不是声音本身的波形数据，而是一组音乐演奏指令序列。更具体地说，对应 MIDI 文件专用的电缆上传送的不是声音，而是让 MIDI 设备或其他装置产生声音或执行某个动作的指令。因此，MIDI 文件存储的是一套指令（即命令），由这一套命令来指挥 MIDI 设备怎么做，如发出规定的演奏音符、演奏多长时间、音量的变化和生成音响效果等。

MIDI 标准文件格式，不需要采样，不用存储大量的声音信号信息，只需记录音乐的乐谱，故其第一大优点就是生成的文件数据量很少，占用存储空间小。同时，MIDI 文件采用命令处理声音，容易编辑。因此，从 20 世纪 80 年代初期开始，就已经受到音乐家和作曲家的广泛接受和使用。MIDI 文件可以作为背景音乐，与其他媒体一起使用，可以加强演示效果。但是，由于 MIDI 文件是一种计算机生成的合成音乐，其存储格式缺乏重现真实自然声音（如语音）的能力，因此它不能用在除了音乐之外的其他含有语音的歌曲当中。

除了以上的常见文件格式之外，还有以下几种文件格式。

WMA 文件是 Microsoft 公司推出的一种音频压缩文件，其压缩比高于 MP3 文件，适合网上在线播放。

AIF（或 AIFF）文件是 Apple 计算机的专用音频文件格式。

SND 文件是 Next 计算机的波形音频文件格式。

RA 文件是 Real Networks 公司推出的一种流式音频文件，可以边下载边播放。

RMI 文件是 Microsoft 公司的 MIDI 文件格式。

VOC 文件是 Creative 公司创建的波形音频文件格式。

2. 音频信号的数字化

声音信号是模拟信号，即时间和幅度上都是连续的信号，其中语音信号是最典型的连续信号。而计算机能够处理的声音信号只能是数字信号，即把时间和幅度用数字"0"或者"1"表示的信号。数字信号是离散的，要使计算机能够处理音频信号，就必须将模拟声音信号转换为数字声音信号，我们把这个过程称为音频信号的数字化。音频信号的数字化一般需要经过采样、量化和编码 3 个步骤来完成。

（1）采样。

采样（sampling）就是每隔一个固定的时间间隔对模拟声音信号读取一次波形振幅并记录，这样就将模拟声音信号转换成时间上离散，但幅度上仍然连续的信号。

每秒采样的次数称为采样频率（sample rate），用赫兹（Hz）表示。采样频率越高，即采样时间间隔越短，在单位时间里计算机读取的声音数据就越多，声音的还原效果就越好。根据采样定理奈奎斯特理论（Nyquist Theory），如果采样频率不低于模拟声音信号最高频率的 2 倍，就能把用数字表示的声音信号还原成原来的声音信号，称之为无损数字化（lossless digitization）。

常用的采样频率有 11.05kHz、22.05 kHz 和 44.1 kHz 3 种，其中 44.1 kHz 是 CD 音频常采用的采样频率。

（2）量化。

量化（quantization）就是把幅度上连续取值的模拟量转换为离散量。量化值用二进制表示，每个样本使用的二进制数的位数决定量化精度，量化精度有 8 位、16 位、32 位等。若量化精度是 16 位，则测得的声音样本值范围为 0～65 535，即对应 65 536 个量化级。量化精度影响声音的质量，量化精度越高，声音的质量就越好，当然占用的存储空间也就越大。

（3）编码。

模拟音频信号经过采样、量化后已经变成数字音频信号了。在计算机中，任何数据都必须以一定的格式存储，才能被正确处理。因此，数字音频信号必须经过编码，计算机才能对其进行存储、处理和传输。编码分为压缩和非压缩两种方式。

在多媒体计算机中，音频信号的数字化过程是由声卡来完成的。音频数字化主要有 3 个参数，分别是：采样频率、量化精度和声道数。声道数是指声音通道的个数，通常有单声道、双声道、4声道、6 声道等。多声道的声音效果要比单声道的声音效果好，但文件也要大一些。

3．音频信息的采集

可以通过多种方法获取音频信息，如购买声音素材库光盘、网上下载、从 CD（或 VCD）音乐光盘中截取或自己录制等。

录制声音文件的软件有很多，如 Cool Edit 等，而 Windows 操作系统自带的"录音机"工具是一个实用而简单的声音文件录制软件。使用录音机的方法非常简单，但在录制声音时，必须有音频输入设备，如麦克风和声卡。

具体操作方法如下。

（1）设置录音设备：用鼠标右键单击任务栏中的"音量"图标，在打开的快捷菜单中选择"录音设备"命令，打开"声音"对话框，如图 6-1 所示。在该对话框中可以对播放、录音、声音和通信 4 个标签中的内容进行设置。如双击"录制"标签中的"麦克风"图标，打开"麦克风属性"对话框，选择"级别"标签，如图 6-2 所示，拖动"麦克风"和"麦克风加强"滑块可以增加录音时的音量。

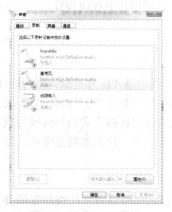
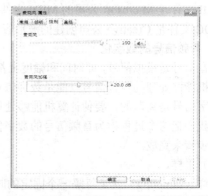

图 6-1　"声音"对话框　　　　　　　　图 6-2　"麦克风属性"对话框的"级别"标签

（2）启动程序：选择"开始"|"所有程序"|"附件"|"录音机"命令，启动"录音机"应用程序，如图 6-3 所示。

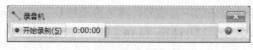

图 6-3　"录音机"界面

（3）录制声音：单击"开始录制"按钮，开始录音。这时"开始录制"按钮变为"停止录制"按钮，该按钮右侧显示录音的时间。单击"停止录制"按钮，可以结束声音的录制，同时弹出"另存为"对话框，可以保存所录制的声音文件，默认的文件扩展名为 wma。

（4）继续录制声音：如果在弹出的"另存为"对话框中单击"取消"按钮，则可以返回"录音机"程序继续录制声音文件。如果要放弃声音录制，则单击录音机的"关闭"按钮，在弹出的对话框中单击"否"按钮即可。

4．媒体播放器（Windows Media Player）

Windows Media Player 是 Microsoft 公司推出的一款免费的播放器，是 Windows 的一个组件。使用 Windows Media Player 可以播放和组织计算机及 Internet 上的数字媒体文件，用户可以自定义媒体数据库收藏媒体文件。Windows Media Player 支持播放列表、支持从 CD 读取音轨到硬盘、支持刻录 CD。此外，还可以使用此播放器收听全世界的电台广播、视频播放和复制 CD、创建自己的 CD、播放 DVD 以及将音乐或视频复制到便携设备（如便携式数字音频播放机和 Pocket PC）中。

通过选择"开始"|"所有程序"|"Windows Media Player"命令，可以启动媒体播放器应用程序，如图 6-4 所示。在播放过程中，可以拖动"音量"滑块调节音量大小，也可以随时单击"暂停"按钮或"停止"按钮控制播放过程。具体操作方法见 6.2.3。

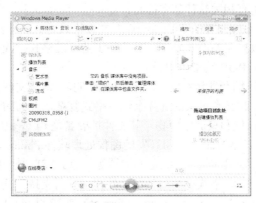

图 6-4　Windows Media Player 播放器

6.2.2　图形和图像信息

通常情况下，数字图像是指图形和静态图像两种，动态图像（视频）将在后面介绍。

1．图像文件的格式

图像文件就是用来保存图形信息的文件。在多媒体计算机中，可以处理的图像文件格式很多，每种格式都有各自的特点，下面主要介绍以下几种图像格式。

- BMP 格式：位图（bitmap，BMP）格式是 Windows 操作系统下的标准图像文件格式，其文件扩展名是 bmp。在 Windows 环境下运行的所有图像处理软件都支持这种格式，是一种应用比较广泛的、通用的图形图像存储格式。BMP 格式文件包含的图像信息较丰富，支持黑白、16 色、256 色、灰度图像和 RGB 真彩色图像，几乎不进行压缩，文件占用存储空间较大。
- JPEG 格式：JPEG 文件的扩展名是 jpg 或 jpeg，它用有损压缩方法，利用人的视觉系统的特性，使用量化和无损压缩编码相结合来去掉视觉的冗余信息和数据本身的冗余信息，在获取极高压缩率的同时能展现丰富生动的图像。经过高倍压缩的文件都很小，但压缩后的图像还原后无法与原图像一致，但这一点，我们的眼睛系统是看不出来的。

联合图像专家组（joint photographic experts group，JPEG）是由 ISO 和 CCITT 两个组织机构联合成立的，JPEG 格式就是由它们共同制定的静态数字图像数据压缩编码标准，并提出开发了 JPEG 压缩算法，压缩比率大约可达到 20∶1，支持黑白、16 色、256 色、灰度图像和 RGB 真彩色图像。

JPEG 格式的图像通常用于图像预览和超文本文档中，是目前网络上最流行的图像文件格式之一。

- GIF 格式：图形交换格式（graphics interchange format，GIF）是由美国最大的在线信息服务公司 CompuServe 开发的图像文件存储格式，分为静态 GIF 和动画 GIF 两种，其文件扩展名为 gif。1987 年 6 月开发的 GIF 文件格式的版本号是 GIF87a，1989 年进行了扩充，扩充的版本号被定义为 GIF89a。GIF87a 文件格式用以存储单幅静态图像；GIF89a 文件格式则可以在一个文件中存储多幅图像，它们可以像播放幻灯片那样显示或者像动画那样演示，如利用 Flash MX 制作的 Flash 作品就可以生成 GIF89a 格式的文件来播放动画。

GIF 格式是一种基于 LZW 压缩算法的连续色调的无损压缩格式，文件压缩比高。GIF 格式支持透明背景图像，支持黑白图像、16 色和 256 色图像，适用于多种操作系统，文件较小，适合网络转输和使用。把存于一个 GIF 文件中的多幅图像数据逐幅读出并显示在屏幕上，就构成一种最简单的动画，现在网上的许多微小动画就是用这种方法制作的。因此 GIF 已成为网络上最流行的图像文件格式之一，几乎所有相关软件都支持它。

- TIFF 格式：TIFF（tagged image file format）文件格式是 Aldus 和 Microsoft 公司为了便于各种图像软件之间的图像数据交换而开发的，是一种工业标准格式，应用也很广泛。支持黑白、16 色、256 色、灰度图像和 RGB 真彩色图像。

TIFF 格式的文件分成压缩和非压缩两类，非压缩的 TIFF 格式文件是独立于软硬件的，具有良好的兼容性，且压缩存储时又有很大的选择余地，格式复杂，存储的信息多。

TIFF 格式主要用于扫描仪和桌面出版物，其文件扩展名是 tif 或 tiff。

- PSD 格式：PSD 格式是 Adobe 公司开发的图像处理软件 Photoshop 专用的图像文件格式，除了保存图像信息外，还可以保存图层、通道和遮罩等信息。PSD 是一种非压缩格式，因此，当图层较多时，文件会很大。PDS 格式很少被其他软件和工具所支持，其文件扩展名为 psd。

- PNG 格式：PNG（portable network graphic format）是 20 世纪 90 年代中期开始由 Netscape 公司开发的图像文件存储格式，读成"ping"，是一种流式网络图形格式，其目的是试图替代 GIF 和 TIFF 文件格式，同时增加一些 GIF 文件格式所不具备的特性，以便用于网络图像传输。

PNG 用来存储灰度图像时，灰度图像的深度可多到 16 位；存储彩色图像时，彩色图像的深度可多到 48 位，并且还可以存储多到 16 位的 Alpha 通道数据，支持透明背景和消除锯齿的功能。PNG 使用从 LZ77 派生的无损数据压缩算法，其文件扩展名是 png。

- PCX 格式：PCX 格式是 Z Soft 公司在开发 Paint Brush 图像处理软件时开发的一种文件格式，是基于 PC 的绘图程序的专用格式，Photoshop 等多种图像处理软件都支持 PCX 格式。PCX 格式是一种压缩存储格式，其文件扩展名为 pcx。

除了以上的图像文件格式之外，还有以下几种文件格式。

SVG（scalable vector graphics）格式是基于 XML 的图形文件格式，是一种开放标准的矢量图形语言，文件一般较小，多用于网页上显示图形。

PCD 格式由 Kodak 公司研发，主要用于电子相片文件存储，是 Photo-CD 的专用存储格式，一般存在 CD-ROM 上，读取 PCD 格式文件要用 Kodak 公司的专用软件。

WMF（Windows meta file）格式是一种比较特殊的文件格式，可以说是位图和矢量图的一种混合体，在桌面出版物领域中应用十分广泛，如 Office 中的剪贴画使用的就是这种格式。

2. 数字图像的属性

描述一幅图像需要使用图像的属性。数字图像的属性一般包含分辨率、像素浓度、真/伪彩色等。

（1）分辨率。

分辨率通常有显示分辨率和图像分辨率两种。

① 显示分辨率是指显示屏上能够显示出的像素数。例如，显示分辨率为 1 024×768 表示显示屏被分成 1 024 列，768 行，相当于整个屏幕上可以包含 786 432 个显像点。屏幕能够显示的像素越大，说明显示设备的分辨率越高，显示的图像质量也就越好。

② 图像分辨率是指组成一幅图像的像素密度的度量方法。对于同样大小的一幅图，组成该图像的像素数目越大，图像的分辨率就越高，看起来越真实。例如，用扫描仪扫描彩色图像时，通常要指定图像的分辨率，表示方法为每英寸多少个点（dots per inch，dpi），如果用 300 dpi 的分辨率来扫描一幅 8 英寸×10 英寸的彩色图像，就得到一幅由 2400×3000 个像素点组成的图像。

所以，显示分辨率与图像分辨率是不同的概念。显示分辨率是确定显示图像的区域大小，而图像分辨率是确定组成一幅图像的像素数目。例如，在 1 024×768 的显示屏上，一幅 320×240 的图像约占显示屏的 1/12；相反，一幅 2 400×3 000 的图像在该显示屏上是不能完全显示的。

（2）像素深度。

像素深度是指存储每个像素信息所占用的二进制位数，它也是用来度量图像质量的。在多媒体计算机系统中，图像的颜色是用若干位二进制数表示的，称为图像的颜色深度，即彩色图像的像素深度。例如，黑白图像（也称二值图像）的像素深度是 1，用一个二进制位就可以表示两种颜色，即黑和白；灰度图的像素颜色深度为 8（即一字节），用 8 位二进制可以表示 256 个灰度级；16 色图的像素颜色深度为 4，用 4 位二进制可以表示 16 种颜色；256 色图的像素颜色深度为 8，用 8 位二进制可以表示 256 种颜色；真彩色图的像素颜色深度为 24，分别用 3 个 8 位二进制表示三基色（R 红、G 绿、蓝 B），可以表示 1 670 万种颜色，大大超过了人眼所能够分辨的颜色数，故称其为真彩色（true color）。

（3）伪彩色（pseudo color）。

伪彩色是指图像中的每像素的颜色不是由三个基色分量的数值直接决定的，而是显示颜色时需要查找一张表，通过像素值可以找到表的某个入口，取出某个颜色的 R、G、B 3 个分量，然后用这 3 个分量控制 RGB 基色的强度，合成某个颜色。

3．图像的分类

图形和静态图像是计算机技术与美术艺术相结合的产物，在计算机中，表达它们一般分为位图和矢量图两种方法。这两种方法各有优点，同时各自也存在缺点，幸而它们的优点恰好可以弥补对方的缺点，因此在图像处理过程中，常常需要两种方法相互取长补短。

（1）矢量图。

矢量图（vector based image）是用一系列计算机指令来表示一幅图，如画点、画直线、画曲线、画圆、画矩形等。这种方法与数学方法是紧密联系的，利用数据方法描述一幅图，会得到许许多多的数学表达式，再利用编程语言来实现。例如，利用向量法画一条"直线"，首先要有一数据说明该元素为直线，另外还要有其他数据说明该直线的起始坐标、方向、长度、终止坐标等信息。由于矢量图存储的是绘图指令，所以其文件占用的空间很少，而且图形不论放大多少倍，都依然清晰不会失真。

（2）位图。

位图（bit mapped image）也叫点阵图，是把图分成许许多多的像素点，其中每像素用若干二进制位来指定该像素的颜色、亮度和其他属性。因此一幅图由许许多多的描述每像素的数据组成，这些数据通常被称为图像数据，而这些数据作为一个文件来存储，被称为位图文件。比如，画一条"直线"，就是用许多代表像素点颜色的数据来替代该直线，当把这些数据所代表的像素点画出来后，这条直线也就相应出现了。

（3）矢量图和位图的优缺点。

① 位图文件占据的存储空间要比矢量图大。

② 在放大时，位图文件可能由于图像分辨率固定，而变得不清晰；而矢量图采用的是数学计算的方法，无论将它怎么放大，它都是清晰的。

③ 矢量图一般比较简单，而位图可以非常复杂。例如，一张真实的山水照片，用数学方法显然是很难甚至是无法描述的。

④ 矢量图不好获得，必须用专用的绘图程序制作，Office 中提供的剪贴画都是矢量图；而位图获得的方法就很多，可以利用画图程序软件制作，也可以利用扫描仪、数码照相机、数码摄像机及视频信号数字化卡等设备把模拟的图像信号变成数字位图图像数据。

⑤ 在运行速度上，对于相同复杂度的位图和矢量图来说，显示位图比显示矢量图要快。

4．图像信息的数字化

与音频信息数字化一样，图像信息的数字化也是通过采样、量化和编码得到的，只不过图像的采样是在二维空间中进行的。

图像信息数字化的采样是指把时间和空间上连续的图像转换成离散点的过程，即将图像在水平和垂直方向上分割形成 M 行×N 列的极小区域，称之为像素（pixel），它是组成图像的基本单位。量化则是图像离散化后，将表示图像色彩浓淡的连续变化值离散成等间隔的整数值（即灰度级），从而实现图像的数字化，量化等级越高，图像质量越好。编码是将量化后的数据用二进制来表示。

5．图像信息的采集

可以通过多种方法获取图像信息，如使用绘图软件绘制图形、通过扫描仪扫描图像、利用数码相机获取图像和抓取屏幕图像等。

可以利用键盘上的 Print Screen 功能键或抓图软件来抓取屏幕上有用的图像信息，这里只介绍利用 Print Screen 功能键抓取屏幕图像的方法，具体操作步骤如下。

（1）抓取整个屏幕信息。

按 Print Screen 功能键，在打开的画图程序中新建一个空白文档，按 Ctrl +V 组合键，将抓到的信息粘贴到上面，如图 6-5 所示；也可打开 Word 软件，在 Word 文档指定位置处按 Ctrl +V 组合键，将抓到的信息粘贴到上面。

（2）抓取当前活动窗口。

按住 Alt 键，再按 Print Screen 功能键，接下来的工作与步骤（1）相同。

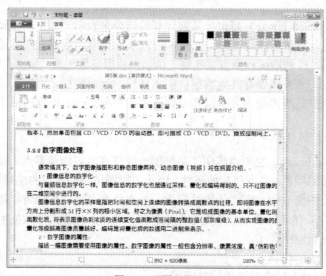

图 6-5　画图工具界面

（3）Windows 截图工具

Windows7 系统自带了一款小巧实用的截图工具，不需要借助第三方软件也可以实现对屏幕的截取功能。执行"开始"→"所有程序"→"附件"→"截图工具"命令，即可进入"截图工具"软件操作界面，如图 6-6 所示。

启动截图工具后，单击"新建"按钮右侧的下拉按钮，在下拉菜单中选择截图模式，如图 6-7 所示。截图工具能够截取的图片类型分为如下 4 种。

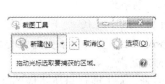

图 6-6 "截图工具"窗口

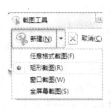

图 6-7 4 种截图模式

（1）任意格式截图。

"任意格式截图"截取的图形是不规则的形状，选择该项后，屏幕会微微发白，当光标变成剪刀状时，拖动鼠标即可截取需要的图形。

（2）矩形截图。

"矩形截图"只能以矩形的形状截取屏幕上需要的图形，选择该项后，截取的过程与截取任意形状截图大致相同，当光标变成十字形后，拖动鼠标截取所需图形。

（3）窗口截图。

"窗口截图"截取的是完整的窗口，选择该项后，光标变成手形，移动鼠标至所需的窗口，窗口边缘会显示红色的边框，单击即可截取该窗口。

（4）全屏幕截图。

"全屏幕截图"指的是截取当前整个屏幕的内容，选择该项后即可完成截图。

6．图像信息的编辑

要想设计和处理较专业和较复杂效果的图像，可以选择 Photoshop 这款图像编辑软件，它是目前优秀的图像处理软件之一。利用它，用户可以方便地使用图层对多个图像进行合成与编辑，使用各种绘画、修饰工具和相关命令对图像进行修饰、对色彩和色调进行调整，使用绘画工具进行绘画，使用形状和路径工具绘制矢量图形，使用滤镜快速制作各种效果，以及使用文字工具和相关命令制作文字特效等。

6.2.3 视频信息

视频信息简单地说就是动态的图像。视频是利用人眼的暂留特性产生运动影像，当一系列的图像以每秒 25 幅或以上的速度呈现时，眼睛就不会注意到所看到的影像是不是连续的图像，这里的每一幅图像称为"帧"，每秒钟播放的帧数就是"帧速率"，所有视频系统（如电影和电视）都是应用这一原理来产生动态图像的，如中国和欧洲使用的 PAL 制电视系统，帧速率为 25，而美国和日本使用的 NTSC 制电视系统，帧速率为 30。

1．视频文件的格式

在多媒体计算机中，数字视频文件的格式有 AVI、MPEG、MOV、DAT、FLIC、ASF 和 RM 等。

• AVI 格式：音频视频交错（audio video interleaved，AVI）文件是 Video for Windows 等视频应用程序使用的格式，也是当前最流行的视频文件格式，其文件扩展名为 avi。它采用 Intel 公司的 Indeo 视频有损压缩技术，将视频信息与音频信息交错混合地存储在同一个文件中，较好地解决了音频信息与视频信息的同步问题，但由于压缩比较高，与 FLIC 格式的动画相比，画面质量不是太好。

- MPEG 格式：计算机上的全屏幕运动视频标准文件格式就是 MPEG 文件格式，该格式近年来开始流行。MPEG 文件格式是使用 MPEG 压缩方法进行压缩的全运动视频图像，它采用有损压缩方法减少运动图像中的冗余信息，从而达到压缩的目的。MPEG 文件可于 1024 像素×768 像素分辨率下，以每秒 24 帧、25 帧或 30 帧的速率播放有 128 000 种颜色的全运动视频图像，并配以具有 CD 音质的伴音信息。随着 MPEG 文件格式的日益普及，目前许多视频处理软件以及像 Corel DRAW 这样的大型图像处理软件都开始使用这种视频格式。

- FLIC 格式：FLIC 文件格式由 Autodesk 公司研制而成。FLIC 是 FLC 和 FLI 的统称，FLI 是最初的基于 320 像素×200 像素分辨率的动画文件格式，FLC 则采用了更高效的数据压缩技术，因此具有比 FLI 更高的压缩比，其分辨率也有了不小的提高。

FLIC 文件格式采用无损压缩方法，画面效果十分清晰，人工或计算机生成的动画使用这种格式较多。播放 FLIC 动画文件一般需要 Autodesk 公司提供的 MCI 驱动程序和相应的播放程序 AAPlay。

- ASF 格式：ASF（advanced streaming format）是 Microsoft 公司开发的流式媒体播放文件格式，适合于网上连续播放视频图像。它采用 MPEG-4 压缩算法，其压缩率和图像的质量都很不错，用户可以直接使用 Windows 自带的 Windows Media Player 对其进行播放。

- MOV 格式：MOV 文件原是 QuickTime for Windows 的专用文件格式，由 Apple 公司开发，其文件扩展名为 mov。MOV 文件使用有损压缩技术，以及音频信息与视频信息混排技术，一般认为 MOV 文件的图像质量比 AVI 格式的要好。

- DAT 格式：DAT 文件格式是 VCD 及 Karaoke CD（即卡拉 OK CD，为面向大众化消费的一种 CD 标准）专用的一种视频文件格式，也是采用 MPEG 压缩、解压缩技术的一种文件格式，其扩展名为 dat。如果计算机配备视频卡或解压缩程序（如豪杰超级解霸等），即可进行播放。

- RM 格式：RM（real media）格式是由 Real Networks 公司推出的一种流媒体视频文件格式，是音频、视频压缩规范。RM 格式的文件小，画面质量良好，适合用于在线播放。用户可以使用 RealPlayer 或 Real One Player 对其进行在线播放，并且 Real Media 可以根据不同的网络传输速率制定出不同的压缩比率，从而实现在低速率的网络上进行影像数据实时传送和播放。

除了以上的视频文件格式之外，还有以下几种文件格式。

WMV（Windows media video）是一种可以直接在网上实时观看视频节目的文件压缩格式。

3gp 格式是"第三代合作伙伴项目（3GPP）"制定的一种数字媒体标准，是一种流媒体的视频编码格式，应用于手机、PSP 等移动设备。

DivX 格式采用 MPEG-4 算法，其画质可以与 DVD 相媲美。这种编码对机器的要求也不高，所以 DivX 视频编码技术可以说是一种对 DVD 造成威胁最大的新生视频压缩格式，号称 DVD 杀手或 DVD 终结者。

2．视频的分类

同音频一样，视频也可以分为模拟视频和数字视频两种。

模拟视频是指在时间和空间上都是连续信号的视频，如标准广播电视信号。模拟视频成本低、还原度好，但是在长时间存放和经过多次复制后，其图像质量会降低。

数字视频是指在一段时间内以一定的速率对模拟视频进行捕获，并加以采样、量化等处理后得到的媒体数据。数字视频在传输和复制过程中，图像不会失真。

3．视频文件的播放

播放视频的应用软件非常多，但对于不同的播放软件，所支持的文件格式不一定相同，操作方法与对应的功能也有所不同。下面介绍几种视频播放软件。

（1）Windows Media Player。

Windows Media Player 是 Windows 系统自带通用媒体播放器，可用于接收使用当前最流行格式制作的音频、视频和混合型的多媒体文件，如图 6-4 所示。

Windows Media Player 支持多种视频文件，如 AVI、MOV、MPG、MPEG、MV、MP2、MPA、MPE、QT 和 DAT 等。下面介绍这款软件的使用。

- Windows Media Player 的启动和窗口布局。

执行"开始"→"所有程序"→"Windows Media Player"命令，即可启动 Windows Media Player，如图 6-8 所示。

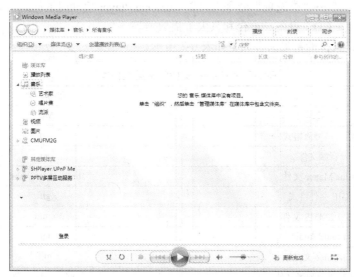

图 6-8　Windows Media Player 窗口

- 切换窗口模式。

Windows Media Player 播放器的窗口有两种显示模式："库"模式（默认模式）和"外观"模式。可以通过以下操作进行显示模式的切换。

① 在"库"模式下：在地址栏中右击，在弹出的快捷菜单中选择"视图"|"外观"命令，切换到"外观"模式。

② 在"外观"模式下：执行"查看"→"库"命令，切换到"库"模式。

- 控制视频文件的播放。

① 播放媒体文件。

要播放媒体文件，可先选择左侧导航窗格中的"音乐"或"视频"选项，再选择要播放的媒体文件，单击"播放"按钮，双击要播放的媒体文件，或右击要播放的媒体文件，选择"播放"选项即可。

② 控制播放。

可以使用窗口下方播放控制区的按钮（见图 6-9），来控制播放过程和播放音量。

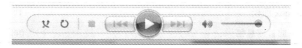

图 6-9　播放控制区按钮

（2）RealOne Player。

RealOne Player 也是由 Real Networks 公司推出的一种新型音视频综合播放系统，以取代该公司现有的 3 种主打产品，即 RealPlayer、RealJukebox 和 GoldPass。RealOne Player 播放器支持的媒体格式更多，网络功能更强，是 RealPlayer 和 RealJukebox 的结合体。RealOne Player 的一大特点就是多层画面功能，即当一个屏幕播放视频或音频时，旁边有一个窗格提供有关视频或音频的信息或广告。

RealOne Player 是一个网上在线收听收看实时音频、视频和 Flash 动画的最佳工具，它可以观看数千小时的实况和预先录制的剪辑，可以观看体育比赛、新闻、访谈、音乐、讲座及其他节目。

可以执行"工具"→"首选项"命令来设置 RealOne Player 启动时的样式，如网页（RealOne 主页）、我的媒体库、CD、设备、电台和只限于播放器等。

RealOne Player 支持的常见文件类型如表 6-2 所示。

表 6-2　　　　　　　　　　RealOne Player 支持的常见文件类型

文 件 类 型	扩 展 名
A2B	Mes
活动信号流格式	asf
音频文件	au
Blue Matter 文件	bmo、bmr、bmt
GIF 文件格式	gif
IBM EMMS 文件	emm
Liquid Audio	lqt
MJuice 文件	mjf
MP3 播放列表文件	m3u、pls、xpl
MPEG 文件	mp3、mpeg、mpa、mp2、mpv、mx3
MPEG 播放列表文件	pls
MPEG URL（MIME 音频文件）	m3u
Flash 动画	swf
便携式网络图形图像文件	png
QuickTime 文件	avi、aiff
RAM 元文件	ram、rmm
RealAudio、RealMedia	ra、rm、rmx、rmj、rms
RealOne 音乐	mnd
RealPix	rp
RealText	rt
WAVE	wav
Windows Media Audio	wma
其 他 兼 容 格 式	
RealJukebox 面板	rjs
RealJukebox 曲目信息包	rmp

（3）RealPlayer。

RealPlayer 是由 Real Networks 推出的一种音频综合播放系统，是一个在 Internet 上通过流技术实现音频和视频实时传输的在线收听、收看的工具软件。使用 RealPlayer 能实现网络在线播放，而不用下载音频、视频内容，可以极为方便地在网上查找和收听、收看广播和电视节目。

RealPlayer 支持各种在线媒体视频，如 Flash、FLV 和 MOV 格式等，并且在播放过程中能够录制视频，还加入了在线视频的一键下载功能，支持 IE 和 Firefox，这样便可以将 YouTube、MSN 和 Google Video 等在线视频下载到本地硬盘来离线观看，而且具有 DVD、VCD 视频刻录的功能。

（4）暴风影音。

暴风影音是目前网络上流行的使用人数众多的一款媒体播放器。暴风影音播放器界面简单、播放流畅、占用资源少，支持 Real、QuickTime、MPEG-2、MPEG-4、AC3/DTS、ratDVD、VP3/6/7、Indeo、XVD、Theora、OGG/OGM、Matroska、APE、FLAC、TTA、AAC、MPC、Voxware、3GP/AMR、TTL2、字幕等格式文件。

（5）QuickTime Player。

QuickTime Player 是由 Apple 公司推出的强大的、可扩展的、灵活的数字媒体制作播放软件。QuickTime Player 可以对多种媒体进行创建、编辑和制作。

QuickTime Player 可以播放 MP3、MOV 和 MIDI 文件，支持 JPEG、BMP、PICT、PNG 和 GIF 等图像格式以及 MiniDV、DVCPro、DVCam、AVI、AVR、MPEG-1、OpenDML 和 Flash 等数字视频文件，并且可以收听、收看网络播放，支持 HTTP、RTP 和 RTSP 标准。

4. 视频文件的编辑

在获得初始数字化视频之后，可以方便地使用视频编辑软件对这些视频文件进行编辑或加工，然后在多媒体应用系统中使用。目前常见的视频处理软件有 Premiere、Video For Windows、Digital Video Productor、Song Vegas、会声会影和 Windows Live 等。

5. Windows Live 影音制作

Windows Live 是 Microsoft 开发的影音合成制作软件。可以使用视频和照片在很短的时间内轻松制作出精美的影片或幻灯片，并在其中添加各种各样的转换和特效。支持 Windows Vista/7 操作系统（不支持 Windows XP），提供简体中文界面，还采用了最新的 Ribbon 样式工具栏，包括开始、动画、视觉效果、查看、编辑等标签栏。下面介绍这款软件的用法。

（1）启动软件。

执行"开始"→"所有程序"→"Windows live"命令，即可启动该软件，如图 6-10 所示。

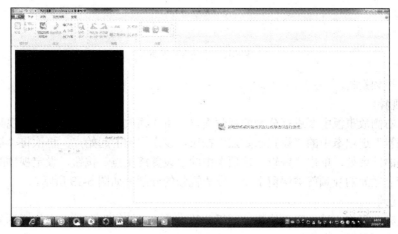

图 6-10　windows live 主界面

Windows live 窗口的左侧为预览窗口，右侧为故事板，预览窗口下方为播放控制区，窗口右下角的控制滑块是放大时间标度。

（2）添加视频和图片素材。

执行"开始"→"添加视频和照片"命令，打开"添加视频和照片"对话框，如图 6-11 所示，选择需要的素材，单击"打开"按钮，完成素材的选择。此时素材会自动罗列在右侧窗口中，如图 6-12 所示。单击对话框左下方的"播放"按钮 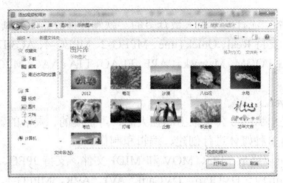，即可观看效果。可以直接托动对话框右侧的素材调整影片素材的播放顺序。

图 6-11　"添加视频和照片"对话框

Windows live 影音制作可以导入 23 种格式的视频文件（3GP、MPG 等）、7 种格式的音乐文件（MP3、WMV 等）和 15 种格式的图片文件（JPG、BMP 等）。

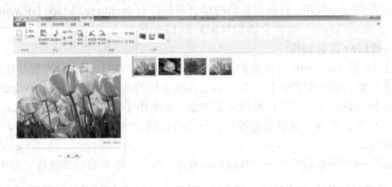

图 6-12　添加素材界面

（3）编辑视频素材。

① 分割视频。

选中窗口右侧故事板中要进行分割的视频素材，将"播放"滑块拖至要保留视频的起点处，然后单击"编辑"选项卡中的"设置起始点"按钮，设定视频的起始点；再次将"播放"滑块拖至要保留视频的结束处，单击"编辑"选项卡中的"设置终止点"按钮，设定视频的终止点，则起始点和终止点之间的视频就被保留下来，完成视频的分割，如图 6-13 所示。

② 拆分视频。

要拆分视频，可将"播放"滑块拖动到拆分处，单击"编辑"选项卡中的"拆分"按钮，完成拆分视频操作，如图 6-14 所示。

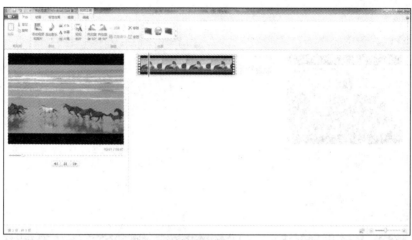

(a) 视频分割前

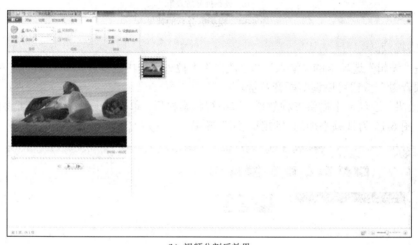

(b) 视频分割后效果

图 6-13 视频分割

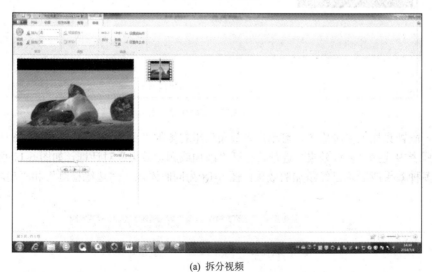

(a) 拆分视频

图 6-14 视频拆分后的效果

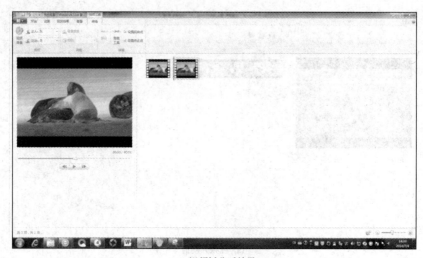

(b) 视频拆分后效果

图 6-14　视频拆分后的效果

③ 修饰视频。

可以在"编辑"选项卡的"淡入"和"淡出"下拉列表框中选择视频和音频的淡入淡出效果；单击"视频音量"按钮可以调节配音音量。

"视频效果"选项卡中提供多种效果，选中视频素材后，单击某一种效果，即可将该效果添加到视频上。图 6-15 为视频添加的"边缘检测"效果。

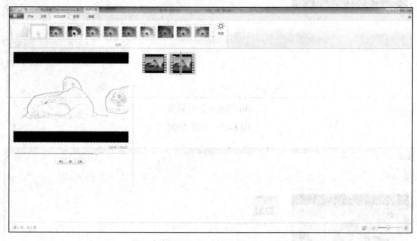

图 6-15　视频的"边缘检测"效果

要给一段视频加上多种修饰，可单击"效果"组右侧的"更多"按钮，如图 6-16 所示，在打开的下拉列表中选择"多种效果"选项，打开"添加或删除效果"对话框，如图 6-17 所示，可以选择添加多种效果或删除已经添加的效果，图 6-18 为同时添加了"边缘检测"和"旋转 360°"效果。

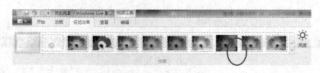

图 6-16　"更多"按钮

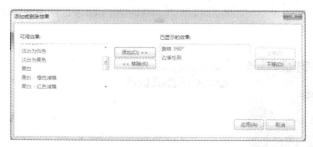

图 6-17　"添加或删除效果"对话框

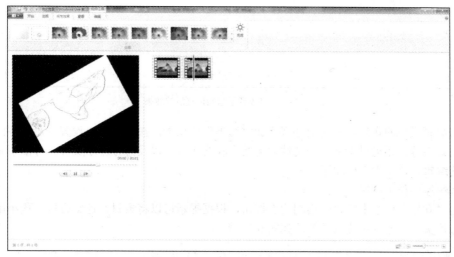

图 6-18　视频的多种效果

（4）添加音乐素材。

单击"开始"选项卡中的"添加音乐"按钮，在打开的"添加音乐"对话框中选择音乐文件，单击"打开"按钮，完成加载，如图 6-19 所示。在故事板中拖动添加的音乐可以修改其起始位置，如图 6-20 所示。

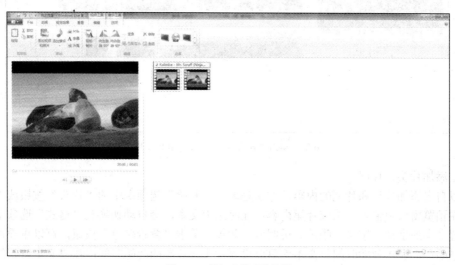

图 6-19　添加音乐后的效果

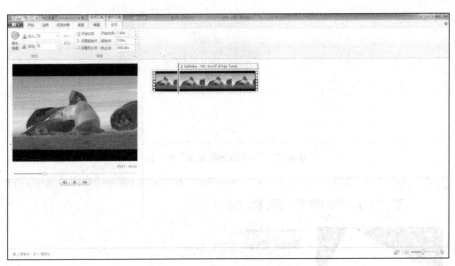

图 6-20　修改音乐起始位置后的效果

　　单击故事板中的音乐，在功能区将增加"选项"选项卡，在这里可以设置音乐文件的音量、淡入淡出效果等，还可以设置音乐文件的起始点和终止点，以及拆分音乐文件。方法请参见对视频素材的编辑，这里就不赘述了。

　　（5）快速制作小电影。

　　单击"开始"标签中的"轻松制片"按钮，根据提示可以将素材快速整合成一段小电影，并自动添加片头、片尾及过渡效果等，如图 6-21 所示。

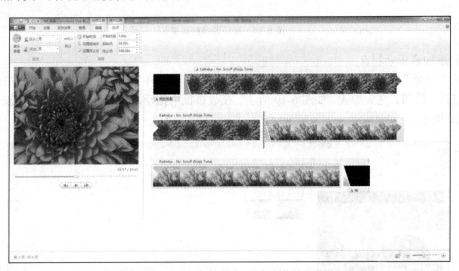

图 6-21　单击"轻松制片"按钮制作的小电影

　　（6）添加片头、片尾。

　　可以自己添加片头和片尾的内容，方法是单击"开始"选项卡中的"片头"按钮或"片尾"按钮，在预览窗口中输入片头或片尾内容；此时选中文本，会自动切换到"格式"选项卡，可以从中设置文本的字体、字号、颜色、透明度等效果。单击"背景颜色"按钮，可以重设片头或片尾的背景颜色；在"开始时间"文本中可以设置片头或片尾的起始时间；在"文本时长"文本中可以设置片头或片尾的持续时间；在"效果"组中可以为文本选择动画效果。

要给场景加上字幕，可先选中视频或图片，单击"开始"选项卡中的"字幕"按钮，在出现的文本框中输入文字，还可以设置文字的格式和动画效果等，如图6-22所示。

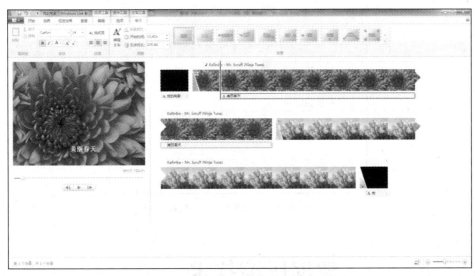

图6-22　添加字幕效果

（7）设置动画。

可以为影片中不同场景之间的切换添加过渡效果，以增加视频的播放效果。选择要添加过渡效果的场景，单击"动画"选项卡，选择要使用的过渡效果即可。在"时长"下拉列表框中可以选择过渡效果持续的时间，如图6-23所示。

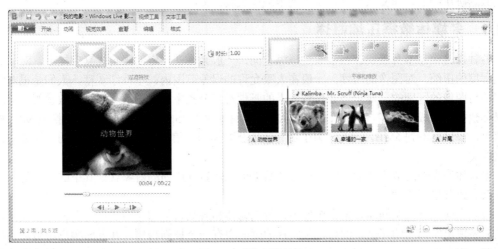

图6-23　添加过渡效果

（8）保存影片。

单击"影音制作"下拉按钮，在下拉列表中选择"保存电影"选项，在弹出的级联菜单中选择视频效果，如图6-24所示。如果视频要在网上发布，可选择标准清晰度、便携式设备或手机等视频效果；如果要在高清设备上播放，可转换成"高清晰度（1080P）"。

使用 Windows Live 影音制作软件制作输出的视频格式是 WMV。

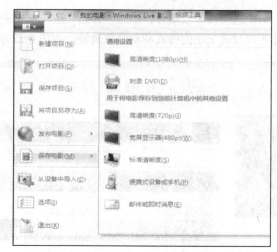

图 6-24　"影音制作"下拉列表

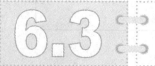

数据压缩技术

数据压缩是一种数据处理方法，即采用一定的方法将原始数据进行编码，从而减少文件的数据量。通过数据压缩技术可以节省数据的存储空间，提高数据存取和传输的速度。一个好的数据压缩技术必须满足 3 个要求：一是压缩比大；二是实现压缩的算法简单，压缩、解压缩速度快；三是数据解压缩后，恢复效果好，尽可能地减少失真。

6.3.1　多媒体数据压缩概述

各种媒体信息本身确实存在很大的压缩空间，一般允许在一定的限定失真前提下，对其进行较大程度的压缩。对图像的压缩，一般在人眼允许的误差范围内，不仔细观察，人们是很难觉察压缩前后图像的区别的。对于声音信号，人的听觉对部分频率的音频信号也是不敏感的，这就使多媒体数据压缩成为可能。例如，一个 WAV 文件的歌曲为 45MB 左右，当将其转换成 MP3 格式存储时，却只有不到 6MB。因此，为了更有效地获取和利用信息，采取行之有效的压缩方法是非常重要的。

多媒体信息经过数字化后，产生巨大的数据信息，数据压缩的对象就是其中的冗余部分。数据冗余大致分以下几种。

（1）空间冗余：空间冗余是指图像中，规则物体和规则背景的表面物理特性具有相关性，数字化后表现出空间上的冗余。例如，某图片的画面中有一个规则物体，其表面颜色均匀，各部分的亮度、饱和度相近，把该图片进行数字化生成位图（点阵图）后，很大数量的相邻像素的数据是完全相同或十分接近的。完全相同的数据当然可以压缩，对于人眼分辨不出来的十分接近的数据同样可以压缩。

（2）时间冗余：序列图像和语音数据的前后有很强的相关性，经常包含冗余。对于图像序列中两幅相邻的图像，后一幅图像与前一幅图像有很大的相关性，这种相关性就称为时间冗余。

（3）结构冗余：数字化图像中的物体表面纹理等结构往往存在冗余，这种冗余称为结构冗余。例如，草席图像的纹理规范而清晰，就存在结构冗余。

（4）知识冗余：人对许多图像的理解与某些基础知识有相当大的相关性。例如，人脸的图像有固定的结构：嘴的上方有鼻子，鼻子的上方有眼睛，鼻子位于正面图像的中线上等。这类规律性的结构可以由先于经验的知识和背景知识得到，我们称此类冗余为知识冗余。

（5）视觉冗余：人类的视觉系统对于图像的注意是非均匀和非线性的，视觉系统并不是对图像的任何变化都能感觉得到。

（6）信息熵冗余：信息熵是指一组数据所携带的信息量。信息熵冗余也称编码冗余，如果图像中平均每像素使用的比特数大于该图像的信息熵，则图像中存在冗余，这种冗余称为信息熵冗余。

6.3.2　数据压缩方法

严格意义上的数据压缩起源于人们对概率的认识。当对文字信息进行编码时，如果为出现概率较高的字母赋予较短的编码，为出现概率较低的字母赋予较长的编码，则总的编码长度就能缩短不少。开发者首先要寻找一种能尽量精确统计或估计信息中符号出现概率的方法，然后还要设计一套用最短的代码描述每个符号的编码规则。

数据压缩处理一般由两个过程组成：一是编码（encoding）过程，即对原始数据经过编码进行压缩；二是解码（decoding）过程，即对编码数据进行解码，还原为可以使用的数据。下面介绍两种多媒体数据压缩的分类方法。

（1）按解码后的数据与原数据是否一致进行分类，数据压缩方法分为无损压缩和有损压缩。

- 无损压缩：无损压缩采用可逆编码法，被压缩后的数据进行解压缩后，数据与原来的数据完全相同，不会产生任何失真。该压缩方法去掉或减少了数据中的冗余，故又称为冗余压缩法。无损压缩法一般用于文本数据的压缩，但压缩比较低。常用的无损压缩方法有哈夫曼（Huffman）编码、行程编码和算术编码等。

- 有损压缩：有损压缩采用不可逆编码法，是指被压缩的数据经解压缩后与原来的数据有所不同，会产生失真。该压缩方法压缩了熵（信息量的度量方法）。对于这种压缩方法，由于减少了信息量，损失的信息量是不能再恢复的，所以压缩前与解压缩后有误差，但其压缩比较高。常用的有损压缩方法有预测编码和变换编码等。

（2）按数据压缩编码方法进行分类，数据压缩方法分为预测编码、变换编码和统计编码等。

- 预测编码：预测编码是根据离散信号之间存在一定关联性的特点，利用前面一个或多个信号对下一个信号进行预测，然后对实际值和预测值的差（预测误差）进行编码。如果预测比较准确，预测误差就会很小。在同等精度要求的条件下，就可以用比较少的比特进行编码，以达到压缩数据的目的。

- 变换编码：变换编码不是直接对空域图像信号进行编码，而是首先将原始数据"变换"到一个更为紧凑的表示空间（通常称为"频域"），产生一批变换系数，然后对这些变换系数进行编码处理。

- 统计编码：统计编码是根据信源符号出现概率的统计情况进行压缩。对于出现概率大的符号用较少的位数表示，对出现频率小的符号用较多的位数表示，从而减少总的位数以达到压缩的目的。常用的统计编码有哈夫曼编码、行程编码和算术编码。

6.3.3　数据压缩标准

对于连续变化的灰度或彩色图像，在压缩时如允许改变一些不太重要的像素值，或者允许损失一些精度，则可以把图像（也包括音频和视频）压缩到原来大小的十分之一、百分之一。

1. 音频压缩标准

为获得更高的编码效率，大多数语音编码技术都允许一定程度的精度损失，而且，为了更好地用二进制数据存储或传送语音信号，这些语音编码技术在将语音信号转换为数字信息之后又总会用哈夫曼编码、算术编码等通用压缩算法进一步减少数据流中的冗余信息。

对于数字电器（如数码录音笔、数码随身听）中存储的普通音频信息，最常使用的压缩方法主要是 MPEG 系列中的音频压缩标准。例如，MPEG-1 标准提供了 Layer1、Layer2 和 Layer3 共 3 种可选的音频压缩标准，MPEG-4 标准中的音频部分则同时支持合成声音编码和自然声音编码等不同类型的应用。在多种音频压缩标准中，MP3 最为常用。

2．静态图像压缩标准

联合图像专家组（JPEG）于 1986 年开始制定静态图像压缩标准，1994 年以后成为国际标准。他们经过多年艰苦研究，制定出多灰度连续色调静态图像的数字压缩编码，简称 JPEG 标准。

这一标准适用于彩色和单色多级灰度或连续色调静态数字图像的压缩。JPEG 采用以离散余弦变换（discrete cosine transform，DCT）为基础的有损压缩算法和以预测技术为基础的无损压缩算法来进行压缩。通过调整质量系数控制图像的精度和大小，其压缩比可以从 10：1 到 80：1。

JPEG 标准的最新进展是 1996 年开始制定，2001 年正式成为国际标准的 JPEG 2000。与 JPEG 相比，JPEG 2000 做了大幅改进，其中最重要的是用离散小波变换（DWT）替代了 JPEG 标准中的离散余弦变换。在文件大小相同的情况下，JPEG 2000 压缩的图像比 JPEG 质量更高，精度损失更小。

3．运动图像压缩标准

视频及其伴音的国际编码标准，即 MPEG 标准，包括 MPEG 视频、MPEG 音频和 MPEG 系统 3 部分，是一种动态图像压缩标准。其方法是利用动态预测及差分编码方式去除相邻两张图像的相关性。因为对于动态图像而言，除了正在移动的物体附近，其余的像素几乎没改变，因此可以利用相邻两张甚至多张图像预测像素可能移动的方向与亮度值，再记录其差值。将这些差值利用转码或分频式编码将高低频分离，然后用一般量化或向量量化的方式舍去一些画质而提高压缩比，最后经过一个可变长度的不失真型压缩而得到最少位数的结果，这种结果可以得到 50：1 到 100：1 的压缩比。

运动图像专家组到目前为止，已推出的 MPEG 标准有 MPEG-1、MPEG-2 、MPEG-4 、MPEG-7 和 MPEG-21 等。

MPEG-1 于 1992 年正式发布，详细说明了视频图像和声音压缩解压缩的方法，以及播放 MPEG 数据所需的图像与声音同步。大多数 VCD 就是采用这种标准来压缩视频数据的。

MPEG-2 于 1994 年发布，对图像质量做了分级处理，可以适应普通电视节目、会议电视、高清晰数字电视等不同质量的视频应用，是一个直接与数字电视广播有关的高质量图像和声音编码标准。DVD 采用的正是 MPEG-2 标准。

MPEG-4 于 1999 年通过。MPEG-4 标准拥有更高的压缩比，支持并发数据流的编码、基于内容的交互操作、增强的时间域随机存取、容错及基于内容的尺度可变性等先进特性。Internet 上的许多文件就是采用 MPEG-4 标准来压缩视频数据的，可以用更小的存储空间或通信带宽提供与 DVD 不相上下的高清晰视频，这使得在 Internet 上发布或下载数字电影的梦想成为了现实。

MPEG-7 于 1996 年 10 月开始研究。确切地说，MPEG-7 并不是一种压缩编码方法，而是一个多媒体内容描述接口，其目的是生成一种用来描述多媒体内容的标准。

MPEG-21 于 1999 年 12 月确定，其目的就是理解如何将不同的技术和标准结合在一起、需要什么新的标准以及如何将不同的标准集成在一起。

4．视频通信编码标准

国际电信联盟远程通信标准化组织（ITU Telecommunication Standardization Sector，ITU-T）是国际电信联盟管理下的专门制定远程通信相关国际标准的组织。ITU-T 和 ISO/IEC 是制定视频编码标准的两大组织，ITU-T 的标准包括 H.261、H.262、H.263、H.264，主要应用于实时视频通信领域，如会议电视；ISO/IEC 制定的 MPEG 系列标准主要应用于视频存储、广播电视、Internet 上的流媒体等。

6.3.4 文件压缩解压缩工具

目前比较常用的文件压缩解压缩软件有 WinRAR 和 WinZip 两种。下面以 WinRAR 为例学习文件压缩解压缩的一般操作方法。

WinRAR 是一款功能强大的压缩包管理器，是 RAR 在 Windows 环境下的图形操作界面，可以备份数据、缩减电子邮件附件的大小、创建和管理压缩文件。

WinRAR 默认的压缩文件扩展名为.rar，同时也支持 ZIP、UUE、ARJ、CAB、LZH、ACE、GZ、BZ2、TAR、JAR 类型压缩文件。

1．文件压缩

（1）简单压缩。

WinRAR 支持鼠标右键快捷菜单功能，安装后默认设置系统在快捷菜单中添加，因此在压缩文件时，可以不用打开 WinRAR 的主程序窗口。下面举例说明如何使用 WinRAR 进行文件压缩。

例如，将当前 E 盘根目录下的一个名为 medi 的文件夹进行压缩，将生成的压缩文件以 medi.rar 为名保存在 E 盘根目录下。

① 在资源管理器中打开 E 盘。

② 用鼠标右键单击 medi 文件夹，选择快捷菜单中的"添加到'medi.rar'"命令，如图 6-25 所示。

③ 弹出"正在创建压缩文件 medi.rar"窗口，如图 6-26 所示。

图 6-25　快捷菜单中的 WinRAR 命令　　　　图 6-26　创建压缩文件窗口

④ 缩完成后，在 medi 文件夹所在目录，即 E 盘根目录下生成文件 medi.rar。

（2）压缩设置。

除了简单的压缩文件或文件夹外，还可以对压缩内容进行设置，如修改压缩文件的文件名、保存位置、压缩格式、给压缩文件添加注释、给压缩包加密等，还可以备份压缩文件、实现分卷压缩等。

要对压缩包进行设置，只需在快捷菜单中选择"添加到压缩文件"命令，弹出"压缩文件名和参数"对话框。该对话框包括"常规"、"高级"、"选项"、"文件"、"备份"、"时间"和"注释"7 个选项卡，如图 6-27 所示。

常用的压缩设置如下。

① 在"常规"选项卡中设置压缩文件名、文件保存位置、压缩文件格式、压缩方式和分卷压缩。单击"设置密码"按钮，可以进行加密设置，如图 6-28 所示。

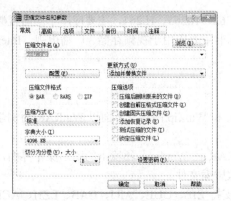

图 6-27 "压缩文件名和参数"对话框

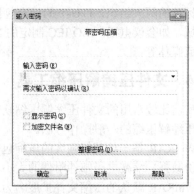

图 6-28 "带密码压缩"对话框

② 在"备份"选项卡中设置备份选项，如压缩前清除目标磁盘内容等。

③ 在"注释"选项卡中输入压缩注释内容，以便以后查证。

（3）向现有压缩包中添加文件。

除了将选择的文件压缩成一个新的压缩文件外，还可以将这些文件压缩并添加到一个已经存在的压缩包中。可以分别使用快捷菜单方法或在 WinRAR 主窗口中操作实现。

① 快捷菜单方法：用鼠标右键单击要压缩的文件，在快捷菜单中选择"添加到压缩文件"选项，在弹出"压缩文件名和参数"对话框中单击"浏览"按钮，在弹出的"查找压缩文件"对话框中选择压缩文件后单击"确定"按钮，即可完成设置，如图 6-29 所示。

② 使用 WinRAR 主窗口：双击现有的压缩文件，直接将要添加的文件或文件夹拖放到打开的 WinRAR 主窗口中；或者在打开的主窗口中单击"添加"按钮，在打开的"请选择要添加的文件"对话框中选择文件或文件夹，如图 6-30 所示，单击"确定"按钮，即可完成设置。

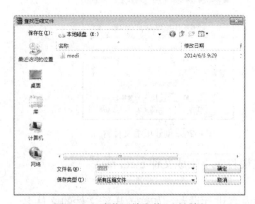

图 6-29 "查找压缩文件"对话框

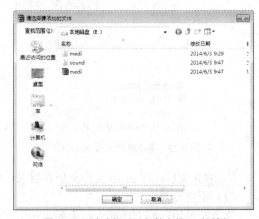

图 6-30 "请选择要添加的文件"对话框

（4）从现有压缩包中删除文件或文件夹。

对于现有压缩包中不需要的文件或文件夹可以将其从压缩文件中删除。双击打开现有压缩文件，在打开的 WinRAR 主窗口中用鼠标右键单击要删除的文件或文件夹，在快捷菜单中选择"删除文件"选项，也可以单击"删除"按钮，将选择的项目从压缩文件中删除。

2．解压缩文件

（1）使用快捷菜单解压缩文件。

对于压缩文件，WinRAR 同样支持右键快捷菜单功能。用鼠标右键单击压缩文件，其快捷菜单包含相关的解压缩命令，如图 6-31 所示。3 种命令的功能分别如下。

① "解压文件"：选择该选项将打开"解压路径和选项"对话框，可以在该对话框中设置解压后文件的保存位置、文件名等。

② "解压到当前文件夹"：选择该选项，可以将压缩文件中的文件或文件夹解压到该压缩文件所在路径。

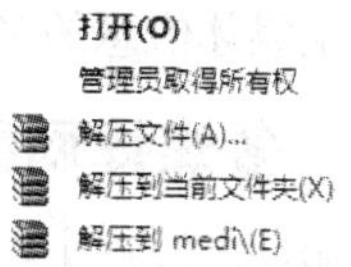

打开(O)
管理员取得所有权
解压文件(A)...
解压到当前文件夹(X)
解压到 medi\(E)

图 6-31　压缩文件快捷菜单

③ "解压到"：选择该选项，将在该压缩文件所在路径以压缩文件名为名创建文件夹，再将压缩文件中的文件或文件夹解压到这个新创建的文件夹中。

（2）在 WinRAR 主窗口中解压缩文件。

双击压缩文件，在打开的 WinRAR 主窗口中，即可使用命令实现解压。

① 只打开一个文件：双击窗口中的文件，系统将调用相应程序打开该文件。例如，双击 Word 文档，系统会自动调用 Word 应用程序将其打开。

② 将压缩包中的所有项目解压：单击 WinRAR 窗口中的"解压到"按钮，在弹出的"解压路径和选项"对话框中设置解压文件的保存位置和文件名等选项后，单击"确定"按钮，即开始解压文件。

③ 解压部分文件或文件夹：在打开的 WinRAR 窗口中选择要解压的一个或多个文件或文件夹后，执行下列操作中的一种即可。

- 直接将选定的文件或文件夹拖到资源管理器中。
- 用鼠标右键单击选定的文件或文件夹，在快捷菜单中选择"解压到制定文件"选项。
- 单击窗口中的"解压到"按钮。

3．制作自解压文件

采用 WinRAR 压缩的文件在一些没有安装 WinRAR 的计算机上是无法打开的，如果将压缩文件生成自解压的可执行文件，就可以避免这种情况。

制作自解压文件首先要制作压缩文件，然后双击打开该压缩文件，在打开的 WinRAR 窗口中单击"自解压格式"按钮，弹出 "压缩文件***.rar"对话框，一般采用其默认设置即可，单击"确定"按钮，在原压缩文件所在路径下生成一个扩展名为.exe 的自解压文件。

双击自解压文件，会打开"WinRAR 自解压文件"窗口，在其中可以单击"浏览"按钮设置解压路径，然后单击"安装"按钮，开始将压缩文件中的内容解压到指定的路径下。

6.4　多媒体通信与网络技术

多媒体通信与网络发展的速度越来越快，多媒体技术和网络技术的结合为人们提供了高效便捷的交流沟通途径。

6.4.1　多媒体通信

多媒体通信与电话、电报、传真等传统的单一媒体通信方式不同，多媒体通信实现了图、文、声、像并茂地交流信息，还能对通信全过程进行交互控制，是通信技术和计算机技术相结合的产物。多媒体通信系统将计算机的交互性、通信的分布性和电视的真实性完美地结合在一起，向人们提供全新的信息服务。

多媒体通信需要能灵活传输交换具有不同传输速率、不同性能要求的多媒体信息的通信网；需要能把音频、视频信号的频带压缩到一定范围的数据压缩技术；需要至少可以存储、显示处理两种以上媒体信息的多媒体终端设备；需要能同时传输多种媒体信息的同步技术等。

6.4.2 多媒体网络

多媒体网络技术包括文件传输、电子邮件、远程登录、网络新闻和电子商务等以文本为主的数据通信和以声音和图像为主的通信。通常把声音信息和图像信息的网络应用称为多媒体网络应用（multimedia networking application）。网络上的多媒体应用要求在客户端播放声音和图像时要流畅，声音和图像要同步，因此对网络的时延和带宽要求很高。

依据用户使用时交互的频繁程度，可将多媒体网络应用分成 3 类。

（1）现场交互应用（live interactive applications）：如 IT 电话、实时电视会议等。

（2）交互应用（interactive applications）：用户可以要求服务器开始传输文件、暂停、从头开始播放或者跳转，如音频点播、视频点播等。

（3）非实时交互应用（non - interactive applications）：用户只需简单地调用播放器播放，如现场声音、电视广播或者预录制内容的广播等。

随着网络技术和多媒体技术的发展，多媒体网络在人们工作和生活中的应用越来越多，常见的多媒体网络应用形式如下。

* 现场实播：现场声音、电视广播或者预录制内容的广播，可使用单目标广播传输，也可使用更有效的多目标广播传输。
* 音频点播：在用户请求传送服务器上存放的经过压缩的音频文件，如演讲、音乐、广播等时，都可以实时地从音频点播软件中读取音频文件，而不是在整个文件下载之后才开始播放。
* 视频点播：与音频点播相似，服务器上存放的压缩的视频文件可以是授课视频、电影、电视剧等。存储和播放视频文件比音频文件需要更大的空间和传输带宽。
* IT 电话：利用 Internet 进行相互通信，可以是近距离通信，也可以是长途通信，但费用却非常低廉。
* 分组实时电视会议：分组实时电视会议与 IT 电话类似，但允许多人参加。会议期间，可以为参会的每个人打开一个窗口。

依据所用协议，多媒体网络应用可分为两种服务。

（1）可靠的面向连接服务（reliable connection - oriented service）：使用 TCP 提供的服务属于可靠服务，TCP 服务保证把信息包传送到对方，对信息包的时延要求并不高。

（2）不可靠的无连接服务（unreliable connectionless service）：使用 UDP 提供的服务属于不可靠服务，不可靠的 UDP 服务不做任何担保，既不保证传送过程中不丢信息包，也不保证时延满足应用要求。

6.4.3 流媒体

流媒体（streaming media）又称流式媒体，是指商家用一个视频传送服务器把节目当成数据包发出，传送到网络上，用户通过解压设备对这些数据进行解压后，节目就会像发送前那样显示出来。这个过程的一系列相关的包被称为"流"。流媒体实际是指一种新的媒体传送方式，而非一种新的媒体。

网络流媒体是指采用流式传输的方式在 Internet 播放的媒体格式。流式传输方式则是将原来连续不断的音频、视频等多媒体文件经过特殊的压缩方式分成一个个带有顺序标记的压缩包，由视频服务器将这些小压缩包通过网络向用户计算机进行连续、实时的传送。在采用流式传输方式的系统中，用户不必像采用下载方式那样等到整个文件全部下载完毕，而是只需经过几秒或几十秒的启动时延，即可在用户的计算机上利用解压设备（硬件或软件）对这些压缩包解压后，重新按顺序组织起来进行播放和观看。此时多媒体文件的剩余部分将在后台的服务器内继续下载。与单纯的下载方式相比,这种对多媒体文件边下载、边播放的流式传输方式,不仅使启动时延大幅度地缩短,而且对系统缓存容量的需求也大大降低。

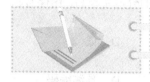

本章小结

本章简要介绍了医学多媒体的概念、多媒体信息处理的原理和一些实用软件技术、数据压缩的基本原理和使用方法等。通过本章的学习,可以对多媒体技术有初步的认识。

习 题 6

一、填空题

1. 常见的 5 类媒体分别是_____、_____、_____、_____、_____。

2. 多媒体中的媒体元素包括_____、_____、_____、_____、_____。

3. 音频信号的数字化一般需要经过_____、_____、_____3 个步骤。

4. 存储声音信息的文件格式有 _____、_____、_____等。

5. 量化位数越大,声音的质量_____,当然存储空间也就_____;位数越小,声音的质量就_____,需要的存储空间_____。

6. 音频信号常用的采样频率有_____、_____、_____3 种。

7. 数字图像的属性包含_____、_____、_____等。

8. 像素深度是指存储每像素信息所用的_____,它也是用来度量图像_____的。

9. 分辨率通常有_____和_____两种。

10. 常用的图像文件格式有_____、_____、_____等。

11. 视频文件的存储格式有_____、_____、_____等。

12. 按解码后的数据与原数据是否一致进行分类,数据压缩方法可分为_____和_____。

13. 数据冗余有_____、_____、_____、_____、_____等。

二、选择题

1. 所谓数字信号,就是把时间和幅度都用_____表示的信号。

    A．连续的数字   B．离散的数字符   C．字符   D．符号

2. 所谓模拟信号,是指时间和幅度上都是_____的信号。

    A．震荡   B．不连续   C．连续   D．很小

3. 下面不是音频数字化主要参数的是_____。

    A．采样频率   B．量化精度   C．音色   D．声道数

4. 屏幕能够显示的像素越多,说明显示设备的分辨率越_____,显示图像的质量也就越好。

    A．亮   B．暗   C．低   D．高

5. RM 格式是的一种新型音频视频_____文件格式。

    A．流媒体   B．播放   C．制作   D．传输

6. JPEG 采用以_____为基础的有损压缩算法和以预测技术为基础的无损压缩算法来进

行压缩。

　　　　A．连续正弦变换　　　　　　　　　　B．离散正弦变换

　　　　C．连续余弦变换　　　　　　　　　　D．离散余弦变换

7．对同样大小的一幅图，组成该图的图像像素数目越_____，图像的分辨率越高，图像看起来越真实。

　　　　A．多　　　　　　　　B．少　　　　　　　　C．高　　　　　　　　D．低

8．下列数据压缩编码中属于有损压缩的是_____。

　　　　A．哈夫曼编码　　　　B．行程编码　　　　C．算术编码　　　　D．预测编码

9．MPEG 标准是一种_____压缩标准。

　　　　A．静态图像　　　　B．静态图形　　　　C．动态音频　　　　D．动态图像

三、简答题

1．什么是多媒体技术？在计算机领域中，媒体的含义是什么？

2．什么叫位图和矢量图？指出它们的优缺点。

3．WAV 文件与 MIDI 文件的特点是什么？

第7章 Flash 动画设计技术基础

Adobe Flash Professional CS6 是用于创建动画和多媒体内容的强大的创作平台。Adobe Flash Professional CS6 设计身临其境，而且在台式计算机、平板电脑、智能手机和电视等多种设备中都能呈现一致效果的互动体验。Adobe Flash Professional CS6 是一个创作工具，设计人员和开发人员可使用它创建出演示文稿、应用程序以及支持用户交互的其他内容。Flash 项目可以包含简单的动画、视频内容、复杂的演示文稿、应用程序以及介于这些对象之间的任何事物。总而言之，使用 Flash Professional 制作出的个体内容就称为应用程序（或 SWF 应用程序），其中可以加入图片、声音、视频和特殊效果。

SWF 格式十分适合通过 Internet 交付，因为它的文件很小。这是因为它大量使用了矢量图形。

学习目标：

- 结合医学案例，了解 Flash 的应用技巧。
- 全面了解 Flash 基础动画的制作过程。
- 理解与掌握 Flash 动作代码的使用方法。

7.1 Flash Professional CS6 初识

Flash Professional CS6 的初识主要包括启动窗口，新建、打开、关闭和保存文件，界面设置和文档设置等操作。

7.1.1 启动窗口

单击"开始"→"程序"→"Adobe"→"Adobe Flash Professional CS6"命令，即可打开 Flash Professional CS6 的欢迎屏幕，如图 7-1 所示。

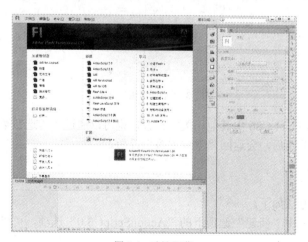

图 7-1　欢迎屏幕

欢迎屏幕中包括"从模板创建"动画的各种模板选项命令、"新建"的各种动画选项命令、"学习"动画的各种选项命令和"打开最近的项目"的"打开"命令。

如果每次启动不显示欢迎界面，则选中界面下方的"不再显示"复选框。若要再次显示欢迎屏幕，可执行如下步骤。

（1）选择"编辑"→"首选参数"命令，在对话框中选择"常规"选项，在"启动时"下拉列表中选择"欢迎屏幕"选项，如图 7-2 所示。

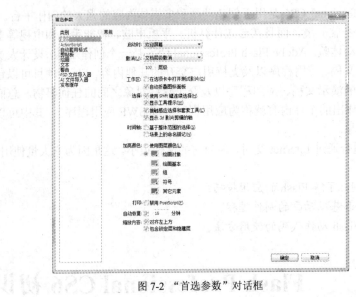

图 7-2　"首选参数"对话框

（2）用鼠标右键单击"展开面板"按钮，在菜单中选择"首选参数"命令，如图 7-3 所示。

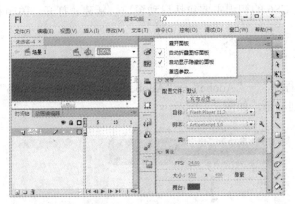

图 7-3　"展开面板"菜单

对于 Flash Professional CS6 中其他相关的设置，也可以通过"首选参数"对话框进行操作。当所有的动画窗口都关闭后，会返回"欢迎屏幕"界面。

7.1.2　新建文件

新建动画文件的方法如下。

（1）单击欢迎屏幕中"新建"选项下的"ActionScript 3.0"选项，可以新建一个动画文档，标题为未命名-1。

（2）选择"文件"→"新建"命令，在对话框中选择"ActionScript 3.0"选项，单击"确定"按钮。

（3）按 Ctrl+N 组合键。

Flash Professional CS6 用户界面包括舞台、时间轴、工具面板、属性面板和库面板等，如图 7-4 所示。

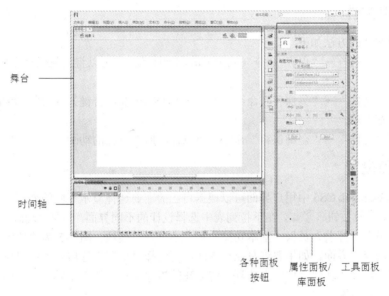

图 7-4　Flash 的窗口

- 舞台：也称为"编辑区"，是进行图形、视频、按钮、动画等编辑的地方。
- 时间轴：控制影片中的元素出现在舞台中的时间。可以使用时间轴指定图形在舞台中的分层顺序，高层图形显示在低层图形上方。
- 工具面板：包含一组常用工具，用于选择舞台中的对象和绘制矢量图形。
- 属性面板：显示有关任何选定对象的可编辑信息。
- 库面板：用于存储和组织媒体元素和元件。

在面板区域中可以单击各种面板按钮显示相应的面板。

7.1.3　打开文件

打开动画文件的方法如下。

（1）在欢迎屏幕中选择"打开最近的项目"的"打开"命令，在"打开"对话框中选择文件。

（2）选择"文件"→"打开"命令，在"打开"对话框中选择文件。

（3）按 Ctrl+O 组合键。

（4）选择"文件"→"打开最近的文件"命令，在列表中选择文件。

7.1.4　关闭文件

退出动画文件的方法如下。

（1）单击 Flash Professional CS6 窗口右上角的"关闭"按钮。

（2）选择"文件"→"退出"命令。

（3）按 Ctrl+Q 组合键。

关闭动画文件的方法如下。

（1）单击菜单栏下面的动画文件的"关闭"按钮 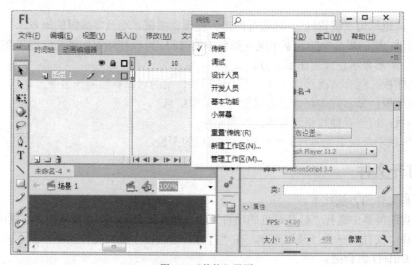。

（2）选择"文件"→"关闭"命令（或按 Ctrl+W 组合键），可以关闭当前打开的动画文件。

（3）选择"文件"→"全部关闭"命令（或按 Ctrl+Alt+W 组合键），可以关闭所有打开的动画文件（全部关闭后出现欢迎屏幕）。

7.1.5　保存文件

保存动画文件的方法如下。

（1）单击"文件"→"保存"命令（或按 Ctrl+S 组合键），可以将文件保存为扩展名为.fla 的文件。

（2）单击"文件"→"另保存"命令（或按<Ctrl+Shift+S 组合键），打开"另存为"对话框，在其中设置保存选项。

（3）单击"文件"→"全部保存"命令，可以保存所有打开的动画。

7.1.6　界面设置

Flash Professional CS6 中用户界面可以根据自己的需要选择显示不同的界面，单击菜单栏中的"基本功能"下拉按钮 基本功能 ，在下拉列表中选择设计的不同界面，包括"动画"、"传统"、"调试"、"设计人员"、"开发人员"、"基本功能"和"小屏幕"选项。图 7-5 为"传统"界面，界面默认为"基本功能"界面。如果要恢复原有界面，可选择"重置"选项。当用户设计了自己的界面布局后，可以选择"新建工作区"选项，将创建的界面保存，便于以后进行切换，不需要每次都设计，提高工作效率。

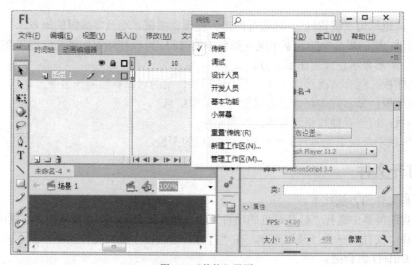

图 7-5　"传统"界面

7.1.7　文档设置

利用"文档设置"对话框可以设置文档的尺寸、帧频、背景颜色等属性。

设置文档的方法有以下几种。

（1）在上述新建文件的操作中，在"新建文档"对话框中设置文档参数，如图 7-6 所示，包括文档的宽、高，标尺单位，频率和背景颜色等选项。

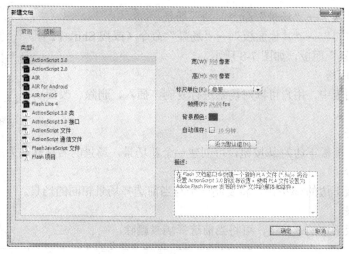

图 7-6 "新建文档"对话框

（2）选择 "修改"→"文档"命令，打开"文档设置"对话框，如图 7-7 所示，在其中也可以设置文档的相关选项。

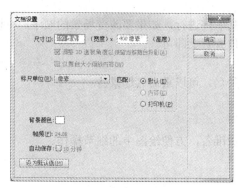

图 7-7 "文档设置"对话框

7.2 Flash Professional CS6 的基础操作

学习 Flash 动画制作，首先要熟悉场景、各种面板、对象的各种操作及帧、图层、元件等的概念及操作。

7.2.1 场景操作

场景是各种对象进行动画演示的舞台或工作区。一个动画可以包括多个场景。使用场景可以组织不同主题的动画，在播放时，场景与场景之间可以通过交互进行切换。如果没有切换，则动画播放的顺序将按照场景的排列顺序依次播放。

1. 插入场景

新建的动画文件默认包含一个场景，但制作比较复杂的动画时，通常要设计多个场景，这就需要添加场景。插入场景的方法有以下 2 种。

（1）选择"插入"→"场景"命令，插入场景。

（2）选择"窗口"→"其他面板"→"场景"命令（或按 Shift+F2 组合键），打开"场景"面板，如图 7-8 所示。

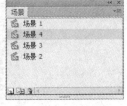

图 7-8　"场景"面板

2．使用场景面板

在"场景"面板中，用户可以对场景进行复制、插入、删除、改变顺序和重命名等操作。

（1）插入场景。

单击"场景"面板下边的 按钮，可创建一个新场景，场景的名称默认为场景 1，场景 2……

（2）复制场景。

单击场景面板下边的 按钮，将复制一个与当前选择场景相同的场景。

（3）删除场景。

单击场景面板下边的 按钮，可将当前选择场景删除。

注意

这种删除是不可恢复的。

（4）改变场景顺序。

动画播放按照场景的排列顺序进行，如果要改变场景的顺序，可以在"场景"面板中使用鼠标直接拖动场景行到合适的位置行上即可。

（5）重命名场景。

双击场景名，激活该场景名，可以重命名场景。

7.2.2　视图操作

视图工具将为矢量绘图做准备，方便绘图中的细节操作。

1．放大/缩小

放大视图的方法如下。

（1）选择"视图"→"放大"命令（或按 Ctrl++组合键），鼠标指针变成带有"+"号的放大镜图标时，单击即可进行放大操作。

（2）单击工具面板中的缩放工具 ，默认为放大操作。

缩小视图的方法如下。

（1）选择"视图"→"缩小"命令（或按 Ctrl+-组合键），鼠标指针变成带有"-"号的放大镜图标时，单击即可进行缩小操作。

（2）单击工具面板中的缩放工具 ，按住 Alt 键，使放大镜的"+"号变成"-"号，可以进行缩小操作。

2．手形工具

使用工具面板中的手形工具 ，按住鼠标左键可拖动场景，在放大的情况下，使用手形工具拖动场景可以观察视图的不同位置。启动手形工具的快捷键是 Space 键。

3．标尺

选择"视图"→"标尺"命令（或按 Ctrl+Alt+Shift+R 组合键），场景的上方和左边出现标尺栏。将上标尺或者左标尺拖到场景中，会出现标尺线，便于在场景中精确定位绘图位置及尺寸。动画播放时，标尺线不会显示。

双击标尺线，打开"移动辅助线"对话框，在其中可精确设置标尺线的位置，如图 7-9 所示。

4．网格

选择"视图"→"网格"→"显示网格"命令（或按 Ctrl+'组合键），在场景中出现网格，便于在场景中精确定位绘图的位置及尺寸。动画播放时，网格不会显示。

选择"视图"→"网格"→"编辑网格"命令（或按 Ctrl+Alt+G 组合键），打开"网格"对话框，如图 7-10 所示，在其中设置网格的颜色、显示位置和贴紧精确度等选项。

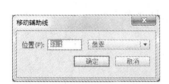

图 7-9　"移动辅助线"对话框

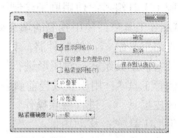

图 7-10　"网格"对话框

5．贴紧

选择"视图"→"贴紧"选项，其中包括"贴紧对齐"、"贴紧至网格"、"贴紧至辅助线"、"贴紧至像素"、"贴紧至对象"命令，根据不同的操作，当在场景中拖动对象时，对象都会根据设置进行贴紧操作。

使用"编辑贴紧方式"命令设置贴紧方式。

7.2.3　面板操作

面板是动画工作窗口中重要的操作对象，面板包含一些常用的编辑功能，并能够设置各种属性、各种动画元素的显示状态等。

Flash Professional CS6 中的所有面板都包含在"窗口"菜单中。

打开/关闭常用面板的快捷键如表 7-1 所示。

表 7-1　　　　　　　　　　　　打开/关闭常用面板的快捷键

面板	快捷键	面板	快捷键
工具	Ctrl+F2	颜色	Alt+Shift+F9
时间轴	Ctrl+Alt+T	库	Ctrl+L
属性	Ctrl+F3	变形	Ctrl+T
对齐	Ctrl+K	动作	F9

7.2.4　工具面板

工具面板提供了绘制、编辑矢量图形的各种工具。

- 选择工具 ：用来进行选择对象、拖动对象等操作。
- 部分选取工具 ：以矢量方式选择图形的曲线，通过控制点来改变曲线的形状。
- 任意变形工具组 ：对图形进行缩放、变形操作，其中包括渐变变形工具。
- 3D 旋转工具组 ：对影片剪辑元件进行旋转操作，其中包括 3D 平移工具。
- 套索工具 ：沿对象的边沿选择图形区域。
- 钢笔工具组 ：绘制与编辑矢量曲线，其中包括添加锚点工具、删除锚点工具和转换锚点工具。

- 文本工具 T：添加和编辑文本。
- 线条工具 ＼：绘制各种形式的线条。
- 矩形工具组 ▢：绘制矩形，其中包括椭圆工具、基本矩形工具、基本椭圆工具和多角星形工具。
- 铅笔工具 ✎：绘制折线、直线等。
- 刷子工具组 ✎：使用刷子绘制图形，其中包括"喷涂刷工具"。
- Deco 工具 ✐：使用预制的填充效果进行绘制。
- 骨骼工具组 ✎：绘制骨骼，其中包括"绑定工具"。
- 颜料桶工具组 ◌：对图形进行填充，其中包括"墨水瓶工具"。
- 滴管工具 ✐：用于获取当前颜色。
- 橡皮工具 ✎：进行擦除操作。
- 手形工具 ✋：移动场景。
- 缩放工具 🔍：放大和缩小场景。
- 笔触颜色 ✎■：设置线条颜色。
- 填充颜色 ◌■：设置填充颜色。
- 黑白 ▣：将线条颜色和填充颜色置黑白。
- 交换颜色 ▣：将线条颜色和填充颜色交换。
- 空隙大小 ◌：设置空隙。
- 锁定填充 ▣：锁定某种填充。

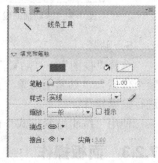

图 7-11　线条工具的"属性"面板

选择不同的工具按钮后，"属性"面板中显示对应的属性选项，根据不同的操作进行相应的设置。图 7-11 是线条工具的"属性"面板。

7.2.5　对象操作

在动画舞台上，可以编辑的对象有矢量图形、字符、元件、位图图形对象或对象组。对这些对象的操作包括选取、复制、移动、组合与分离、变形，还可以使用文本工具、骨骼工具、3D 变形工具和 Deco 工具等分别对相应的对象进行操作。

1．选取对象

选择工具、部分选取工具和套索工具是主要的选取工具。这里主要介绍选择工具的操作。

选取图形的方法如下。

- 单击：选取线条或填充部分（注意：矢量图形边线和填充是分离的）。
- 双击：选取图形上的全部线条或填充部分。

选取元件或者组合的方法如下。

- 单击：选取一个对象。
- 按 Shift 键，同时单击：选取多个对象。
- 拖动一个矩形区域：选取区域中的对象。
- 按 Ctrl+A 组合键：选取全部对象。
- 在选区外单击或按 Esc 键可以取消选取。

2．移动、复制、删除和撤销

移动操作的方法如下。

- 选择"编辑"→"剪切"命令。
- 在对象的快捷菜单中选择"剪切"命令。
- 按 Ctrl+X 组合键。

复制操作的方法如下。

- 选择"编辑"→"复制"命令。
- 在对象的快捷菜单中选择"复制"命令。
- 按 Ctrl+C 组合键。

粘贴操作的方法如下。

- 选择"编辑"→"粘贴到中心位置"命令（组合键是 Ctrl+V），在中心位置粘贴。
- 选择"编辑"→"粘贴到当前位置"命令（组合键是 Ctrl+Shift+V），和原对象位置重合粘贴。
- 选择"编辑"→"选择性粘贴"命令，打开"选择性粘贴"对话框，如图 7-12 所示，进行粘贴设置。
- 选择快捷菜单中的"粘贴"命令。

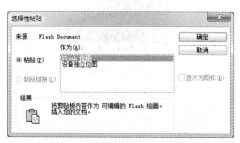

图 7-12　"选择性粘贴"对话框

删除操作的方法如下。

- 选择"编辑"→"清除"命令。
- 按 Delete 键。

撤销操作的方法如下。

- 选择"编辑"→"撤销"命令。
- 按 Ctrl+Z 组合键。

直接复制操作的方法如下。

- 选择"编辑"→"直接复制"命令，可直接完成复制和粘贴操作。
- 按住 Alt 键时使用选择工具。

3．填充

Flash Professional CS6 中填充操作可以通过"属性"面板、"颜色"面板或者"样本"面板进行设置。

（1）直接在"属性"面板中设置绘制图形的"笔触颜色"和"填充颜色"，以设置边线和填充颜色。

（2）要修改绘制完成的图形的填充颜色，可以执行如下操作。

- 使用工具面板中的颜料桶工具或者墨水瓶工具，在"属性"面板中修改颜色，再填充到对象上。
- 使用"颜色"面板（组合键为 Alt+Shift+F9）进行设置，如图 7-13 所示。

"颜色"面板中的设置包括以下几项。

设置"纯色"，可以单击笔触颜色按钮或填充色按钮，打开调色板，通过单击色块选择颜色。或者调整 RGB 的值进行设置。其中"A"选项是设置透明色 Alpha（透明度），其值的大小能够改变颜色的深浅。

设置"线性渐变"和"径向渐变"时，选择"流"方式，在色条上单击增加色块，每个色块可单独设置颜色，如图 7-14 所示。注意：线条没有渐变色填充。

"位图填充"是用位图进行填充。

- 使用"样本"面板（按 Ctrl+F9 组合键），单击其中每个色块可进行填充设置，如图 7-15 所示。

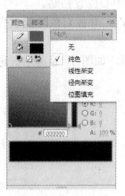

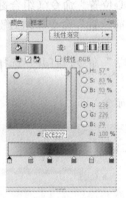

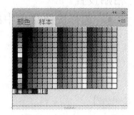

图 7-13　"颜色"面板　　　　　图 7-14　设置"线性渐变"　　　　　图 7-15　"样本"面板

4．组合与分离

组合和分离是设计动画时经常使用的两个重要操作。可以把一些相关的图形组成一个整体，也可以将对象分离，如将文字分离成图形等。

组合对象的方法如下。

- 选择要组合的全部对象。
- 选择"修改"→"组合"命令（或按 Ctrl+G 组合键），将选取的对象组合。

取消组合的方法如下。

选择"修改"→"取消组合"命令（或按 Ctrl+Shift+G 组合键），将组合取消。

分离对象的方法如下。

- 选择操作对象。
- 选择"修改"→"分离"命令（或按 Ctrl+B 组合键），可以分离对象。

一般元件、文本、导入的图片等默认为组合的对象。分离对象后，对象内部有一系列白点，如图 7-16 所示。如果选中的对象四周出现一个方框，那么该对象为组合对象，如图 7-17 所示。

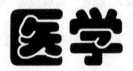

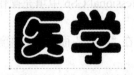

图 7-16　分离后的对象　　　　　　　　　　　图 7-17　组合的对象

许多动画操作需要将对象先打散（即分离），才可制作成动画。组合与分离的区别在于：组合后的对象以注册点（注册点通常在对象的中心，当使用变形工具时，显示为空心圆标志的为注册点位置，它可以用鼠标进行移动）为中心进行移动；而分离的对象没有注册点。

组合的对象不能设置形状渐变动画，只能设置运动渐变动画，而分离的对象正好相反。

5．变形

变形是指对象形状的改变，如尺寸的缩放，旋转和扭曲等。

启动变形操作的方法如下。

- 单击工具面板中的任意变形工具，进行变形操作。
- 选择对象或者区域，单击鼠标右键，在弹出的快捷菜单中选择"任意变形"命令。
- 按 Ctrl+T 组合键，打开"变形"面板，如图 7-18 所示，进行变形操作。

变形的基本操作如下。

- 按住 Shift 键+拖动控制点：等比例缩放。
- 按住 Ctrl 键+拖动控制点：自由变形。
- 按住 Alt 键+拖动控制点：以中心点进行缩放。
- 按住 Shift+Alt 组合键+拖动控制点：以中心点等比例进行缩放。
- 拖动边线：左右或者上下变形。
- 拖动中心点可改变中心点的位置。

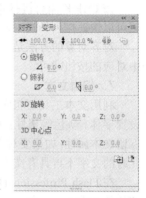

图 7-18 "变形"面板

使用选择工具，当鼠标指针置于矢量图形的边缘，鼠标指针下方变成弧线时，拖动鼠标可改变图形形状。

【例 7-1】图形的任意变形与旋转。

操作步骤如下。

（1）启动 Flash Professional CS6，新建一个空白文件。

（2）选择工具面板中的矩形工具。

（3）在"属性"面板中设置"笔触颜色"为无（单击 ⬚ 按钮），"填充色"为红色。

（4）在场景中拖动鼠标，绘制一个矩形。

（5）使用任意变形工具进行缩放，如图 7-19 所示。

（6）使用选择工具选取矩形，进行复制、粘贴到当前位置（按 Ctrl+Shift+V 组合键）操作。

（7）以复制出来的矩形的中心位置为底角，使用任意变形工具进行旋转，如图 7-20 所示。

图 7-19 缩放、变形

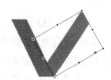

图 7-20 旋转

【例 7-2】图形的扭曲。

操作步骤如下。

（1）启动 Flash Professional CS6，新建一个空白文件。

（2）在"属性"面板中设置"笔触颜色"为无（单击 ⬚ 按钮），"填充色"为绿色。

（3）在场景中按住 Shift 键的同时拖动鼠标，绘制一个无边线的正方形。

（4）在正方形上单击鼠标右键，在弹出的快捷菜单中选择"扭曲"命令，当鼠标指针置于控制点附近时，鼠标指针变成三角形，可对图形进行扭曲操作（或者在按住 Ctrl 键的同时，拖动控制点，直接进行扭曲操作）。

对对象进行扭曲操作后，对象四周出现 8 个控制柄，如图 7-21 所示。与任意变形不同的是，扭曲后的对象没有中心点。

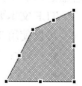

图 7-21 扭曲

文字、元件等非矢量图形只有分离后，才能进行扭曲操作。

6. 对齐

按 Ctrl+K 组合键打开"对齐"面板，如图 7-22 所示。使用面板中的按钮可以快速排列场景中所选择的对象。

对齐对象的方法是：使用选择工具选择多个对象，再单击"对齐"面板中对应的按钮即可。

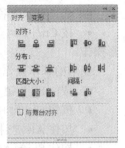

图 7-22　"对齐"面板

7. 编辑文本

利用文本工具与相应的"属性"面板，可以在场景中添加文字，并可以设置字体、颜色等属性；可以对文字进行变形、旋转和扭曲等操作，且仍然保留文本属性；如果要对文本进行变形操作，则必须将文本分离成矢量图形，此时的文字不再具有文本属性。

在 Flash Professional CS6 中，文本的编辑功能更为强大。文本类型有 TLF（文本布局框架）和传统文本。

（1）TLF 文本。

TLF 支持更丰富的文本布局功能和对文本属性的精细控制，其"属性"面板如图 7-23 所示。

与传统文本相比，TLF 文本提供了下列增强功能。

- 更多字符样式，包括行距、连字、加亮颜色、下画线、删除线、大小写、数字格式及其他。

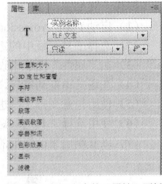

图 7-23　TLF 文本的"属性"面板

- 更多段落样式，包括通过栏间距支持多列、末行对齐选项、边距、缩进、段落间距和容器填充值。

- 控制更多亚洲字体属性，包括直排内横排、标点挤压、避头尾法则类型和行距模型。

- 可以为 TLF 文本应用 3D 旋转、色彩效果以及混合模式等属性，而无须将 TLF 文本放置在影片剪辑元件中。

- 文本可按顺序排列在多个文本容器中。这些容器称为串接文本容器或链接文本容器。

- 可以对阿拉伯语和希伯来语文字创建从右到左的文本。

- 支持双向文本，其中从右到左的文本可包含从左到右文本的元素。在阿拉伯语或希伯来语文本中嵌入英语单词或阿拉伯数字等情况时，此功能必不可少。

TLF 文本容器：TLF 文本容器包括点文本容器和区域文本容器。

点文本容器的大小仅由其包含的文本决定。区域文本容器的大小与其包含的文本量无关。默认使用点文本容器。要将点文本容器更改为区域文本容器，可使用选择工具调整容器大小或双击容器边框右下角的小圆圈。

TLF 文本要求在 FLA 文件的发布设置中指定 ActionScript 3.0 和 Flash Player 10 或更高版本。

可以使用 TLF 文本创建以下 3 种类型的文本块。

- 只读：当作为 SWF 文件发布时，文本无法选中或编辑。

- 可选：当作为 SWF 文件发布时，文本可以选中并可复制到剪贴板，但不可以编辑。对于 TLF 文本，此设置是默认设置。

- 可编辑：当作为 SWF 文件发布时，文本可以选中和编辑。

TLF 文本与传统文本的不同之处如下。

- TLF 文本不支持 PostScript Type 1 字体。TLF 仅支持 OpenType 和 TrueType 字体。

- TLF 文本要求一个特定 ActionScript 库对 Flash Player 运行时可用。如果此库尚未在播放计算机中安装，则 Flash Player 将自动下载此库。

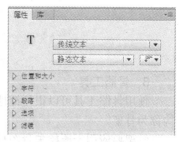

- TLF 文本无法用作遮罩。要使用文本创建遮罩，就使用传统文本。

（2）传统文本。

传统文本包括静态文本、动态文本和输入文本。

传统文本的"属性"面板如图 7-24 所示，可设置的属性包括文本的位置和大小、字符、段落等。

图 7-24 传统文本的"属性"面板

【例 7-3】制作彩虹字。

操作步骤如下。

（1）使用文本工具在场景中创建一个静态文本，输入文字"医学动画"，如图 7-25 所示。

 修改文本也需要选择文本工具，然后单击要修改的文本。拖动文本框边线可移动文本。

（2）按 Ctrl+B 组合键将文字分离成 4 个独立文字，如图 7-26 所示。

（3）按 Ctrl+B 组合键将文字分离成矢量图形，如图 7-27 所示。

 直接输入的文本只可填充实色，要填充渐变颜色，必须将文本分离成矢量图形。

（4）选择墨水瓶工具，在"颜色"面板或"样本"面板中设置红颜色，在分离后的文字上单击，添加边线颜色。

 墨水瓶工具只能设置连续线条颜色，所以这里需要单击多次进行设置。

（5）选择颜料桶工具，设置填充色为渐变彩虹色，这时每个文本独立填充彩虹色，如图 7-28 所示。

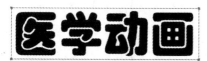

图 7-25　输入文字

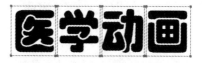

图 7-26　分离文字

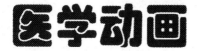

图 7-27　分离成矢量图形

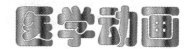

图 7-28　填充独立渐变

（6）用颜料桶工具在分离的文本上单击，将对文本填充连续颜色，如图 7-29 所示。

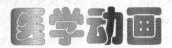

图 7-29 填充连续渐变色

8．骨骼工具

使用骨骼工具可以很便捷地把符号连接起来，形成父子关系，以实现反向运动。整个骨骼结构称为骨架。

骨架要应用于原始矢量图形上，这样便可以在不同的时间把骨架拖到不同的位置来操纵它们。

创建骨架的方法是：单击骨骼工具，拖曳出第一个骨架，后续骨架一定要从上一个骨架的圆点拖曳，如图 7-32 所示，圆点为图中每个骨架连接处，即圆圈的中心点。

骨骼创建时，在时间轴上自动出现骨骼图层，在该图层中可以设置动画。

【例 7-4】 小人骨架。

操作步骤如下。

（1）使用椭圆工具（无边线），按住 Shift 键，绘制一个圆形作为小人头部。

（2）使用矩形工具（无边线），绘制一个矩形。

（3）使用选择工具，按住 Alt 键，拖动矩形进行复制操作，如图 7-30 所示。

（4）分别使用选择工具和任意变形工具，将 5 个矩形按照图 7-31 所示进行排列，组建成小人图形。

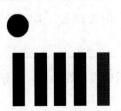

图 7-30 绘制图形

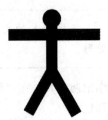

图 7-31 创建小人图形

（5）使用骨骼工具，创建小人的骨架，如图 7-32 所示。

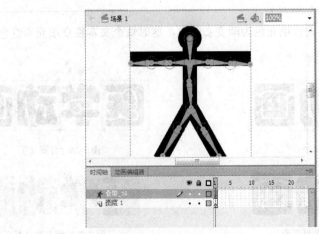

图 7-32 构建骨架

9．3D 变形工具

Flash Professional 是一个平面设计软件，进行透视、3D 旋转等操作时，可以使用 3D 变形工具，但实际上还是基于二维的操作。使用 3D 变形工具进行操作时，操作的对象只能是影片剪辑元件。

3D 变形包括 3D 旋转和 3D 平移操作。

【例 7-5】3D 旋转。

操作步骤如下。

（1）使用椭圆工具，按住 Shift 键，绘制一个圆形。

（2）选择圆形，按 F8 键转换为影片剪辑元件。

（3）使用 3D 旋转工具，单击圆形，如图 7-33 所示，出现旋转坐标。

（4）使用选择工具，将 3D 坐标移出圆形，分别拖动 X（红色）、Y（绿色）、Z（蓝色）轴坐标，观察元件的旋转效果，如图 7-34 所示。

上述 3D 旋转的例题也可以使用 3D 平移工具进行操作，3D 平移的坐标如图 7-35 所示。使用选择工具分别拖动 X（红色）、Y（绿色）、Z（圆点）轴坐标，观察元件的平移效果。

图 7-33　单击圆形

图 7-34　3D 旋转

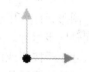

图 7-35　3D 平移坐标

10．Deco 工具

使用 Deco 工具，要在其"属性"面板中设置相应的选项，其中"绘制效果"都是系统预设的填充效果，如图 7-36 所示。

任意一种效果，都可通过下边的"编辑"按钮重新进行编辑，但替代的图案必须使用元件。如图 7-37 所示。选择"藤蔓式填充"绘制效果，在场景中单击，整个场景被藤蔓填充；若要更换藤蔓的树叶或者花，可以单击其对应的"编辑"按钮，打开"选择元件"对话框，其中选择做好的元件进行更换。

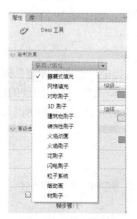

图 7-36　Deco 工具"属性"面板

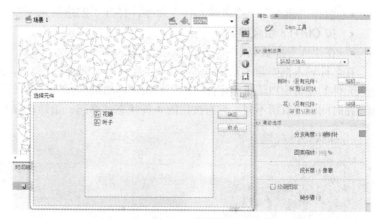

图 7-37　编辑效果

使用 Deco 工具进行填充时，还可以设置"分支角度"，"图案缩放"和"段长度"选项。如果想让填充的图案变成动画填充，可以选中"动画图案"复选框，同时可以设置动画的帧步骤。图 7-38 为使用"藤蔓式填充"设置了动画图案，并设置了帧步骤的时间轴，测试动画时变成动画播放。

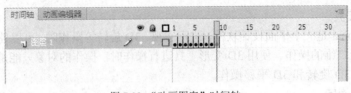

图 7-38　"动画图案"时间轴

7.2.6　元件和库

元件是指在 Flash Professional 中或使用 SimpleButton（AS 3.0）和 MovieClip 类一次性创建的图形、按钮或影片剪辑。元件可在整个文档或其他文档中重复使用。元件可以包含从其他应用程序中导入的插图。任何元件都会自动成为当前文档的库的一部分。

1．元件类型

每个元件都有一个唯一的时间轴、舞台和图层，可以将帧、关键帧和图层添加至元件时间轴。创建元件时需要选择元件类型，元件类型有以下 3 种。

（1）图形元件。

图形元件可用于静态图像，并可用来创建连接到主时间轴的可重用动画片段。图形元件与主时间轴同步运行。交互式控件和声音在图形元件的动画序列中不起作用。图形元件在 FLA 文件中的尺寸小于按钮或影片剪辑。

（2）按钮元件。

按钮元件可以创建用于响应鼠标单击、滑过或其他动作的交互式按钮。可以定义与各种按钮状态关联的图形，然后将动作指定给按钮元件。

（3）影片剪辑元件。

影片剪辑元件可以创建可重用的动画片段。影片剪辑拥有各自独立于主时间轴的多帧时间轴。可以将多帧时间轴看作是嵌套在主时间轴内，它们可以包含交互式控件、声音，甚至其他影片剪辑实例，也可以将影片剪辑元件放在按钮元件的时间轴内，以创建动画按钮。

2．创建元件

创建元件的方法有以下几种。

- 选择"插入"→"新建元件"命令，打开"创建新元件"对话框，如图 7-39 所示。
- 按 Ctrl+F8 组合键。
- 在"库"面板菜单中选择"新建元件"命令。

在名称输入框中输入元件的名称。在"类型"下拉列表中选择元件的类型，单击"确定"按钮，进入元件的编辑窗口。图形元件和影片剪辑元件的编辑窗口与场景窗口基本一致，按钮元件的编辑窗口在时间轴上有所不同，只有按钮的 4 种状态（弹起、指针、按下和点击），如图 7-40 所示。

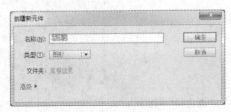

图 7-39　"创建新元件"对话框

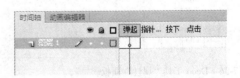

图 7-40　按钮元件的时间轴

3．转换元件

将在场景中直接绘制的矢量图形或者导入场景中的位图转换为元件，可执行如下操作。

- 选择要转换为元件的对象，选择"修改"→"转换为元件"命令，打开"转换为元件"对话框，该对话框与"创建新元件"对话框相同。
- 按 F8 键，可以将选择的对象转换成元件。

4．元件引用

引用元件的方法如下。

按 F11 键打开"库"面板，然后将元件从"库"面板中拖到某一场景中。

使用"库"面板菜单中的命令可编缉元件，如图 7-41 所示。

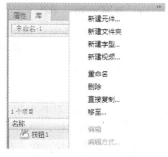

图 7-41 "库"面板菜单

5．编辑元件

编辑元件的方法有以下几种。

（1）在场景中双击元件。

（2）在"库"面板中双击元件图标。

（3）在"库"面板中选择元件，在"库"面板菜单中选择"编辑"命令。

6．公用库

公用库中的元素是系统自带的，包括 Buttons 和 Classes 类型。

启动公用库的方法是：选择"窗口"→"公用库"命令，进而选择不同类型的命令。

公用库中的实例添加到场景中后，同时也会自动添加到"库"面板中。

7.2.7 帧

与胶片一样，Flash Professional CS6 文档也将时长分为帧。在时间轴中，使用这些帧来组织和控制文档的内容。在时间轴中放置帧的顺序将决定帧内对象最终的显示顺序。

帧的类型有空白帧、关键帧、帧和补间帧。空白帧就是该帧对应的场景中没有任何内容；关键帧用来表示动画发生变化的地方，是决定动作的关键画面，在其中添加对象；帧也算是关键帧的一种，但它有与关键帧不一样的地方，帧是指一连串内容相同的帧；补间帧是指对关键帧使用"补间"时，自动完成动画过渡的一系列帧。

关键帧在时间轴上显示为黑色实心点，如果关键帧中不包含任何对象，那么此关键帧为空白关键帧，以空心圆点表示。

1．插入帧

插入帧的方法有以下 2 种。

- 选择"插入"→"时间轴"→"帧"命令（快捷键为 F5）。
- 在时间轴的帧上，单击鼠标右键，在弹出的快捷菜单中选择"插入帧"命令。

插入关键帧的方法有以下几种。

- 选择"插入"→"时间轴"→"关键帧"命令（快捷键为 F6）。
- 在时间轴的帧上，单击鼠标右键，在弹出的快捷菜单中选择"插入关键帧"命令。
- 在时间轴的帧上，单击鼠标右键，在弹出的快捷菜单中选择"转换为关键帧"命令。

插入空白关键帧的方法有以下几种。

- 选择"插入"→"时间轴"→"空白关键帧"命令（快捷键为 F7）。
- 在时间轴的帧上，单击鼠标右键，在弹出的快捷菜单中选择"插入空白关键帧"命令。
- 在时间轴的帧上，单击鼠标右键，在弹出的快捷菜单中选择"转换为空白关键帧"命令。

2．编辑帧

选择帧的方法有以下几种。

- 选择一帧：单击。
- 选择连续多帧：拖动鼠标选择多帧或者选择第一帧，按 Shift 键单击最后一帧。
- 选择不连续多帧：选择第一帧，按 Ctrl 键单击其他帧。
- 全选：按 Ctrl+A 组合键或者在帧上单击鼠标右键，在弹出的快捷菜单中选择"选择所有帧"命令。

复制帧的方法如下。

选取要复制的帧，单击鼠标右键，在弹出的快捷菜单中选择"复制帧"命令；在需要粘贴的地方选取一帧或多帧，单击鼠标右键，在弹出的快捷菜单中选择"粘贴帧"。

移动帧的方法如下。

- 选取一帧或多帧，直接将其拖动到需要的地方。
- 选取要复制的帧，单击鼠标右键，在弹出的快捷菜单中选择"剪切帧"命令；在需要粘贴的地方选取一帧或多帧，单击鼠标右键，在弹出的快捷菜单中选择"粘贴帧"命令。

删除帧的方法如下。

选取要复制的帧，单击鼠标右键，在弹出的快捷菜单中选择"删除帧"命令。

清除帧的方法如下。

清除帧是指清除该帧上的所有的内容，使其变为一个空白帧。用鼠标右键单击需要清除的帧，在弹出的快捷菜单中选择"清除帧"命令。

翻转帧的方法如下。

选取多个帧（首尾必须都有关键帧），单击鼠标右键，在弹出的快捷菜单中选择"翻转帧"命令，可将动画的播放次序颠倒。

7.2.8　图层

动画的每个场景都是由许多帧和图层组成的。在时间轴上，行就是图层，列就是帧。用图层将运动对象隔离开来，以免对象间相互影响。图层就像一张透明的纸，透过一张纸的空白部分可以看到下面纸的内容，而纸上有内容的部分将盖住下面相同部位的内容，所以可以通过改变纸张（图层）的次序来改变所看见的内容。

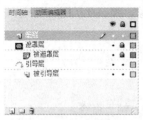

新建一个动画时，只有一个图层。在创作的过程中，可以增加图层来组织动画。在每一图层上绘制或编辑的对象不会影响到其他图层上的对象。

图层分为 5 种类型：一般层、遮照层、被遮照层、引导层和被引导层。每一种类型图层的显示是不同的，如图 7-42 所示。

图层控制区上有一些功能按钮可用于对图层进行编辑。

图 7-42　层的类型

- "显示/隐藏"按钮 👁 ：单击该按钮将使全部图层显示或隐藏，单击该按钮下方相应图层的位置可以显示或隐藏该图层。
- "锁定/解锁"按钮 🔒 ：单击该按钮将锁定或解锁全部图层，单击该按钮下方相应图层的位置可以锁定或解锁该图层，用户无法在锁定的图层中进行编辑。
- "将所有图层显示为轮廓"按钮 ▢ ：单击该按钮将确定全部图层是否仅显示轮廓，单击该按钮下方相应图层的位置可以确定该图层是否仅显示轮廓。
- "新建图层"按钮 ▢ ：单击该按钮将在当前图层的上方增加一个图层。
- "新建文件夹"按钮 ▢ ：该按钮可以建立一个图层文件夹，这样就可以把相关的图层放在一起，这对于管理层数很多的 Flash 文档很方便。
- "删除图层"按钮 🗑 ：删除当前图层，这是可恢复的删除。

7.2.9　预览和播放动画

播放动画的方法如下。

选择"控制"→"播放"命令（或按 Enter），在动画编辑的状态下预览动画。

测试影片的方法如下。

选择"控制"→"测试影片"→"测试"命令（或按 Ctrl+Enter 组合键），动画将在 Flash 播放器窗口中播放。系统自动生成与动画同名的 SWF 文件。

可以设置在"Flash Professional 中"或者在"浏览器中"测试影片，执行"控制"→"测试影片"命令，在下一级菜单中选择。

Flash Professional CS6 的基础动画

本节将以医学案例的形式介绍 Flash 中 5 种常见动画的形式：关键帧动画、运动补间动画、形状补间动画、引导线动画和遮罩动画。

7.3.1　关键帧动画

关键帧（frame by frame）动画是一种常见的动画手法，它的原理是在"连续的关键帧"中分解动画动作，也就是每一帧中的内容不同，连续播放而成动画。

制作关键帧动画的基本方法是：插入关键帧，然后在场景中添加动画对象。

【例 7-6】书写模拟。

操作步骤如下。

（1）按 Ctrl+N 组合键，新建一个动画。

（2）按 Ctrl+J 组合键，打开"文档设置"对话框，修改"帧频"为 8fps。

（3）单击工具面板中的文本工具，在"属性"面板中设置文本属性为：宋体，30 号。

提示：设置文字大小可以直接输入字号。

（4）在场景中输入一个"症"字。

（5）连续按快捷键<Ctrl+B>将文本分离成矢量图形。

（6）单击时间轴的第 2 帧，按 F6 键插入关键帧。

（7）单击工具面板中的橡皮擦工具，并将第 2 帧的"症"字按照笔画相反的顺序进行擦除。

（8）单击时间轴的第 3 帧，按 F6 键插入关键帧，进行擦除笔画操作。

（9）依次在后面各帧插入关键帧，并按书写顺序相反的顺序在各帧擦除笔画，各帧如图 7-43 所示，最后一帧将笔画全部擦除。

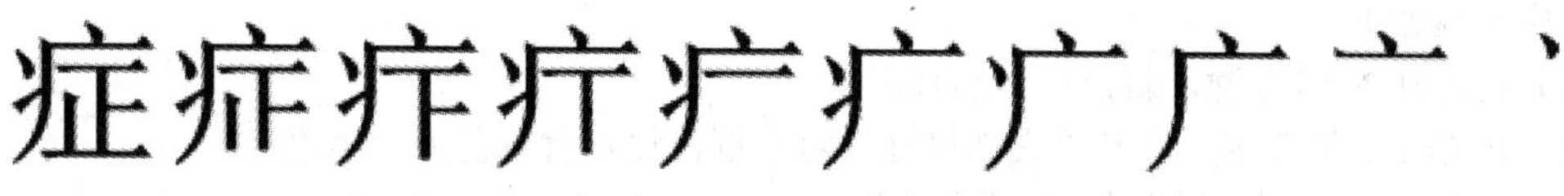

症症疒疒疒疒广广亠丶

图 7-43　各帧的对象

（10）单击时间轴第 1 帧，按住 Shift 键，再单击最后一帧选中所有帧。

（11）在被选中帧上的任意位置单击鼠标右键，在弹出的快捷菜单中选择"翻转帧"，将所有帧的内容进行翻转。

（12）按 Ctrl+S 组合键保存动画。

（13）按 Ctrl+Enter 组合键测试动画。

【例 7-7】弹簧式摆动。

操作步骤如下。

（1）使用矩形工具，绘制一个无边线的矩形。

（2）使用任意变形工具，对矩形进行变形操作，如图 7-44 所示。

（3）使用选择工具，拖动变形后的矩形上边缘，使其变形，如图 7-45 所示。

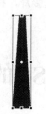

图 7-44　使用任意变形工具变形矩形　　　　　　图 7-45　使用选择工具变形矩形

（4）使用骨骼工具，在变形的矩形上拖动，创建骨架，如图 7-46 所示。

（5）在时间轴中自动出现骨骼图层，单击该图层的第 20 帧，按 F6 键插入关键帧。

（6）选择骨骼图层的第 1 帧，拖动骨架改变其位置，如图 7-47 所示。

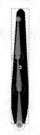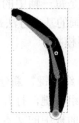

图 7-46　创建骨架　　　　　　　　　　　图 7-47　骨架变形

（7）按 Ctrl+Enter 组合键测试动画，观察动画只是从左到中间的运动过程。

（8）单击第 60 帧，按 F5 键插入帧。

（9）在骨架图层，单击选择第一个骨骼，按住 Shift 键单击其他两个骨骼，将整个骨架选中。

（10）打开"属性"面板，单击"弹簧"选项，在其中设置"强度"为 50，"阻尼"为 20。

（11）按 Ctrl+Enter 组合键测试动画，观察动画的运动有了弹簧式摆动的效果。

（12）按 Ctrl+S 组合键保存动画。

【例 7-8】头颅断层解剖。

操作步骤如下。

（1）按 Ctrl+N 组合键，新建一个动画。

（2）按 Ctrl+J 组合键，打开"文档属性"对话框，设置背景色为"黑色"。

（3）双击图层 1，修改图层名为"图片"。

（4）按 Ctrl+R 组合键，打开"导入"对话框，选择图片"人体.jpg"，单击"打开"按钮，将图片导入第 1 帧。

（5）使用相同方法将图片"头.jpg"导入第 1 帧。使用选择工具选择该对象，然后选择 "修改"→"变形"→"水平翻转"命令，将图片进行水平翻转。

（6）选择文本工具，输入文本"头颅断层解剖"，在"属性"面板中设置文本为静态文本，设置文本格式为隶书，40 号，红色，加粗。

（7）单击"图片"层的第 17 帧，按 F5 键插入帧。

（8）按 Ctrl+F8 组合键，打开"创建新元件"对话框，选择图形元件，命名为"直线"。单击"确定"按钮，进入图形元件编辑窗口。

（9）选择直线工具，在画板上绘制一条红色直线，属性宽度为 2。

（10）单击场景 1 按钮，返回场景。

（11）单击时间轴下方的"新建图层"按钮，插入新图层，并改名为"直线"。

（12）按 F11 键打开库，将"直线"元件拖入第 1 帧。

（13）插入新图层，并改名为"解剖图"。

（14）按 Ctrl+R 组合键打开"导入"对话框，选择图片"解剖图 1.jpg"，单击"打开"按钮，将图片导入第 1 帧。3 个图层的第 1 帧对象如图 7-48 所示。

（15）单击"直线"层中的第 3 帧，按 F6 键插入关键帧，向下垂直移动舞台上的对象。

（16）单击"解剖图"层中的第 3 帧，按 F6 键插入关键帧，单击舞台上的图片，按 Delete 键删除，按 Ctrl+R 键导入图片"解剖图 2.jpg"。

（17）使用相同方法依次制作"直线"层和"解剖图"层中的关键帧，如图 7-49 所示。

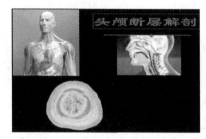

图 7-48　第 1 帧

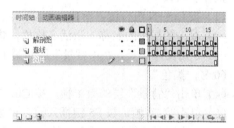

图 7-49　头颅断层解剖时间轴

（18）按 Ctrl+S 组合键保存动画。

（19）按 Ctrl+Enter 组合键测试动画。

7.3.2　运动补间动画

一帧一帧地制作动画既费时又费力，为此 Flash 提供了补间动画方式。在 Flash 时间轴的一个时间点（关键帧）绘制一个形状，然后在另一个时间点（关键帧）更改该形状或绘制另一个形状，二者之间的帧值或形状由 Flash 自动创建的动画称为"补间动画"。

补间动画有两种：运动补间和形状补间。

创建运动补间动画的基本方法如下。

（1）选择"插入"→"传统补间"命令。

（2）在右键快捷菜单中选择"创建传统补间"命令。

【例 7-9】文字运动。

操作步骤如下。

（1）按 Ctrl+N 组合键，新建一个动画。

（2）在图层 1 的第 1 帧处，按 Ctrl+R 组合键将 DNA.jpg 导入场景。

（3）单击"时间轴"面板下方的"新建图层"按钮，插入图层 2。

（4）在图层 2 的第 1 帧，输入静态文本"DNA"。

（5）选择文本，按 F8 键将其转换为图形元件。

（6）在图层 2 第 30 帧按 F6 键插入关键帧，将元件移到图片的上面。

（7）图层 2 的第 1 帧上，单击鼠标右键，在弹出的快捷菜单中选择"创建传统补间"命令，完成元件的移动动画的设置。

（8）按 Ctrl+S 组合键保存动画。

（9）按 Ctrl+Enter 组合键测试动画。

动画时间轴如图 7-50 所示。

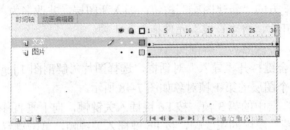

图 7-50　文字运动动画的时间轴

【例 7-10】眼底检查。

操作步骤如下。

（1）按 Ctrl+N 组合键，新建一个动画。

（2）双击图层 1 的名称，激活名称栏，将其重命名为"背景"。

（3）使用文本工具，在"背景"层的第 1 帧中添加文本"眼底检查"，并设置文本属性为"隶书，60 号，黑色"。

（4）单击"背景"层的第 1 帧，按 Ctrl+R 组合键导入图片"eye.jpg"。

（5）单击第 20 帧，按 F5 键插入帧，使第 1 帧内容延续。

（6）单击"时间轴"面板下方的"新建图层"按钮，插入新图层，并改名为"检查器"。选择"文件"→"导入"→"导入到库"命令，打开"fdj.png"，将其导入"库"面板中。

（7）Ctrl+F8 组合键创建名为"检查器"的图形元件。

（8）在元件编辑窗口中，按 F11 键打开库，将"fdj.png"位图拖入第 1 帧，按 Ctrl+B 组合键分离位图，然后在空白处单击取消选取。

（9）用套索工具选取黑色区域，并按 Delete 键删除。

（10）返回场景 1。单击"检查器"层的第 1 帧，将"检查器"元件从库中拖入，使用变形工具将其缩小，位置如图 7-51 所示。

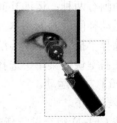

图 7-51　场景中第 1 帧的对象　　　　　　　图 7-52　场景中第 20 帧的对象

（11）单击"检查器"层的第 20 帧，按 F6 键插入关键帧，将"检查器"元件移动到图片上，如图 7-52 所示。

（12）在"检查器"层的第 1 帧单击鼠标右键，在弹出的快捷菜单中选择"创建传统补间"命令。

（13）增加新图层"眼底"，并单击 25 帧，按 F6 键插入关键帧。导入"图 1.jpg"，改变大小后，选中该对象，按 F8 键将其转换为图形元件。

（14）单击"检查器"层的第 30 帧，按 F6 键插入关键帧。

（15）单击"检查器"层的第 31 帧，按 F6 键插入关键帧，并按 Delete 键删除延续的对象。导入"图 7.jpg"，设置其大小和位置与图 1 相同，然后选中该对象，按 F8 键将其转换为图形元件。

（16）单击"检查器"层的第 35 帧，插入关键帧。

（17）单击"检查器"层的第 36 帧，插入关键帧，并按 Del 键删除延续的对象。导入"图 3.jpg"，设置其大小和位置与图 1 相同，然后选中该对象，按 F8 键将其转换为图形元件。

（18）单击"检查器"层的第 40 帧，插入关键帧。

（19）在"检查器"层的第 25、第 31 和第 36 帧上，分别单击鼠标右键，在弹出的快捷菜单中选择"创建传统补间"命令。

（20）单击"检查器"层的第 30 帧，选择对象，然后在"属性"面板的"色彩效果"中设置"A"值为"0%"。用同样方法设置第 31 和第 36 帧中的对象。

（21）按 Ctrl+S 组合键保存动画，动画时间轴如图 7-53 所示。

（22）按 Ctrl+Enter 组合键预览动画。

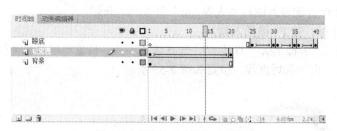

图 7-53　眼底检查动画的时间轴

7.3.3　形状补间动画

通过形状补间可以实现由一幅图像变化为另一幅图像的效果。形状补间与运动补间的主要区别在于形状补间不能应用到元件上，形状补间的对象可以是矢量图形或者是分离后的对象。

创建形状补间动画的基本方法如下。

（1）选择"插入"菜单中的"补间形状"命令。

（2）在右键快捷菜单中选择"创建补间形状"命令。

【例 7-11】图变字。

操作步骤如下。

（1）按 Ctrl+N 组合键，新建一个动画。

（2）导入"流感病毒.pjg"。

（3）在第 20 帧，单击鼠标右键，在弹出的快捷菜单中选择"插入空白关键帧"命令。

（4）使用文本工具，输入静态文本"流感病毒"。

（5）按两次 Ctrl+B 组合键将文本分离。

（6）在单击第 1 帧，按 Ctrl+B 组合键将图片分离。

（7）在第 1 帧单击鼠标右键，在弹出的快捷菜单中选择"创建补间形状"命令。

（8）在第 25 帧单击鼠标右键，在弹出的快捷菜单中选择"插入帧"命令，动画的时间轴如图 7-54 所示。

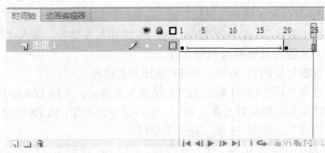

图 7-54　图变字动画的时间轴

（9）按 Ctrl+S 组合键保存动画。

（10）按 Ctrl+Enter 组合键测试动画。

【例 7-12】视觉成像。

操作步骤如下。

（1）按 Ctrl+N 组合键，新建一个动画。

（2）双击图层 1 的名称，激活名称栏，将其重命名为"背景"。

（3）选择文本工具添加文字"视觉成像"。

（4）按 Ctrl+R 组合键导入图片"人像.jpg"和"眼睛.jpg"。

（5）单击第 61 帧，按 F5 键插入帧。

（6）增加新图层，并改名为"直线 1"，选择线条工具，设置笔触颜色为红色，按住 Shift 键，在画板上用鼠标拖动出一条短直线，位置如图 7-55 所示。

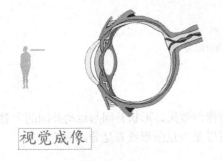

图 7-55　第 1 帧对象

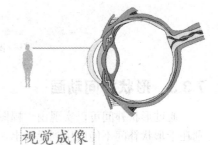

图 7-56　第 40 帧对象

（7）单击"直线 1"层的 40 帧，按 F6 键插入关键帧，选择任意变形工具，改变短直线为长直线，如图 7-56 所示。

（8）在"直线 1"层的第 1 帧，单击鼠标右键，在弹出的快捷菜单中选择"创建补间形状"命令。

（9）单击第 61 帧，按 F5 键插入帧。

（10）增加新图层，并改名为"直线 2"。

（11）在"直线 1"层的第 1 帧，单击鼠标右键，在弹出的快捷菜单中选择"复制帧"命令。

（12）在"直线 2"层的第 1 帧，单击鼠标右键，在弹出的快捷菜单中选择"粘贴帧"命令，并移动粘贴的对象，位置如图 7-57 所示。

（13）用同样的方法将"直线 1"层第 40 帧的内容复制到"直线 2"层的第 40 帧上，如图 7-58 所示。

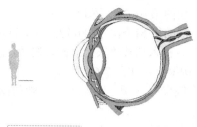

图 7-57 第 1 帧对象

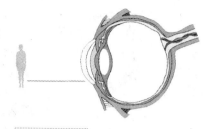

图 7-58 第 40 帧对象

（14）在"直线 2"层的第 1 帧，单击鼠标右键，在弹出的快捷菜单中选择"创建补间形状"命令。

（15）单击第 61 帧，按 F5 键插入帧。

（16）增加新图层，并改名为"斜线 1"。

（17）单击第 40 帧，按 F6 键插入关键帧，选择线条工具，设置笔触颜色为红色，用鼠标拖动出一条短斜线，位置如图 7-59 所示。

（18）单击"斜线 1"层的第 60 帧，按 F6 键插入关键帧，选择任意变形工具，改变短斜线为长斜线，如图 7-60 所示。

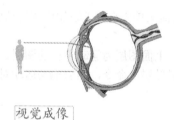

图 7-59 第 40 帧对象

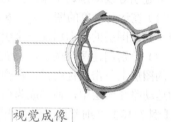

图 7-60 第 60 帧对象

（19）在"斜线 1"层的第 40 帧，单击鼠标右键，在弹出的快捷菜单中选择"创建补间形状"命令。

（20）增加新图层，并改名为"斜线 2"。将"斜线 1"层第 40 帧和第 60 帧的内容分别复制到对应"斜线 2"层的第 40 帧和第 60 帧上，如图 7-61 和图 7-62 所示。

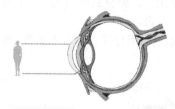

图 7-61 第 40 帧对象

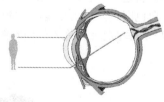

图 7-62 第 60 帧对象

（21）在"斜线 2"层的第 40 帧，单击鼠标右键，在弹出的快捷菜单中选择"创建补间形状"命令。

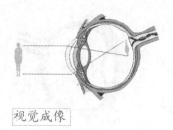

视觉成像

图 7-63　第 61 帧对象

（22）单击"斜线 2"层的第 61 帧，按 F5 键插入帧。

（23）单击"斜线 1"层的第 61 帧，按 F6 键插入关键帧。

（24）按 F11 键打开库，拖入图片"人像.jpg"，选择任意变形工具，将图片旋转和等比例缩小，如图 7-63 所示。

（25）按 Ctrl+S 组合键保存动画，动画的时间轴如图 7-64 所示。

（26）按 Ctrl+Enter 组合键测试动画。

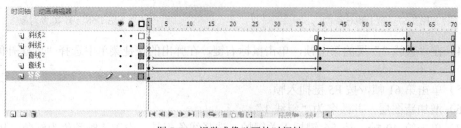

图 7-64　视觉成像动画的时间轴

7.3.4　引导线动画

创建引导线动画的基本方法如下。

（1）在运动对象的图层上，单击鼠标右键，在弹出的快捷菜单中选择"添加传统运动引导层"命令，在此图层的上面增加一个引导线图层。

（2）分别创建两个图层，下面图层为运动对象的图层；上面图层为运动路径的图层。在运动路径的图层上单击鼠标右键，在弹出的快捷菜单中选择"引导层"命令，然后拖动运动对象的图层到运动路径图层中，使其成为引导层的子级别。

【例 7-13】红细胞沿血管路线运动。

操作步骤如下。

（1）按 Ctrl+N 组合键，新建一个动画。

（2）将图层 1 改名为"血管"，并在第 1 帧导入图片"血管.pjg"，在第 25 帧按 F5 键插入帧。

（3）为图层 1 增加引导层。

（4）单击引导层的第 1 帧，选择铅笔工具，绘制运动路径，在第 25 帧按 F5 键插入帧。

（5）增加图层并改名为红细胞。

（6）新建一个名为"红细胞"的图形元件，导入红细胞图片，调整到适当大小，并使图片中心点（白色圆点）与元件编辑区的中心点（一个十字标志）重合。

（7）从库中将元件拖入红细胞图层的第 1 帧，并使其中心点与引导线开头端点重合，如图 7-65 所示。

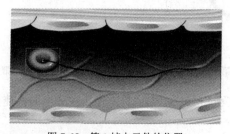

图 7-65　第 1 帧中元件的位置

（8）单击细胞图层的第 25 帧，按 F6 键插入关键帧，将第 1 帧中的元件向后移到与引导线结尾端点重合。

（9）在第 1 帧上单击鼠标右键，在弹出的快捷菜单中选择"创建传统补间"命令，动画时间轴如图 7-66 所示。

（10）按 Ctrl+S 组合键保存动画。

（11）按 Ctrl+Enter 组合键测试动画。

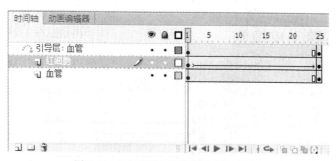

图 7-66　红细胞沿血管路线运动的时间轴

【例 7-14】重吸收。

操作步骤：

（1）按 Ctrl+N 组合键，新建一个动画。

（2）按 Ctrl+F8 组合键创建图形元件"元件 1"，在元件编辑窗口，分别使用矩形和直线工具绘制如图 7-67 所示的绿色箭头。

（3）复制"元件 1"，修改元件名称为"元件 2"，在元件的编辑窗口，使用颜料桶工具改变填充色为"蓝色"。

（4）按 Ctrl+F8 组合键创建影片剪辑"元件 3"，在图层 1 中，按 Ctrl+R 组合键导入图片"跨上皮细胞.jpg"。

（5）单击图层 1 的第 40 帧，按 F5 键插入帧。

（6）增加图层 2，按 F11 键打开库，把"元件 1"拖入舞台，位置如图 7-67 所示。

（7）单击图层 2 的第 40 帧，按 F6 键插入关键帧。

（8）为图层 2 增加引导层。单击引导层的第 1 帧，选择直线工具，绘制路径如图 7-67 所示（位于图中左侧的绿色箭头运动的路径）。

（9）单击引导层的第 40 帧，按 F5 键插入帧。

（10）分别调整图层 2 的第 1 帧和第 40 帧中绿色箭头元件的位置，使其分别位于路径的起点和终点。

（11）在图层 2 的第 1 帧上单击鼠标右键，在弹出的快捷菜单中选择"创建传统补间"命令。

（12）使用相同的方法增加图层 3 及其引导层，图层 3 中的运动元件为"元件 1"，引导路径的变化如图 7-67 所示（位于图中上端的绿色箭头运动的路径）。

（13）新建图层 4，选择文本工具，在图层 4 的第 1 帧添加文本"跨上皮细胞"。

（14）在"库"面板中复制影片剪辑"元件 3"，并重命名为"元件 4"。只需改变其中的箭头为"元件 2"即可，修改后的影片剪辑"元件 2"的场景如图 7-68 所示。

（15）影片剪辑"元件 1"的"时间轴"面板如图 7-69 所示。

（16）单击场景 1 按钮，返回场景 1。使用文本工具添加文本"重吸收"，设置属性为静态文本，宋体，60 号，蓝色。

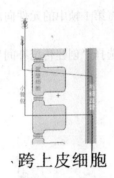

、跨上皮细胞

图 7-67　图层 2 的引导线

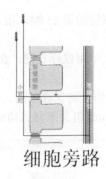

细胞旁路

图 7-68　图层 3 的引导线

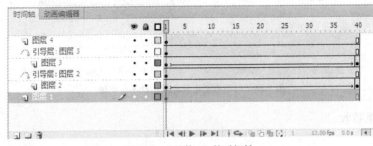

图 7-69　"元件 1"的时间轴

（17）将两个影片剪辑分别从库中添加到舞台上即可。

（18）按 Ctrl+S 组合键保存动画。

（19）按 Ctrl+Enter 组合键测试动画。

7.3.5　遮罩动画

创建遮罩动画操作的基本方法如下。

在图层上单击鼠标右键，在快捷菜单中选择"遮罩层"命令，该图层就会变成遮罩层，层图标从普通层图标变为遮罩层图标，系统自动把遮罩层下面的一层关联为"被遮罩层"。

遮罩层中的图形对象在播放时是看不到的，遮罩层中的内容可以是按钮、影片剪辑、图形、位图、文字等，被遮罩层中的对象只能透过遮罩层中的对象被看到。

【例 7-15】文字遮照。

操作步骤如下。

（1）按 Ctrl+N 组合键，新建一个动画。

（2）将图片"流感病毒.jpg"导入库。

（3）按 Ctrl+F8 组合键创建图形元件"元件 1"，从库中将图片拖入元件编辑窗口，并使用任意变形工具调整其大小。

（4）返回场景 1，从库中将元件 1 拖入场景左边，单击第 20 帧，按 F6 键插入关键帧，按住 Shift 键的同时，将对象拖动到舞台右边。

（5）在第 1 帧上单击鼠标右键，在弹出的快捷菜单中选择"创建传统补间"命令。

（6）增加图层 2，在第 1 帧中输入静态文本"流感病毒"。单击 20 帧，按 F5 键插入帧，场景中的对象如图 7-70 所示。

（7）在图层 2 上，单击鼠标右键，在弹出的快捷菜单中选择"遮罩层"命令，场景中的对象如图 7-71 所示。

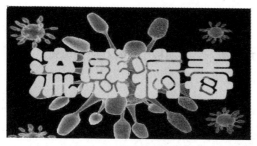

图 7-70 场景中的对象

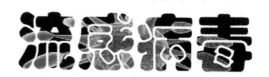

图 7-71 遮罩后场景中的对象

（8）文字遮罩动画的时间轴如图 7-72 所示。

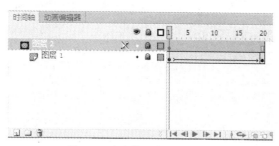

图 7-72 文字遮照动画的时间轴

（9）按 Ctrl+S 组合键保存动画。

（10）按 Ctrl+Enter 组合键测试动画。

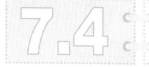

Flash Professional CS6 的交互动画

交互动画不同于一般的运动动画或形状动画，它是依靠"动作"面板中的语句来实现的，即常说的 ActionScript 脚本语言。在动画中设置脚本语言可实现动画各部分的跳转、用键盘或鼠标控制动画中的对象、向动画中输入相应的信息并得到响应、单击按钮进行跳转等交互效果。动画的交互性体现在当某事件发生或某条件成立时，发出命令来执行设置的动作。

7.4.1 动作和事件

使用 Flash 可以制作出具有交互性的影片，使用户通过键盘、鼠标等工具参与其中。影片的交互性可看作是影片中的元素对用户行为的反应。一切交互性都源于动作和事件处理程序。行为是用动作表示的，但是没有接到信号时动作不会发生，"事件"就是触发动作执行的信号，任何导致动作执行的事情，如来自鼠标对按钮的单击等事情，都被称为事件。

ActionScript 是 Flash 的脚本语言，Flash 中的一切交互动作都通过 ActionScript 实现。ActionScript 与通用的 JavaScript 有相似的结构，同样采用面向对象的编程思想，以动画中的帧、按钮和影片剪辑元件为对象进行定义和编写，通过特定事件触发运行。Flash 动画中加入用 ActionScript 编写的程序后可以实现多种功能，如控制影片的播放与停止、在动画播放过程中跳到指定的帧、向影片发送命令、指定动画执行的内容等。

7.4.2　动作面板

"动作"面板是 ActionScript 的编辑环境，如图 7-73 所示，在面板中进行代码的编辑。

打开"动作"面板的方法有以下几种。

* 选择"窗口"→"动作"命令。
* 在按钮、任意类型的帧或影片剪辑上，单击鼠标右键，从弹出的快捷菜单中选择"动作"命令。
* 按 F9 键。

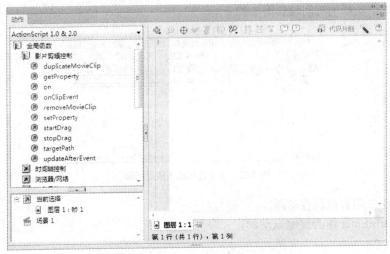

图 7-73　"动作"面板

7.4.3　基本交互动作

控制主动画的命令有以下几个。

1. GotoAndPlay

使用 GotoAndPlay 命令可以实现动画播放位置的跳转，当 GotoAndPlay 命令被执行后，动画立即跳转到指定场景的指定帧并在那里开始播放。可以将 GotoAndPlay 命令附加在一个按钮上，将这个按钮放在场景中控制动画的播放。

格式：GotoAndPlay(scene,frame);

scene 参数设置开始播放的场景，该选项可以省略，如果不指明，则默认为当前场景。

frame 参数设置开始播放的帧的位置。

2. GotoAndStop

使用 GotoAndStop 命令可以实现动画播放位置的跳转，当 GotoAndStop 命令被执行后，动画立即跳转到指定场景的指定帧并停止在那里，场景中显示跳转后目的帧的内容。可以将 GotoAndStop 命令附加在一个按钮上面，将这个按钮放在场景中作为停止动画播放的控制按钮。

格式：GotoAndStop (scene,frame);

scene 参数设置需要跳转的目标场景，这个选项可以省略，如果不指明，则系统默认当前场景。

frame 参数设置播放头跳转的目标帧的位置。

3. Play

使用 Play 命令开始从当前位置播放当前时间轴上的动画。动画播放被停止后，也需要使用

Play 命令重新开始播放。

　　格式：Play();

　　4．Stop

　　该命令用于停止当前动画的播放，并且将播放头停止在 Stop 命令所在的帧上。屏幕显示的内容为停止位置所在场景的内容。有时一个动画可能被分成几个部分，播放时将按照与用户的交互动作来决定播放哪一部分，而不需要将动画的每个部分都依次播放。这时，就可以在每个部分的最后一帧设置 Stop 命令，当动画运行到这里时就会停止播放，等待用户的指令。

　　格式：Stop();

　　5．StopAllSounds

　　执行 StopAllSounds 命令可以停止播放当前动画的所有声音。可以将 StopAllSounds 命令附加在一个按钮上面，将这个按钮放在场景中作为控制动画播放的声音效果开关。

　　格式：StopAllSounds();

　　【例 7-16】控制动画循环播放。

　　操作步骤如下。

　　（1）按 Ctrl+N 组合键，新建一个动画，背景色为黑色。

　　（2）在第 1 帧，导入图片"用品.pjg"并将图片打散。

　　（3）在第 20 帧，按 F6 键插入关键帧，使用套索工具将打散后的图片分成 4 部分，如图 7-74 所示。

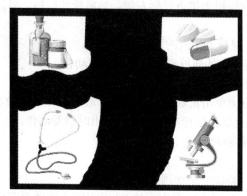

图 7-74　图片打散

　　（4）在第 1 帧上单击鼠标右键，在弹出的快捷菜单中选择"创建补间形状"命令。

　　（5）在第 25 帧按 F6 键插入关键帧。

　　（6）按 F9 键打开"动作"面板，输入代码 gotoAndPlay(10)，时间轴如图 7-75 所示。

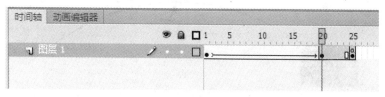

图 7-75　控制动画循环播放的时间轴

　　（7）按 Ctrl+S 组合键保存动画。

　　（8）按 Ctrl+Enter 组合键测试动画。

7.4.4　按钮动作

设置按钮动作，使之具有交互性，是制作交互动画最基础、最实用的功能。按钮动作的触发事件可以是鼠标的不同状态，如单击、光标滑过和拖动等，也可以是按键操作。设置按钮动作，不会影响其他对象，按钮动作命令在"动作"面板中输入。

1．On 命令设置

On 命令在 Flash 制作中是一个十分重要的命令，使用 On 命令可以由不同的鼠标事件或者键盘事件引发特定的操作，分别执行由不同事件指定的不同程序功能。可以将 On 事件及其处理程序附加在一个影片剪辑上或者一个按钮上，当这些指定的事件在它所附着的实例上发生时，立即调用事件处理程序。

格式：On(mouseEvent) {statement(s);}

mouseEvent 参数设置一个鼠标事件。

statement(s) 参数定义一个程序体，当设置的事件发生后，执行这个程序体中设置的事件处理程序。

2．On 事件的具体触发动作的含义

（1）Press：在按钮上按下鼠标左键时触发动作。

（2）Release：在按钮上按下鼠标左键，在不移动鼠标的情况下松开鼠标左键时触发动作。此项设置为标准的单击动作。

（3）Release Outside：在按钮上按下鼠标左键，然后拖动鼠标，将鼠标指针从按钮上移走，在松开鼠标时触发动作。

（4）Key Press：当按下键盘上相应的键时触发动作。

（5）Roll Over：鼠标指针由外向里滑过按钮时触发动作。

（6）Roll Out：鼠标指针由里向外滑过按钮时触发动作。

（7）Drag Over：在按钮上单击鼠标左键，移出，最后再移入时触发动作。

（8）Drag Out：在按钮上单击鼠标左键，然后移出时触发动作。

【例 7-17】用按钮控制红细胞运动。

操作步骤如下。

（1）按 Ctrl+N 组合键，新建一个动画。

（2）将图片"红细胞 jpg"导入场景中，按 F8 键将图片转换为图形元件"细胞"。

（3）按 Ctrl+F8 组合键创建一个影片剪辑"旋转"，从库中拖入图形元件"细胞"。

（4）为图层 1 增加引导层，在引导层的第 1 帧，使用直线工具绘制直线，使用选择工具，将鼠标指针移至直线上，改变直线为曲线，如图 7-76 所示。在第 20 帧插入帧。

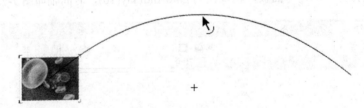

图 7-76　调整直线为曲线

（5）选择图层 1 的第 20 帧，按 F6 键插入关键帧。分别调整两个关键帧中图形元件的位置，使其分别位于引导层中直线的开始点和结束点。

（6）选择图层 1 的第 1 帧，单击鼠标右键，从弹出的快捷菜单中选择"创建传统补间"命令。

（7）返回场景 1，按 F11 键打开库，将影片剪辑"旋转"拖入第 1 帧。

（8）在舞台上单击"旋转"元件，在"属性"面板中将其命名为 yd，如图 7-77 所示。

（9）按 Ctrl+F8 组合键创建按钮元件"play"。在按钮元件编辑窗口的"弹起"帧中输入文字"play"，颜色为红色，在"指针…"帧按 F6 键插入关键帧，改变文字颜色为蓝色。用同样的方法制作按钮元件"stop"。

（10）返回场景，将两个按钮元件从库中拖入舞台，如图 7-78 所示。

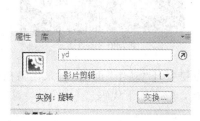

图 7-77　命名影片剪辑

红细胞运动

play　stop

图 7-78　场景中的对象

（11）在舞台上单击"play"元件，按 F9 键打开"动作"面板，输入如下代码。

```
on (release) {
    yd.play();
}
```

（12）在舞台上单击"stop"元件，按 F9 键打开"动作"面板，输入如下代码。

```
on (release) {
    yd.stop();
}
```

（13）按 Ctrl+S 组合键保存动画。

（14）按 Ctrl+Enter 组合键测试动画。

7.4.5　帧动作

帧设置了动作后，当动画播放到此帧时会自动执行预设动作。在"动作"面板中输入帧动作命令，设置了动作的关键帧上出现一个字母"a"标识。

【例 7-18】演示 DNA。

操作步骤如下。

（1）按 Ctrl+N 组合键，新建一个动画。

（2）按 Ctrl+F8 组合键创建一个按钮元件"按钮"。

（3）按 F11 键打开库，将按钮元件（3 个）拖入场景，并分别在按钮上输入文本，如图 7-79 所示。

（4）按 Ctrl+R 组合键导入图片"DNA1.jpg"，舞台布局如图 7-79 所示。

（5）单击第 1 帧，按 F9 键打开"动作"面板，输入代码 Stop();。

（6）选择"插入"→"场景"命令，插入"场景 2"。

（7）在场景 2 中，导入图片"DNA2.jpg"，添加按钮元件，舞台布局如图 7-80 所示。

（8）使用相同方法分别添加"场景 3"和"场景 4"，布局与场景 2 类似，只是变换图片分别为"DNA3.jpg"和"DNA4.jpg"。

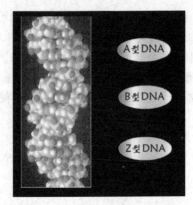

图 7-79　场景 1

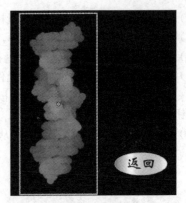

图 7-80　场景 2

（9）分别单击场景 2、场景 3、场景 4 的第 1 帧，按 F9 键打开"动作"面板，输入代码 Stop();。

（10）单击场景 1 中的 A 按钮，按 F9 键打开动作面板，输入如下代码。

```
on (release) {
    gotoAndPlay("场景 2",1);
}
```

（11）单击场景 1 中的 B 按钮，按 F9 键打开"动作"面板，输入如下代码。

```
on (release) {
    gotoAndPlay("场景 3",1);
}
```

（12）单击场景 1 中的 Z 按钮，按 F9 键打开"动作"面板，输入如下代码。

```
on (release) {
    gotoAndPlay("场景 4",1);
}
```

（13）分别单击场景 2、场景 3、场景 4 的按钮元件，按 F9 键打开"动作"面板，分别输入如下代码。

```
on (release) {
    gotoAndPlay("场景 1",1);
}
```

这里也可以在场景 2 中为按钮元件设置代码后，进行复制，并分别粘贴到场景 3 和场景 4 中。

（14）按 Ctrl+S 组合键保存动画。

（15）按 Ctrl+Enter 组合键测试动画。

【例 7-19】演示耳部结构。

操作步骤如下。

（1）按 Ctrl+N 组合键，新建一个动画。

（2）按 Ctrl+R 组合键导入图片"耳.jpg"。

（3）按 Ctrl+F8 组合键创建一个按钮元件"圆"，在元件的编辑窗口，使用椭圆工具绘制一个椭圆。

（4）按 Ctrl+F8 组合键创建一个按钮元件"返回"，在元件的编辑窗口，使用文本工具添加文字"返回"，颜色为蓝色，单击"指针"，按 F6 键插入关键帧，修改文本颜色为红色。

（5）返回场景 1，选择第 1 帧，从库中分别添加按钮元件"圆"，放到要点击的部位上，在"属性"面板中分别设置元件的"A"值为 0%，如图 7-81 所示。

（6）分别单击 4 个按钮元件，按 F9 键打开"动作"面板，设置代码如下。

耳廓代码：

```
on (release) {
    gotoAndStop(5);
}
```

耳鼓代码：

```
on (release) {
    gotoAndStop(10);
}
```

耳蜗代码：

```
on (release) {
    gotoAndStop(15);
}
```

听小鼓代码：

```
on (release) {
    gotoAndStop(20);
}
```

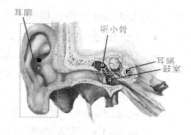

位听器模式图（右侧）

图 7-81 第 1 帧

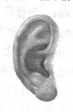

图 7-82 第 5 帧中的对象

（7）单击第 5 帧，按 F6 键插入关键帧。导入图片"耳廓.jpg"，如图 7-82 所示。

（8）单击第 15 帧，按 F6 键插入关键帧。导入图片"耳蜗.jpg"。

（9）单击第 20 帧，按 F6 键插入关键帧。导入图片"听小鼓.jpg"。

（10）单击第 5 帧，添加按钮元件"返回"，按 F9 键打开"动作"面板，设置代码如下。

```
on (release) {
    gotoAndStop(1);
}
```

（11）单击按钮元件"返回"，按 Ctrl+C 组合键复制，分别选择第 10 帧、第 15 帧和第 20 帧，按 Ctrl+Shift+V 组合键进行复制操作。

（12）单击第 1 帧，按 F9 键打开"动作"面板，设置代码如下。

```
Stop();
```

（13）按 Ctrl+S 组合键保存动画。

（14）按 Ctrl+Enter 组合键测试动画。

7.4.6 影片剪辑动作

为影片剪辑设置动作并指定触发事件后，当事件发生时会执行设置的动作，此外还可以重新指定影片剪辑的属性。

1. OnClipEvent 命令

OnClipEvent 命令用于设置影片剪辑事件，影片剪辑事件只能附加在影片剪辑上面，不能直接加在帧上或者按钮元件上。

```
格式：onClipEvent(movieEvent){
            statement(s);
        }
```

movieEvent 参数指示一个 movieClip 触发事件，当这个事件被触发时，onClipEvent 命令立即执行 statement(s) 中声明的事件处理程序。

onClipEvent 事件包括以下几个。

- Load：影片被下载到当前场景的时间轴时触发。
- Unload：影片被卸载时触发。
- enterFrame：当影片播放到包含 enterFrame 事件的帧时触发。
- mouseMove：鼠标发生移动时触发。
- mouseDown：鼠标左键按下时触发。
- mouseUp：鼠标左键松开时触发。
- keyDown：当键盘上有键按下时触发，可用 key.getCode()方法返回所按下的是什么键。
- keyUp：当键盘上有键被释放时触发，可用 key.getCode()方法返回被释放的是什么键。
- Data：当使用 loadVariables 命令或 loadMovie 命令传送数据时触发。

2．startDrag 命令

设置 startDrag 命令可以使动画中指定的元件跟随鼠标的移动而移动。这样在动画播放时，用户可以通过 on 事件或者 onClickEvent 事件设置元件的鼠标跟随。可以将一个影片剪辑设置为鼠标跟随，使这个影片剪辑可以作为漂亮的鼠标指针取代默认的箭头鼠标指针。还可以将一个按钮设置为鼠标跟随，这一功能可以应用在设置的小游戏中，因为单击鼠标时，同时单击了这个跟随的按钮。在同一时间内只能有一个跟随鼠标。

格式：**startDrag(target,[lock,left,top,right,bottom])**

- starget 参数指定目标影片剪辑，如果这个影片剪辑就是添加 **startDrag** 命令的影片剪辑自身，那么 starget 参数可以设置为 this。
- 可选参数 lock 有两个布尔值：true 和 false。lock 参数设置为 true 时，在拖动元件时，鼠标定位在拖动对象的中心位置。lock 参数设置为 false 时，在拖动元件时，鼠标定位在第一次单击元件的位置。
- 可选参数 left,top、right、bottom 分别指定鼠标拖曳的左边界、上边界、右边界、下边界的范围。

设置鼠标跟随的要点如下。

- 替代系统鼠标的对象必须是影片剪辑元件类型。
- 必须在"属性"面板中为影片剪辑元件命名。例如，命名为"fd"。

为影片剪辑元件设置代码如下。

```
onClipEvent (mouseMove) {
    startDrag(fd,true);
    Mouse.hide();
}
```

代码"Mouse.hide()"表示将系统鼠标隐藏。

提示

【例 7-20】鼠标跟随。

操作步骤如下。

（1）按 Ctrl+N 组合键，新建一个动画。

（2）将图片"图 1"、"图 2"和"图 3"导入库。

（3）按 Ctrl+F8 组合键，创建按钮元件"按钮 1"，将图 1 拖入弹起帧。

（4）按 Ctrl+F8 组合键，创建按钮元件"按钮 2"，将图 2 拖入弹起帧。

（5）按 Ctrl+F8 组合键，创建影片剪辑元件"元件 1"，将图 3 拖入舞台，按 Ctrl+B 组合键分离对象，选择白色区域，按 Delete 键删除，再使用套索工具，选取放大镜的中间区域，按 Delete 键删除。

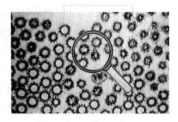

（6）返回场景 1，按 F11 键打开库，将按钮元件"按钮 1"和影片剪辑元件"元件 1"拖入舞台，如图 7-83 所示。在"属性"面板设置影片剪辑的名称为"fd"。

图 7-83　场景中的对象

（7）选择影片剪辑"元件 1"，按 F9 键打开"动作"面板，设置代码如下。

```
onClipEvent (mouseMove) {
    startDrag(fd,true);
    Mouse.hide();
}
```

（8）选择"按钮 1"，在"动作"面板中设置代码如下：

```
on (release) {
    gotoAndStop(10);
}
```

（9）单击第 10 帧，按 F6 键插入关键帧，选择"按钮 1"元件，按 Delete 键删除。将按钮元件"按钮 2"从库中拖入。选择"按钮 2"，按 F9 键打开"动作"面板，设置代码如下。

```
on (release) {
    gotoAndStop(1);
}
```

（10）选择第 1 帧，在"动作"面板中输入代码 Stop();。

（11）按 Ctrl+S 组合键保存动画。

（12）按 Ctrl+Enter 组合键测试动画。

7.5　Flash Professional CS6 的媒体动画

好的音乐、影像能够给 Flash 动画锦上添花，能让作品产生质的飞跃，给人以美的感受。下面介绍如何在 Flash 动画中加入声音及视频文件。

7.5.1　音频操作

Flash 中的音乐可以分为背景音乐、主题音乐、片头曲、MTV、结束曲等。可以使声音独立于时间轴连续播放，或使动画与一个声音同步播放，还可以为按钮添加声音，使按钮具有更强的感染力。Flash Professional CS6 中一般只支持低音质的音频，其他格式的音乐文件要转换。

音频文件只需导入动画中，就像导入其他图形文件中一样。Flash 将音频与位图和元件一起存放在库中。

添加音频的方法有以下几种。

- 选择需要添加音频的帧，并插入关键帧，从库中将音频拖入即可。
- 选择需要添加音频的帧，并插入关键帧，打开"属性"面板，在"声音名称"下拉列表中选取一个音频文件。

在"效果"下拉列表中可以设置如下音频效果。

- 无：表示不使用任何效果。使用该项可删除以前设置的效果。
- 左/右声道：设置只在左声道或只在右声道中播放音频。
- 从左到右/从右到左：可设置播放声音时从左声道传到右声道，或从右声道传到左声道。
- 淡入：表示随着时间的推移逐渐增加声音的播放幅度。
- 淡出：表示随着时间的推移逐渐降低声音的播放幅度。
- 自定义：允许自己创建声音效果。

【例 7-21】正常心音的声像效果。

操作步骤如下。

（1）按 Ctrl+N 组合键，新建一个动画。

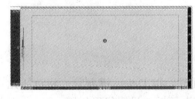

图 7-84　场景中的对象

（2）选择"文件"→"导入"→"导入到库"命令，导入心跳的声音。

（3）按 Ctrl+R 组合键导入图片"media.jpg"。

（4）使用文本工具添加文本"正常心音"。

（5）按 Ctrl+F8 组合键创建图形元件，在元件编辑窗口，使用矩形工具绘制无线条的矩形。

（6）按 F11 键打开"库"面板，将元件 1 拖入舞台，位置如图 7-84 所示。

（7）增加图层 2，将声音从库中拖入，单击 45 帧，按 F5 键插入帧。

（8）选择图层 1 的第 6 帧，按 F6 键插入关键帧，使用任意变形工具，缩小图形元件 1，使心跳的第 2 个脉冲显示。

（9）选择图层 1 的第 14 帧，按 F6 键插入关键帧，使用任意变形工具，缩小图形元件 1，使心跳的第 3 个脉冲显示。

（10）选择图层 1 的第 18 帧，按 F6 键插入关键帧，使用任意变形工具，缩小图形元件 1，使心跳的第 4 个脉冲显示。

（11）选择图层 1 的第 26 帧，按 F6 键插入关键帧，使用任意变形工具，缩小图形元件 1，使心跳的第 5 个脉冲显示。

（12）选择图层 1 的第 30 帧，按 F6 键插入关键帧，使用任意变形工具，缩小图形元件 1，使心跳的第 6 个脉冲显示。

（13）选择图层 1 的第 38 帧，按 F6 键插入关键帧，使用任意变形工具，缩小图形元件 1，使心跳的第 7 个脉冲显示。

（14）选择图层 1 的第 43 帧，按 F6 键插入关键帧，按 Delete 键删除图形元件 1。

（15）选择图层 1 的第 45 帧，按 F5 键插入帧。此时的"时间轴"面板如图 7-85 所示。

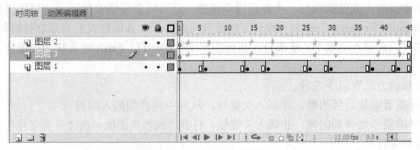

图 7-85　"时间轴"面板

（16）按 Ctrl+S 组合键保存动画。

（17）按 Ctrl+Enter 组合键测试动画。

7.5.2 视频操作

Flash 提供了导入视频的功能，并且支持更多的视频文件格式。

导入视频文件的方法为：选择 "文件"→"导入"→"导入视频"命令，打开"导入视频"向导对话框，按照向导进行操作即可。

添加视频的方法如下。

（1）单击"导入视频设置"对话框中的"确定"按钮后，导入的视频自动添加到场景中，同时也被导入库中。

（2）视频文件导入库后，选择一个关键帧，打开"库"面板，从库中将视频拖入舞台即可。

【例 7-22】控制视频的播放。

操作步骤如下。

（1）按 Ctrl+N 组合键，新建一个动画。

（2）选择"文件"→"导入"→"导入视频"命令，打开"导入视频"对话框，选择"视频1.avi"，将视频导入场景中。

（3）选择"窗口"→"公用库"→"按钮"命令，将按钮拖到场景中。

（4）为播放按钮设置代码如下。

```
on (release) {
    play();
}
```

（5）为停止按钮设置代码如下。

```
on (release) {
    stop();
}
```

（6）按 Ctrl+S 组合键保存动画。

（7）按 Ctrl+Enter 组合键测试动画。

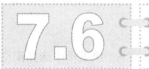

Flash Professional CS6 文件的导出与发布

Flash 动画文件制作完成后，最后要把它制作成一个独立的动画，或者直接发布。

7.6.1 文件的导出

导出 Flash 文件的方法如下。

1．导出图像

选择"文件"→"导出"→"导出图像"命令，打开"导出图像"对话框，输入要导出图像的名称，选择保存的类型，单击"保存"按钮进行导出。

2．导出所选内容

选择"文件"→"导出"→"导出所选内容"命令，打开"导出图像"对话框，单击"保存"按钮进行导出。

3．导出影片

选择"文件"→"导出"→"导出影片"命令，打开"导出影片"对话框，单击"保存"按钮进行导出。

7.6.2　文件的发布

利用 Flash 的发布设置、发布预览和发布命令可以设置、预览和发布动画。Flash 的发布命令不只是向网络发布动画，还可以向没有安装 Flash 插件的浏览器发布各种格式的图形文件和视频文件。Flash 还能创建独立运行的程序，如.exe 格式的可执行文件，用于制作屏幕保护。

1．发布设置

发布设置的操作如下。

（1）选择"文件"→"发布设置"命令，打开"发布设置"对话框，如图 7-86 所示。

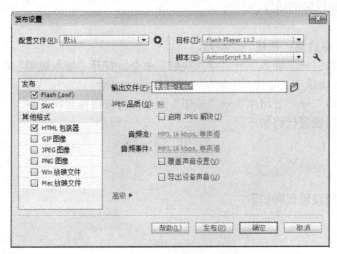

图 7-86　"发布设置"对话框

（2）设置相应的发布选项参数。

（3）完成设置后，可以单击"发布"按钮，发布动画。如果不进行发布，可以单击"确定"按钮，关闭对话框。

2．发布预览

发布预览的操作方法为：选择"文件"→发布预览"命令，在弹出的下一级菜单中选择预览文件的类型。

3．发布

发布文件的操作方法如下。

- 选择"文件"→发布命令，即可发布文件。
- 按 Alt+Shift +F12 组合键，可以直接发布文件。

【例 7-23】发布"肺循环.fla"为 gif 格式。

操作步骤如下。

（1）按 Ctrl+Shift+F12 组合键，打开"发布设置"对话框。

（2）选中"GIF 图像"复选框。

（3）设置"播放"为"动画"，如图 7-87 所示。

（4）单击"发布"按钮。

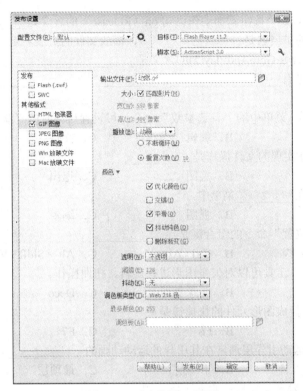

图 7-87 "发布设置"对话框

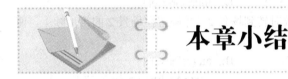

本章小结

Flash Professional CS6 是功能强大的动画制作软件，设计界面友好，操作方便，拥有庞大的客户群，是动画制作与网站设计开发人员必须掌握的应用软件之一。本章由浅入深、循序渐进地介绍了 Flash Professional CS6 的基本操作和动画制作的基本方法与技巧，同时配备了大量的医学动画案例，突出了医学应用特色，希望为医学生今后的学习、工作打下一定的动画设计基础。

习 题 7

一、填空题

1. 按_____组合键可以测试 Flash 动画的效果。
2. Flash 的元件类型分为_____、_____、_____3 种。
3. 补间动画有两种：_____和_____。
4. 在 Flash 中，对某个对象进行打散操作的快捷键是_____。
5. 在 Flash 中，插入关键帧的快捷键是_____。
6. 在 Flash 中，若某个关键帧上有"α"，则表示已经给此帧设置了_____。

7．在 Flash 中，对某个按钮添加动作语句 on（Release）的含义是＿＿＿＿＿＿＿＿＿＿＿＿。

8．Flash 源文件的扩展名是＿＿＿＿＿＿＿＿＿，播放文件的扩展名是＿＿＿＿＿＿＿＿＿。

9．在 Flash 中，命令 GotoAndPlay(2)的含义是＿＿＿＿＿＿＿＿＿＿＿＿＿＿＿。

10．传统文本类型有＿＿＿＿＿＿＿＿、＿＿＿＿＿＿＿＿、＿＿＿＿＿＿＿＿3 种。

二、单选题

1．选择＿＿＿＿＿＿菜单中的"首选参数"命令，可设置启动时的"欢迎屏幕"选项。
　　A．修改　　　　　　　　B．编辑　　　　　　　　C．文件　　　　　　　　D．插入

2．组合键 Ctrl+Q 实现的文件操作是＿＿＿＿＿＿。
　　A．打开　　　　　　　　B．关闭　　　　　　　　C．退出　　　　　　　　D．撤销

3．"贴紧"选项在＿＿＿＿＿＿菜单中。
　　A．文件　　　　　　　　B．视图　　　　　　　　C．编辑　　　　　　　　D．命令

4．"粘贴到当前位置"命令的组合键是＿＿＿＿＿＿。
　　A．Ctrl+ Shift +V　　　B．Ctrl+ Alt +V　　　C．Alt + Shift +V　　　D．Ctrl+V

5．使用＿＿＿＿＿＿工具可以对矢量图形进行旋转、扭曲操作。
　　A．3D 变形　　　　　　B．任意变形　　　　　　C．Deco　　　　　　　　D．骨骼

6．将矢量图形转换成图形元件的快捷键是＿＿＿＿＿。
　　A．F5　　　　　　　　　B．F6　　　　　　　　　C．F7　　　　　　　　　D．F8

7．在 Flash 中，运动引导层通常在其引导的运动动画的＿＿＿＿＿＿。
　　A．上一层　　　　　　　B．下一层　　　　　　　C．最顶层　　　　　　　D．最底层

8．在 Flash 中，隐藏鼠标指针的方法是＿＿＿＿＿＿。
　　A．mouse.hide();　　　　　　　　　　　　　　B．hide(mouse, true);
　　C．hide();　　　　　　　　　　　　　　　　　D．hide mouse();

9．在 Flash 场景 1 中，若想在鼠标按键释放时转到场景 2，并停留在场景 2 的第 1 帧上，使用的动作为＿＿＿＿＿＿。
　　A．on (release) {　　　　　　　　　　　　　　B．on (release) {
　　　　gotoAndStop("场景 2",1);　}　　　　　　　　gotoAndPlay("场景 2",1);　}
　　C．on (rollout) {　　　　　　　　　　　　　　D．on (press) {
　　　　gotoAndStop("场景 1",2);　}　　　　　　　　gotoPlay("场景 2",1);　}

10．在 Flash 中，在按钮中设计＿＿＿＿＿＿语句，可以播放影片剪辑元件"AA"。
　　A．AA.Stop();　　　　　　　　　　　　　　　B．AA.Play();
　　C．GotoAndPlay(AA);　　　　　　　　　　　　D．GotoAndStop("AA");

三、操作题

1．绘制一个矩形，使用任意变形工具对其进行变形操作练习。

2．使用各种填充工具，设置不同颜色进行填充练习。

3．练习 3D 旋转和平移工具的使用方法。

4．练习骨骼工具的使用方法。

5．练习 Deco 工具的使用方法，并在"属性"面板中设置相关参数。

6．结合医学知识分别制作关键帧动画、补间动画、引导线动画和遮罩动画。

7．结合医学知识制作交互动画。

8．制作控制声音的动画。

9．制作控制视频的动画。

10．将制作的动画发布成 HTML。

第 8 章

Photoshop 图像处理技术基础

在医学领域中，为了诊断、教学、科研等目的，常常要对医学影像进行一些处理操作，包括编辑图像，对图像进行直方图、影像均衡、影像平滑、边缘增强处理、影像灰阶和对比度调节、正负像旋转、影像色彩反向显示和伪彩色绘制与计算等。可以通过 Photoshop、Freehand、Coreldraw、Painter、Illustrator 等各种图像处理软件来处理图像。本章主要介绍最为流行并且功能强大、简单实用的图像处理软件 Photoshop。

学习目标：

- 掌握图像处理的基本方法与技巧。
- 掌握医学图像的常用处理操作。
- 启发创作思维，制作出有创意的平面设计作品。

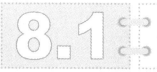

Photoshop CS5 基础知识

Adobe Photoshop 可以对多种点阵图像（即由一系列像素排列组成连续色调的图像）进行处理，这些图像的来源有多种渠道，可以用 Photoshop 直接创建新的图像，也可使用如 Photoshop 软件本身附带的一些图像、光盘图库中的图像、网上下载的图片，或是由其他矢量绘图软件创建的矢量图形转换成的点阵图像。如果配置了相应的设备，还可以引入用扫描仪扫描的图像、用数码相机拍摄的图像，及用视频捕捉设备捕捉的视频图像等。

这些不同来源的图像虽然格式不同（如 BMP、JPG、GIF 和 TIF 等），但都能在 Photoshop 中进行编辑。

8.1.1　Photoshop CS5 的工作环境

如图 8-1 所示，Photoshop 工作环境由顶端的窗口工作区、标题栏、菜单栏、工具选项栏，左端的工具箱，右端的控制面板，底端的状态栏和打开的一个或多个图像文件窗口等组成。

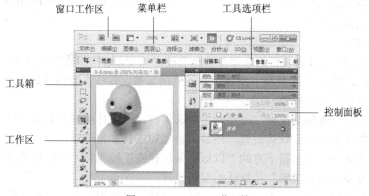

图 8-1　Photoshop 工作环境

1．工具箱

工具箱包含选择类工具、画笔美工类工具、绘图编辑类工具、图像观察类工具、前景色和背景色设置工具及工作模式切换按钮等，如图 8-2 所示。

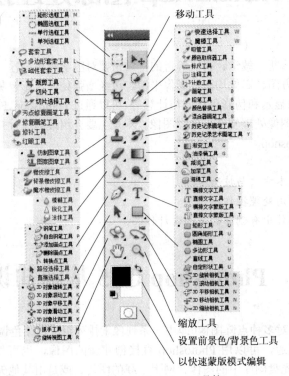

图 8-2　Photoshop 工具箱

（1）了解工具：将鼠标指针移动到工具箱中的某个工具图标上停留一会儿，鼠标指针下方会自动显示该工具的名称及快捷键。

（2）选择工具：单击工具图标将其选中（或按工具的快捷键，如"M"将矩形选框工具选中），此时工具选项栏显示当前激活工具的参数选项，在选择另一个工具之前，当前工具一直保持激活状态。

（3）选择隐藏工具：工具箱中有的工具图标右下角带有黑色小箭头，这表示其下还隐藏有其他功能近似的工具，只要在工具图标上按住鼠标左键不松手，在稍后弹出的隐藏工具列中选择所需工具即可（或按 Shift 键+该类工具快捷键在同类工具之中切换选择，如按 Shift+M 组合键可在矩形工具与椭圆选框工具之间切换选择）。

2．工具选项栏

选择某个工具时，工具选项栏的选项参数也会随之改变，这些参数有些是某一类工具共同的。例如，"不透明度"、"模式"参数属于绘画工具的共同参数。有些参数则是某个工具独有的，如铅笔工具的"自动抹掉"选项参数。

在选项栏最左侧位置拖动鼠标，可移动工具选项栏。在工具图标上右击，可在快捷菜单中选择是将所有工具的参数还原到默认设置，还是只将当前工具参数还原。

图像编辑模式可通过工具箱下方的"以标准编辑模式"按钮和"以快速蒙版模式编辑"按钮来切换。以"快速蒙版模式编辑"是默认的编辑模式。

屏幕默认为标准显示模式，为了扩大显示区，可通过"视图"菜单进行切换设置。

3．工作模式的切换

图像编辑模式可通过工具箱下方的标准编辑模式按钮和快速蒙版编辑模式按钮来切换，标准编辑模式是默认的编辑模式。

屏幕默认为标准显示模式，为了扩大显示区，可通过显示模式切换按钮切换到带菜单的全屏显示或不带菜单的全屏显示模式。

4．使用控制面板

Photoshop 有许多不同用途的控制面板，用于帮助用户观察和修改图像。例如，需要了解图像的颜色、坐标等信息时，可调出"信息"控制面板来观看，当需要操作图像的不同图层对象时，可借助"图层"控制面板来观察、操作。"导航器/信息"、"颜色/色板/样式"和"图层/通道/路径/历史记录/动作"3 组控制面板在启动程序后默认自动成组显示在窗口右侧，控制面板可随意组合、拆分、显示、移动和关闭。

重新启动 Photoshop 后，会在原位置显示上一次打开时使用过的控制面板，这是因为 Photoshop 将控制面板位置自动进行了保存，这样就会使用户继续进入上一次的工作状态。

5．使用快捷菜单

除了使用菜单栏和控制面板菜单中的命令来进行操作外，还有一种更快的菜单选择方法，这就是快捷菜单。

把鼠标指针移到选区图像上或控制面板对象上，单击鼠标右键会弹出与当前操作环境有关的快捷菜单。尽管一些常用选项在窗口上方的工具选项栏中有所显示，但使用快捷菜单更加快捷。

8.1.2　图像文件存取

1．Photoshop 图像文件的属性

要建一个 Photoshop 文件，必须先确定该图像文件的长、宽尺寸，即图像尺寸。

Photoshop 的图像属于带有图层的位图图像，即每层图像都由像素点排列组成，每个像素点都具有颜色与位置属性，即每英寸（厘米）中包含的像素数决定了图像的质量。相同区域所含的像素数越少，分辨率越低，图像由少量的像素色块呈现，因此图像色彩过渡不平滑，质量粗糙，反之像素数越多，分辨率越高。

因此，图像文件最重要的属性就是分辨率。但是图像的分辨率越高，随之带来的缺点就是图像的存储容量也成倍地增加。这是因为要存储组成图像的所有像素的颜色信息，所以文件的存储容量会增加。另外图像尺寸越大，文件存储容量也会随之增加。

文件的另一重要属性是图像的色彩模式，常用的有用于显示输出的 RGB 模式和用于印刷输出的 CMYK 模式。因此，在新建一个文件之前，要根据文件的用途，确定文件的输出尺寸、分辨率、文件大小和色彩模式。

2．打开文件

对于保存在磁盘、光盘中的图像文件，可以用下面的方法在 Photoshop 中打开。

（1）选择"文件"→"打开"命令、Photoshop 桌面灰色区域双击，或按 Ctrl+O 组合键，均可弹出"打开"对话框。

（2）在"查找范围"下拉列表框中选择图像文件所在的文件夹（如 C:\Adobe\PhotoshopCS5\Samples 文件夹）；在文件列表框中会显示该文件夹下 Photoshop 支持的各种类型的文件。

（3）在文件类型下拉列表框中单击选择指定类型的图像文件，文件列表框中将只显示该类型的文件。

（4）在文件列表框中单击选择要打开的文件。如果选择的文件存有缩略图，会在对话框底部显示选定文件的缩略图。

（5）单击"打开"按钮，图像文件就会显示在工作区中。

另外，打开文件的命令还有："文件"→"最近打开文件"命令，表示在近期使用的文件列表中选择打开；"文件"→"打开为"命令，表示将未知格式的文件以指定格式打开。

3．新建文件

（1）新建文件。选择"菜单"→"新建"命令，或按 Ctrl+N 组合键，弹出图 8-3 所示的"新建"对话框。

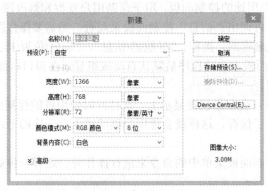

图 8-3　新建文件

（2）在"名称"文本框中输入新建文件的名称。如果不输入，会按照文件建立的次序自动默认为"未标题－n"，文件的格式为 Photoshop 的 PSD 格式。文件在第一次保存时，可指定文件的名称和格式。

（3）在"宽度"、"高度"文本框中输入新文件的尺寸。尺寸度量单位有厘米、英寸、像素和点等，可以在"宽度"、"高度"右侧的下拉列表中选择。

（4）在"分辨率"文本框中输入新文件的分辨率。对于在网上使用的图像，一般采用 72 像素/英寸，分辨率太高的图像会使显示尺寸比实际尺寸要大，而且文件容量大，也不利于网上传播。

（5）在"颜色模式"下拉列表中选择图像的色彩模式。RGB 颜色模式适于彩色图像的显示与编辑，显示色彩逼真。所有的编辑操作都能对 RGB 颜色模式的图像起作用，但有些颜色打印时无法表现。CMTK 颜色模式适于图像印刷输出，但一些操作命令无法对其操作。因此建议图像以 RGB 模式编辑，打印输出时再转换为 CMYK 模式。灰度模式只在处理黑白图像时才选用，在这种模式中只有从黑到白 256 个灰度级别。

（6）在"背景内容"中选择图像文件的背景。例如，选择白色，用白色填充背景，这是默认的背景色。如果选择背景色，则将当前工具箱背景颜色作为新建图像的背景色。如果选择透明，则图像无背景，只是一个透明图层，这时必须以能支持图层的 PSD、PDF 或 TIF 格式存储，透明图层默认用灰白方格来显示。

（7）单击"确认"按钮确认。

4．关闭文件

打开的文件如果在 Photoshop 中进行了编辑修改，在结束时就要选择是否将其保存，下面是几种保存文件的方法。

（1）保存原文件。

选择"文件"→"存储"命令或按 Ctrl+S 组合键，把所做的修改在原文件上保存，如希望保留原文件，并将修改后的文件另存为一个文件，则选择"存储为"命令。

（2）另存文件。

选择"文件"→"存储为"命令，弹出如图 8-4 所示"存储为"对话框，该命令可以把当前文件保存成另一个文件，当然要选择文件所保存的文件夹，填写文件名称，并在"格式"下拉列表中选择图像文件格式（默认为 PSD 格式）。

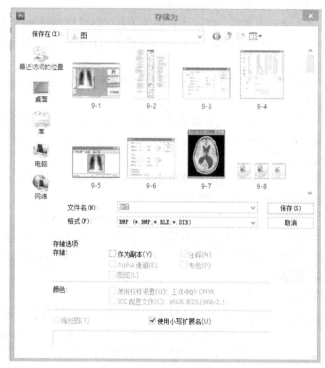

图 8-4　"存储为"对话框

在"存储选项"组中，根据需要可对保存操作进行相应的设置。

* 作为副本：选择该选项，会为当前文件保存一个备份文件，其文件名为原文件名后加"副本"，保存操作完成后，当前文件仍为被保存的原文件。如果没有选择该选项，则保存操作完成后，新保存的文件成为当前文件，被保存的原文件自动关闭。
* 图层：选择该选项，多层图像会分层保存（只适用于 PSD、PDD、TIF、PDF 格式），对于不支持图层的一些格式，会丢失多图层信息而只保存合并后的背景图。
* Alpha 通道：选择该选项，会保存图像中的 Alpha 通道信息。
* 使用小写扩展名：选择该选项，会以小写字符追加文件扩展名。

以上设置完毕后，单击"保存"按钮，即可将当前文件保存成另一个文件。

8.1.3　显示区域的控制

在显示区域观察图像时可将图像缩放 0.26%～3200%，通过当前文件窗口上方的标题栏，可以了解文件的名称、当前的显示比例、文件的色彩模式。需要注意的是，图像查看类工具只影响图像的显示，不会影响图像的尺寸和文件大小。

1. 改变图像显示比例

（1）组合键：按 Ctrl + +组合键，可以放大图像显示比例；按 Ctrl + −组合键，可以缩小图像显示比例。

（2）使用缩放工具。

① 选择工具。单击工具箱中的缩放工具将其选中，然后将鼠标指针移动到图像区，鼠标指针变成带有加号（+）的放大镜形状。

② 放大。单击，图像会以单击点为中心放大，最大可放大 3200%。当图像放大到工作窗口容纳不下整个图像时，窗口下方或右方会出现滚动条。

③ 缩小。当需要缩小显示比例时，仍需选择缩放工具，将鼠标指针移动到图像区，按 Alt 键，鼠标指针变成带有减号（-）的放大镜形状，此时在图像区每单击一次，显示比例就会逐渐缩小，最小可到 0.26%。

④ 拖曳放大。可使用缩放工具在图像区拖曳出一个矩形区，松开鼠标后，可以将指定范围的图像快速放大至整个工作窗口。

⑤ 满屏显示。在当前工具为缩放工具或抓手工具时，可单击工具选项栏中"填充屏幕"按钮，会使图像恰好在屏幕窗口中完全显示。

（3）使用"视图"菜单。

除了用缩放工具外，还可通过"视图"菜单命令来改变图像显示比例。

① 放大：选择"视图"→"放大"命令来放大显示比例。

② 缩小：选择"视图"→"缩小"命令来缩小显示比例。

③ 100%：选择"视图"→"按屏幕大小缩放"命令来满屏显示图像。

④ 打印尺寸显示：选择"视图"→"打印尺寸"命令显示实际打印尺寸。

2. 使用"导航器"面板

借助"导航器"面板可以方便、快速地查看图像。

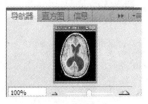

图 8-5　"导航器"面板

（1）激活"导航器"面板。单击屏幕右侧面板组中的"导航器"标签使其激活，如图 8-5 所示。如果找不到该标签，可执行"窗口"→"显示导航器"命令显示该面板。

（2）调整显示比例。在"导航器"面板中，可以向左或向右拖动三角滑块使工作区的图像快速缩放，还可单击缩小或放大按钮、输入准确的缩放比例来控制显示比例。

（3）滚动图像。"导航器"面板中的红色框代表目前的可视区，把鼠标指针放到红框内，指针会变成抓手工具，拖动鼠标可以在工作窗口滚动显示工具所指向的区域。

（4）指定显示区。如果需要工作区只显示指定的区域，可在"导航器"面板中的图像预览区按住 Ctrl 键并拖曳出矩形区，该区域的图像会最大程度地显示在工作窗口，矩形区越小，图像工作窗口中的放大倍数越大。

3. 查看或改变图像文件尺寸

如果需要进一步了解或改变图像的尺寸、容量、分辨率等信息，可执行"图像"→"图像大小"命令，在打开的图 8-6 所示"图像大小"对话框中，观察和改变图像的宽度、高度、分辨率和像素。

在改变尺寸时，若要继续保留原图像的宽高比，可选中"约束比例"复选框，此时在宽度和高度之间会出现链接图标，表示宽度和高度之间是互相约束的，当改变一个尺寸时，另一个也会随之成比例改变，并且像素大小也随之改变。当改变图像分辨率时，分辨率缩小二分之一，图像的像素大小会缩小四分之一。

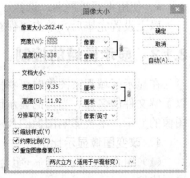

图 8-6　"图像大小"对话框

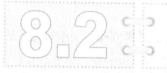

选区与蒙版

在 Photoshop 中，使用正确的方法选择要操作的图像范围是进行下一步操作的前提条件，本节从矩形选择、椭圆形选择、不规则选择、选择区域调整和图像的裁切几方面出发，对范围选取的方法与技巧进行详细介绍。

8.2.1 范围的选取

1. 使用矩形选择和椭圆形选择工具

使用矩形选择工具可制作出矩形选择区，选择该工具后，将鼠标指针移动到图像区，拖动鼠标会出现一个虚线框，松开鼠标，以起点到终点为对角线浮动的虚线范围就是制作的矩形选择区。

如果按住 Shift 键拖动鼠标，则制作出正方形选区；按住 Alt 键拖动鼠标，起点会从选区的中心开始；按住 Shift+Alt 组合键拖动鼠标，则制作出从中心开始的正方形。

椭圆形选择工具与矩形选择工具的使用方法相同，两者的唯一区别就是制作出的选区形状一个为矩形，另一个为椭圆形。

2. 设置消除锯齿

在选择工具的工具选项栏中，默认选中"消除锯齿"选项，使选区的锯齿状边缘得以平滑。图 8-7 分别为消除锯齿与不消除锯齿的选区边缘。

图 8-7　消除锯齿

3. 羽化设置

选框类工具和套索类工具都有羽化参数设置框。

羽化值也称为羽化半径，用来控制选区边缘的柔化程度，当羽化值为 0 时，选择出的图像边缘清晰，羽化值越大，选区边缘越模糊。因此，在制作选区前，视选择区的大小和需要柔化图像边缘的程度来定义羽化值。

羽化值的定义只影响其后制作的选区。定义后的羽化值将会一直保留到输入新的值为止。因此必须在制作选区之前定义该值。由于羽化是通过从选区边缘向内或向外模糊指定像素范围的图像边界，所以一旦羽化值大到比选区还大，就会弹出警告信息"任何像素都不大于 50%，选择边框将不可见"，这时需要将羽化值改小后才能选择。

具有羽化值的选区只有将其移动、填色或剪切拷贝到另一位置时才能观察到羽化效果。图 8-8 为对选区图像分别设置羽化值为 0、5、10、20 后拷贝至新文件的效果。

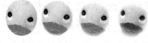

图 8-8　羽化效果

8.2.2 制作不规则区域

1. 使用套索工具

（1）使用自由套索工具。

使用自由套索工具可在图像中手动制作出不规则形状选区。选择自由套索工具，将鼠标指针移到图像区，指针变成自由套索形状，在要制作选区的起点位置按下鼠标并沿图像的边缘拖动，鼠标经过的地方会出现浮动选择虚线，松开鼠标后，起点与终点之间会自动闭合，从而产生不规则的选区。

该工具在使用之前也可以设置消除锯齿选项和羽化参数。由于是手动制作选区，因此该工具的缺点就是不能沿图像边缘精确制作选区，手动操作在未结束选择之前不能松开鼠标。

（2）使用多边形套索工具。

使用多边形套索工具可手动制作出多边形选区。它与自由套索工具的区别除了制作的选区是多边形而不是随意形状之外，另一个区别就是使用时是多次单击而不是拖动鼠标。

选择多边形套索工具后，将鼠标指针移到图像区，指针变成多边形套索形状。在要制作选区的起点位置单击确定第一个定位点，然后移动鼠标，在第二个定位点单击，两点之间的虚线段构成了选区边，反复移动鼠标并单击，制作出选区的多条边（此时如果需要取消最近制作的选区边，可反复按 Alt+Delete 组合键逐一取消），最后双击（或将鼠标指针移到起点附近，指针下出现小圆圈时单击）来闭合多边形选区。

该工具在使用之前也可设置消除锯齿选项和羽化参数。

（3）使用磁性套索工具。

磁性套索可紧贴图像反差明显的边缘自动制作复杂选区，它与以上两个套索工具的区别就是选区是沿鼠标经过的区域自动产生的，而且制作出的选区曲线比较平滑。该工具适于选择与背景反差比较明显的图像区域。

选择磁性套索工具后，将鼠标指针移到图像区，指针会变成磁性套索形状，在要制作选区的起点位置单击确定第一个定位点，然后在图像边缘的附近持续移动鼠标，该工具会在当前鼠标位置指定宽度的范围内自动探测，产生紧贴图像中对比最强烈的边缘定位点，每个定位点之间用曲线相连（也可在移动中单击自己设定定位点）。当鼠标指针移动到起点附近，指针下出现小圆圈时，单击就可闭合选区。

除了在使用前设置消除锯齿选项和羽化参数外，还可设置磁性套索工具的如下特有选项。

① 宽度：用来指定指针所能探测的宽度，取值范围为 1～40 像素。

② 频率：用来指定套索定位点出现的多少，值越大，定位点越多，取值范围为 0～100。但定位点太多会使选区不平滑。

③ 边对比度：用来指定工具对选区对象边缘的灵敏度。较高的值适用于探测与周围强烈对比的边缘，较低的值适用于探测低对比度的边缘。取值范围为 1%～100%。

建议在边缘比较明显的图像上选择时，将套索宽度和边对比度设得大一些；相反，在边缘反差较小的图像上选择时，可将以上两值设得小一些，这样将有利于精确选择。

2. 使用魔棒工具

魔棒工具的特点就是能在图像中，根据魔棒单击位置的像素的颜色值，选择出与该颜色近似的颜色区域，该工具适于选择形状复杂但颜色相近的图像区。

在工具选项栏的"容差"文本框中可输入 0～255 的数值，该值代表所要选择的色彩范围。输入的值越小，与单击点颜色越近似的颜色范围将被选择；值越大，与单击点颜色差别较大的颜色范围也会被选择。

3. 选择制作选区的工作模式

所有选择工具都有工作模式选择按钮，如图 8-9 所示，默认模式是新选区模式，每个模式的特点如下。

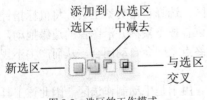

图 8-9 选区的工作模式

（1）新选区。为默认模式，在该模式下使用选择工具制作出的选择区为新选区，而原有选区会消失。

（2）添加到新选区。选择该模式（或按住 Shift 键）后，再用选择工具制作另一个选区，结果选区为原有选区与新制作选区的合并区。用这种相加模式可以使用任何一种选择工具将其他未选择的区域填加到当前选区中。

（3）从选区中减去。选择该模式（或按住 Alt 键）后，再用选择工具制作另一个选区，结果为原有选区减去新制作的选区。

（4）选区相交。选择该模式（或按住 Shift+Alt 组合键）后，再用选择工具创建另一个选区，结果为原选区与新选区的相交区。

4．调整选区的位置

（1）使用移动工具。

移动工具主要用来将选区图像移动到目标文件的新位置上，目标文件既可以是当前文件，也可以是另一个文件。

使用移动工具的方法是，选择移动工具，将鼠标指针移动到选区内部，当指针下出现剪刀形状后，按住鼠标并拖动到目标位置后释放鼠标。如果是在当前文件中拖动选区，则原选区位置将会被背景色替代；如果是将选区拖动到另一个文件窗口后释放鼠标，则原始选区不会变化，另一个文件中会多出所拖动的选区图像。如果在当前文件中按住 Alt 键的同时拖动选区，则在移动的同时复制选区图像。

（2）调整选区的位置。

在制作完复杂形状的选区后，如需要调整选区的位置，只要确保当前工具为选择工具，然后将鼠标指针移到选区浮动虚线框内，指针变成空心箭头，拖动选区，可以改变选区的位置。按住 Ctrl 的同时拖动选区，可移动选区，按住 Ctrl+Alt 组合键的同时拖动选区，可复制并移动选区。

5．使用"选择"菜单调整选区

"选择"菜单中的一些命令可在已有选区的基础上羽化、调整、修改、保存选区。

（1）"选择"→"全选"命令，或按 Ctrl+A 组合键，可选择整个图像。

（2）"选择"→"取消选择"命令，或按 Ctrl+D 组合键，可取消选区。

（3）"选择"→"重新选择"命令，或按 Ctrl+Shift+D 组合键，重新选择上一次的选区。

（4）"选择"→"反选"命令，或按 Ctrl+Shift+I 组合键，可反选选区以外的区域。

（5）"选择"→"修改"→"扩展（收缩）"命令，在弹出的"扩展或收缩"对话框中输入 1～16 间的像素值，会使选择边框按指定的像素数整体扩大或缩小。

（6）"选择"→"修改"→"边界"命令，在弹出的对话框的"宽度"栏中输入 1～64 间的像素值，则新选区会在原来选择区的基础上，向两边扩伸产生指定的像素宽的选择框。

（7）"选择"→"修改"→"平滑"命令，在弹出的对话框的取样半径框中输入 1～16 间的像素值，该命令会自动检查每个选择的像素，查找指定范围内任何未选择的像素，如果范围内的多数像素被选择，则所有未选择的像素会被添加到选区；如果多数像素未被选择，则所有已选择的像素会从选区中去除。结果将使选区趋于平滑。

（8）"选择"→"扩大选取"命令，可将已选择的区域扩大，扩大的原则是将魔棒选项栏中指定容差值范围内的相邻像素包含进来。是一种基于颜色的选区修改方式。

（9）"选择"→"选取近似"命令也可将已选择的区域扩大，与扩大选取不同之处是不仅将魔棒选项栏中指定的容差范围内的相邻像素包含进来，而且还包含整个图像中容差范围内的其他像素。此方式也是基于颜色的选区修改方式。

（10）"选择"→"变换选区"命令，如需要一个倾斜的椭圆形选区，可以先在文件中制作一个正常的椭圆形，然后执行"选择"→"变换选区"命令，或使用热键"Ctrl+T"，此时选区四周会出现带控制手柄的控制框，如果要旋转选区，则将指针指向四角控制柄外，变成弯的双向箭头时拖拉鼠标来旋转选区；如果要缩放选区，则将鼠标指向控制柄，变成双向箭头后拖动来放大或缩小选区；最后按回车键确认（或按"Esc"键取消），结果使当前选区的大小、方向、角度等发生了变化。

在很多情况下，当制作的选区，尤其是复杂选区的大小、角度需要整体进一步调整时，使用这些命令得到更精确的选区。

8.2.3　裁切图像

可以借助裁切工具来裁切图像。裁切工具是一种特殊的选择工具，使用裁切工具裁切图像的步骤如下。

（1）单击要裁切的图像文件窗口使其为当前文件，然后选择裁切工具。

（2）单击"前面的图像"按钮，在"宽度"、"高度"、"分辨率"文本框中会显示当前图像的实际宽度、高度和分辨率。

（3）在图像区拖动鼠标，释放鼠标后，起点与终点之间会创建出矩形裁切区（如果在选项栏输入宽高比例，则会以该比例创建矩形），四周会出现控制手柄。

（4）此时裁切区被灰色区屏蔽。如果需要调整裁切矩形区的大小，可将指针指向四边的控制手柄，指针变成双向箭头后拖动鼠标，调整其宽度或高度。

（5）按回车键确认裁切操作（按 Esc 键撤销），则图像其余部分被裁切，只剩下选出的区域。如果对裁切区进行了旋转、透视变形，则矩形裁切结果区内为变形后的图像。用此方法可以将图像多余的部分裁切掉。

另外，当对创建了矩形选区的图像执行"图像"→"裁切"命令时，也会对图像进行裁切，此时会弹出对话框询问是将选区以外的区域删除还是隐藏。

8.2.4　通道和蒙版

在 Photoshop 中，通道存放的是图像颜色信息。另外，通道和蒙版技术相结合还可以存放选区，可以用复杂的方式操纵和控制图像的特定部分，以便进一步处理图像。

1．蒙版

当在暗室放大照片时，为了使指定的区域曝光，摄影师往往要将硬纸片中间部分按希望的形状挖空，将硬纸片作为蒙版遮挡在镜头与相纸之间，这样将只在未遮挡区曝光相纸，遮挡区则被保护。

Photoshop CS5 中的蒙版也借用了同样的原理，在选区创建一个蒙版后，未被选择的区域被遮盖，可以把蒙版看作是一个带孔的遮罩。利用快速蒙版，用户可以根据图像选区的特点快速制作出这个遮罩的孔的形状，这个孔就是我们所要的选区。

用选择工具制作出选区，然后单击工具箱中的快速蒙版按钮，就可以从正常编辑模式进入快速蒙版模式。在快速蒙版模式下，红色作为蒙版遮住了刚制作的选区以外的区域。该红色区域受保护，如果此时执行一些编辑操作命令，则只对未保护的区域，也就是可见的选区起作用，受保护的红色蒙版区域将不受影响。可以使用绘画工具用黑白色来编辑快速蒙版。

2．通道

对于形状复杂的选区，可以采用快速蒙版模式来制作，但是快速蒙版是暂时的，当取消选择后它就消失了。因此在制作完复杂的选区后，可将选区存储在"通道"面板中，作为 Alpha 通道的一个蒙版。这个蒙版是永久的，即使取消选择，也可以在需要时从 Alpha 通道中取出蒙版作为选区。

（1）将选区存储为蒙版。

执行"选择"→"存储选区"命令，弹出"存储选区"对话框，如图 8-10 所示。

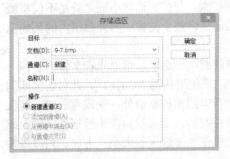

图 8-10　"存储选区"对话框

在"文档"下拉列表框中可选择将选区保存在当前文件还是新文件中，默认为当前文件，也可选择"新建"选项将选区保存在新文件中。

在"通道"下拉列表框中，如果选择"新建"选项，并在"名称"文本框中输入选区在通道中的名称（默认名称为 Alpha1、Alpha2……），则将选区保存在新的 Alpha 通道中（在"通道"面板中可观察到）；如果选择当前图层的蒙版，则将选区保存在通道的同时，还把选区作为当前图层的蒙版应用到当前图层；如果选择已存在的通道，则"操作"选项组中的其余 3 个选项也可用，分别用来确定保存的选区与原有通道选区以何种方式组合（相加、相减、相交）。确认后，将选区保存到通道中。

将选区保存在通道中的好处是避免反复选择复杂的选区，当文件保存成支持通道的 PSD、TIF 等格式时，可在"存储选区"对话框中选择保存通道的信息，今后在需要时打开文件，取出通道中的选区，可继续对选区进行编辑操作。

（2）编辑通道中的蒙版。

由于在快速蒙版方式下用绘画工具制作选区时很容易遗漏小的区域，虽然觉得图像完全选择了，但只要将选区存储在通道中并观看 Alpha 通道的内容时，会发现选区中还会有一些黑色或灰色的小区域，这表明选区中还存在一些未选择或部分未选择的像素。

与快速蒙版的编辑相同，在通道中也可以使用绘画工具用黑色、白色和灰色来编辑通道中的蒙版，使蒙版中的选区完全为白色，非选区完全为黑色，或者根据特殊需要用灰色来制作部分选择区。

① 清除蒙版。寻找 Alpha 通道中的黑色或灰色斑点，设置前景色为白色，选择画笔工具，选用合适的笔刷用白色在斑点上绘画来清除黑灰色斑点，这样做的结果是清除了蒙版，而将所绘区域增加到选区范围中。

需要注意以下关于编辑通道的方法。

* 用白色绘画可以清除蒙版并增加选区范围。
* 用黑色绘画可以增加蒙版并减少选区范围。
* 用灰色绘画则会部分改变选区范围。例如，使用画笔工具，其不透明度设置为 50%，前景色为黑色，在黑色蒙版区绘画，所绘区域实际上是中灰色，该区域会有 50%的像素被选择；当画笔透明度值大于 50%时，所绘区域实际上是黑灰色，该区域选择的像素将少于 50%；如果画笔透明度值小于 50%，所绘区域实际上是亮灰色，则该区域选择的像素将多于 50%（这主要依赖于对灰度的选择）。

② 增加蒙版。如果通道的黑色蒙版区有一些白色斑点，可使前景色为黑色，选择画笔工具，选用合适的笔刷用黑色在斑点上绘画来清除白色斑点，这样做的结果是增加了蒙版而将所绘区域从选区范围中减去。

3．将蒙版作为选区载入

将不同的选区存储到通道后，在任何时候都可执行"选择"→"载入选区"命令，将存储到通道的选区载入图像中，此时弹出"载入选区"对话框，如图 8-11 所示。

在"文档"下拉列表框中选择要载入哪个文件中的通道；在"通道"下拉列表框中选择载入哪个通道的选区；如果载入时选中"反相"复选框，则将选区反选后载入。

在"操作"选项区中，不同的选择会有不同的载入效果。

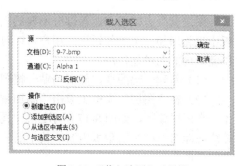

图 8-11 "载入选区"对话框

- 新选区：新载入的选区将替换图像中已有的选区。
- 添加到选区：得到的选区为载入选区与图像中已有选区相加的区域。
- 从选区中减去：得到的选区为图像中已有选区减去载入的选区。
- 与选区交叉：得到的选区为图像中已有选区与载入选区的重叠区。

【例 8-1】应用通道并结合运用蒙版，抠出繁密的树背景，如图 8-12 所示。

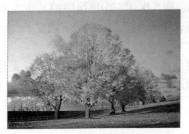 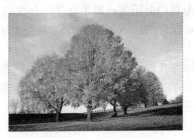

图 8-12　树背景抠图前后的对比

操作步骤如下。

（1）执行"文件"→"打开"命令，打开 Tree.jpg 图片。

（2）进入"通道"面板，查看通道窗口，如图 8-13 所示。

（3）把蓝色通道拖到"创建新通道"按钮，复制蓝色通道，如图 8-14 所示。

（4）设置"亮度/对比度"把反差加大，单击菜单"图像"→"调整"→"亮度/对比度"，想要的部分越黑越好，不要的部分越白越好。

（5）回到图层，执行"选择"→"载入选区"命令，注意"通道"选项，选择蓝色副本，选中"反相"复选框，如图 8-15 所示。

（6）出现选择区域，直接单击"增加图层蒙版"按钮，最后加一张背景。

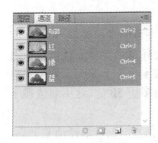 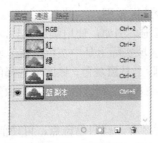 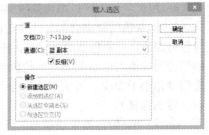

图 8-13　通道窗口　　　　　　图 8-14　通道复制　　　　　　图 8-15　选中"反项"复选框

8.2.5　图层蒙版

图层蒙版可以用来遮盖部分不要的图像。在图像中建立一个图层蒙版的同时，在"通道"面板中也将增加一个额外通道，用户可以对它进行编辑和修改。选中图层蒙版时，编辑操作只对图层蒙版内的图像起作用。

（1）新建一幅图像，然后粘贴一幅图像，再制作一个文本范围，如图 8-16 所示。

（2）在"图层"面板上单击"添加蒙版"按钮或执行"图层"→"添加图层蒙版"命令，产生一个图层蒙版，如图 8-17 所示。在"图层"面板的当前层的缩略图右侧出现一个新缩略图，该缩略图即为新产生的蒙版内容。其中黑色区域将遮盖当前层中的图像，白色区域则显示出当前层中的图像。

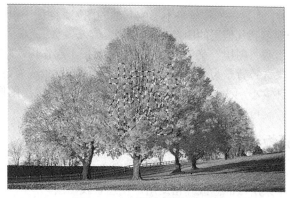

图8-16 建立图层蒙版前的图像

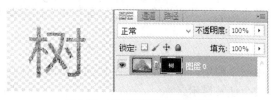

图8-17 产生图层蒙版后的图像

【例8-2】利用染发效果：打开"素材"文件夹下的"P01.jpg"
文件。利用蒙版技术和图像色彩和色调的调整方法，将该图中女
孩头发的颜色由黑色染成红褐色，如图8-18所示。

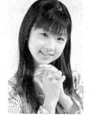

操作步骤如下。

（1）执行"文件"→"打开"命令，打开"P01.jpg"图片。

（2）单击工具箱中的"以快速蒙版模式编辑"按钮，选择画
笔工具，在女孩头发涂抹，直至覆盖全部头发。

（3）单击工具箱中的"以标准模式编辑"按钮，得到选区，
按Ctrl+Shift+I组合键进行反选操作，得到头发选区。

染发原图　　染发后的效果
图8-18 染发效果对比

（4）执行"图像"→"调整"→"色彩平衡"命令。

（5）在"色彩平衡"对话框中，设置暗调的色阶为19、-18、-42，中间调的色阶为13、-20、
-64，高光的色阶为20、-13、-26。

（6）按Ctrl+D组合键取消选区，并将制作好的效果保存。

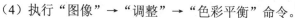

8.3 图层的应用

Photoshop提供了观察、操作图层的窗口——"图层"面板，其中图
层的内容、设置和叠放顺序一目了然。执行"窗口"→"显示图层"命
令可打开"图层"面板，如图8-19所示。

每个含有实际像素的图层中的图像都可以通过调整图层不透明度来
控制其遮挡下层的程度，调整混合模式来控制两层图像之间的色彩混合
方式。

对于某一层的图像，可以单独对它进行各种编辑操作，也可为其添

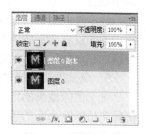

图8-19 "图层"面板

加效果层、色彩调整层等，而这些操作丝毫不影响其他的图层。图层中没有图像的区域是透明的，正是有了透明区，才能观察到其他层的图像。

最下面是背景层，多数"图层"菜单中的命令对背景层不起作用，除非将背景层转换为普通图层。新建文件时，如果选择背景为透明，就相当于使图像的背景成为普通图层。

由于图层会增加文件大小，因此在分层处理完成后，一般要将多层图像拼合成一个背景图像，这样既减少了文件大小，又可将其存储为不支持图层的其他图像格式。

8.3.1　"图层"面板和"图层"菜单

在"图层"面板中，图层从上到下顺序显示，可以为每个图层命名，可以控制图层显示与否，图层内容缩略图会随时记录所做的修改并帮助用户快速查找图层。

高亮显示的图层为当前图层，工具箱中的工具和大多数操作命令只对当前层起作用。因此在编辑图层时，首先要选择某个图层使其成为当前图层。如果多个图层要做相同的操作，可将它们与当前图层链接起来。

1．隐藏图层

（1）鼠标指针指向其中一个图层，单击左侧眼睛栏的眼睛图标使其不可见，该层被隐藏。

（2）再次单击眼睛栏又会使其显示。

（3）如果希望只有某个图层显示，其他图层全部隐藏，只要在该图层的眼睛图标上按 Alt 键并单击。

2．选择当前图层

操作命令和工具只对当前图层起作用（除非其他图层与当前图层链接）。因此在操作执行前要养成选择当前图层的习惯。

选择当前图层的一种方法是在"图层"面板中的图层名称位置单击，使图层高亮显示，此时该图层就是当前图层。当在隐藏的图层名称处单击后，不仅将其选为当前层，而且使其重新显示。

当前图层的眼睛图标旁边显示一支笔，表示可以对该图层进行编辑操作。

3．删除图层

用以下几种方法都可以将当前图层删除。

- 单击"图层"面板右下角的"删除"图标。
- 将该图层拖到"删除"图标上。
- 在"图层"面板菜单中选择"删除图层"命令。
- 执行"图层"→"删除图层"命令。

4．重命名图层

图层按创建的顺序以图层 1、图层 2、图层 3 等命名，最后创建的图层排列在所有图层的上方，为了查找方便，可以根据图层的特点将其重新命名。

（1）在当前图层缩略图上右击，在快捷菜单中选择"图层属性"命令（或在"图层"面板菜单中选择"图层属性"命令）。

（2）在弹出的"图层属性"对话框的"名称"文本框中输入新的图层名称，还可在颜色栏中指定该图层在面板中所显示的颜色（便于在多个图层中根据颜色来快速查找图层），单击"确认"按钮，完成图层名称的修改。

5．清除图层边缘的杂色

对于消除锯齿的选区，当将其移动或粘贴时，包围原始选区边界的一些像素会包括在选区中，使得在被粘贴选区的边缘造成杂色边缘。此时可以执行"图层"→"修边"命令下的 3 个命令来编辑不想要的边缘像素。

"去边"命令是用包含纯色（不含背景色的颜色）的邻近像素颜色替换边缘像素的颜色。在弹出对话框的"宽度"文本框中输入搜索替换像素的距离，一般 1 或 2 像素的距离就足够了。例如，在蓝色背景上选择一个黄色对象，然后移动选区，会发现黄色对象的边缘有一些蓝色边，而"去边"命令会用黄色像素替换蓝色像素。

当将黑白背景下消除锯齿的选区粘贴到不同的背景上时，"移去黑色杂边"和"移去白色杂边"命令用来去除背景色杂边。例如，从白色背景上选择的图像四周有灰色像素，在彩色背景上就显得比较明显，此时可以使用"移去白色杂边"命令去除图层边缘的杂色。

6．调整图层叠放顺序

（1）在"图层"面板中，选择要调整的图层。

（2）按住鼠标左键，将图层向上或向下拖动，移至某一图层的下方出现一条粗线时，释放鼠标左键，将两层的叠放顺序改变，图像叠加效果也变了。

（3）选择要调整的图层，执行"图层"→"排列"命令进行调整。

7．设置图层的锁定选项

为了防止误操作而破坏图层中的图像，可以使用"图层"面板上部新增的图层锁定按钮来控制每个图层的可编辑性，如图 8-20 所示。

可以根据需要，单击相应的图层锁定按钮，各个按钮的作用如下。

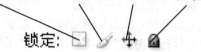

锁定透明像素　锁定图像像素　锁定位置　锁定全部

图 8-20　图层的锁定选项

（1）锁定透明像素。对当前图层单击"锁定透明像素"按钮后，所有编辑操作只对图层中含有图像的区域起作用，而透明区被保护。

（2）锁定图像像素。锁定图像像素可保护当前图层的图像区和透明区，所有编辑绘画工具、编辑操作命令（除变换命令外）、滤镜命令对当前图层不起作用。

（3）锁定位置。单击该按钮可防止当前图层中的图像移动，此时使用移动工具不能移动图像。

（4）锁定全部。单击该按钮后，当前图层（或图层组）被保护，所有编辑绘画工具、编辑操作命令、滤镜命令和图层模式设置对当前图层都不起作用。

8．图层的合并

多图层的文件在分层编辑完成后，如图像内容和位置不再修改，可用合并图层命令将图层合并，合并后，所有图层的图像会叠加在一起合为一层，而叠加后无图像的区域会保持透明。

（1）向下合并图层。

要将两个图层合为一层时，选择上面的一层为当前层，并保证这两层可见，执行"图层"→"向下合并"命令，或按 Ctrl+E 组合键，使两层合为一层。

（2）合并可见图层。

如果要合并多个图层，可使这些图层可见，然后执行"图层"→"合并可见图层"命令，或按 Ctrl+Shift+E 组合键，使这些可见的图层合并为一层，隐藏的图层仍然隐藏，不会合并。

（3）合并链接图层。

要合并多个图层，也可用链接图层的方法：选择当前层，在要合并的其他图层的链接栏单击使链接图标出现，将当前层与多个图层链接起来，执行"图层"→"合并链接图层"命令，即可将链接的图层合为一层。

9．创建图层的非透明选区

当需要选择图层上的所有不透明区时，最简单的方法就是在"图层"面板中，按住 Ctrl 键单击图层缩略图，此时图层的非透明选区会自动载入。

8.3.2　创建图层

1．创建新的透明图层

执行"图层"→"新建"→"图层"命令，在当前层上面创建一个新的没有图像的图层，此时可用绘画和填充工具在图层中绘制新的对象，将不同的对象绘制在不同的层上有利于单独对它们进行编辑。

执行该命令时会弹出"新图层"对话框。

可在"名称"文本框中输入新图层的名称，在"颜色"下拉列表框中选择该层在面板中显示的颜色，在"模式"下拉列表框中选择该层的工作模式，在"不透明度"框中定义该层的不透明度。选中"与前一组编组"选项，将新层与前一层编组，在新层中绘制的图像只能在前一层图像区域内显示。

创建新图层还有一种快捷方法：单击"创建新的图层"按钮，创建的图层依次序自动命名为图层 n。

2．从背景创建图层

执行"图层"→"新建"→"背景图层"命令，将当前文件的背景图层转换为普通图层。这样就可对其执行如添加图层效果、添加蒙版、调节层等背景层不能执行的操作。相反，对透明背景文件执行"图层"→"新建"→"图层背景"命令后，又会将当前图层转换为背景图层。

3．创建新的图层组

执行"图层"→"新建"→"图层组"命令，会像创建新图层一样创建图层组，类似于"图层"面板中的图层文件夹，主要用来组织管理叠放在一起的图层。

4．从选区中创建图层

执行"图层"→"新建"→"通过拷贝的图层"命令，或按 Ctrl+J 组合键，可将当前文件的某个图层中的一部分选区图像从原图层中拷贝，然后放置到新的图层中。如果执行"图层"→"新建"→"通过剪切的图层"命令，或按 Ctrl+Shift+J 组合键，则将选区图像从原图层中剪切，同样放置到新的图层中。

5．用复制命令创建图层

执行上面两个创建图层的命令后，新图层中的图像是当前图层的选区图像。如果执行"图层"→"复制图层"命令，则新图层中的图像是当前图层的全部图像，即图层的完全复制。

6．创建填充图层

Photoshop 新增了一种特殊的图层，称为填充图层。填充图层与普通图层的区别是可以在创建之初就可以选择为图层填充纯色、渐变色或图案，创建后的图层被选择的颜色填充，但是这种填充色不是固定不变的，而是可随时修改的，这就使编辑工作更加灵活方便。通常使用这种方法来创建图像文件的背景色。

下面通过实际操作来掌握创建填充图层的方法。

（1）新建一个白色背景 RGB 文件。

（2）显示"图层"面板。

（3）执行"图层"→"新填充图层"命令，在子菜单中分别选择纯色、渐变色、图案其中之一，弹出"新图层"对话框。

（4）在对话框的"名称"文本中输入新图层的名称，在"颜色"下拉列表框中选择该图层在"图层"面板中显示的颜色，在"模式"、"不透明度"框中定义该图层的模式及不透明度，确认后会弹出选择纯色、渐变色或图案的对话框。

（5）如果选择填充纯色，则在"拾色器"对话框中的色域窗单击所选择的颜色。

（6）如果选择填充渐变色，则在"渐变填充"对话框的"渐变色"下拉列表框中选择一种渐变色，并在"样式"下拉列表框中选择一种渐变样式（线形渐变、圆形渐变等），在"角度"文本框中输入渐变方向，在"缩放"文本框中可调整数值来控制渐变色扩散程度。

（7）如果选择填充图案，则在"图案填充"对话框中选择一种图案，在"缩放"文本框中可调整数值来控制填充图案的大小。

（8）单击"确定"按钮，在当前层之上新建一个填充图层。图 8-21 分别为 3 种填充图层的效果。

除了用菜单命令创建填充图层外，也可单击面板下方的"新建特殊图层"按钮，在弹出的菜单中选择纯色、渐变、图案三者之一。

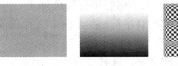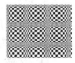

图 8-21　填充图层

7．创建文字图层

Photoshop CS 改进了文字处理功能，允许在图像区域直接输入并编辑文字，能随时对自动创建的文字设置字体、大小、段落格式和环绕等属性。

创建文字图层的步骤如下。

（1）选择工具箱中的文字工具。

（2）指定当前前景色，该颜色将作为文字的颜色。

（3）在文字工具选项栏中，默认选项是文字工具将以水平方向创建文字图层，如果选择文字蒙版工具，则表示要在当前层上制作文字选区。

（4）单击工具栏上的更改文字方向按钮，可以创建水平或垂直方向的文字。

（5）在工具选项栏中设置文字的字体、尺寸、边界的平滑程度、段落的对齐方式等属性，如图 8-22 所示。

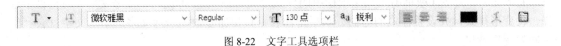

图 8-22　文字工具选项栏

（6）在文件窗口要输入文字的地方单击，出现 I 字形插入点光标后输入文字，文字会以指定的颜色、字体、大小等显示在窗口中，如果需要换行可按回车键。用这种方法创建的文字称为点文字，单击文字工具选项栏中的"确认"按钮后，创建以当前前景色填充的单色文字。此时在面板中自动创建文字图层。

（7）如果要输入多行文字，可以在文件窗口中拖曳出一个矩形区，然后在该指定区域内输入文字，当输入到达区域边界时会自动换行，用此种方法创建的是段落框文字。段落框文字的特点是，可将鼠标指针移到段落四周的手柄上，拖曳双向箭头来改变段落框的大小，也可以将鼠标指针移到四周手柄外，拖动弯曲箭头来旋转整个段落文本框。同样，单击文字工具选项栏中的"确认"按钮后，创建以当前前景色填充的单色段落框文字。此时在面板中也会自动创建文字图层。

（8）如果文字处理软件创建的文件中有大段的文字需要在 Photoshop 图像中出现，只需选择文本并复制后，用文字工具创建段落框，选择"编辑"→"粘贴"命令，在段落框的插入点位置即可快速创建段落框文字。

用以上两种创建文字的方法都会自动创建文字图层，在"图层"面板中显示"T"标志。文字的字体、尺寸等属性使用当前工具选项栏中的设置值，而使用文字蒙版工具输入文字确认后，会在当前图层创建文字选区，如果对选区执行"编辑"→"填充"操作，就会在当前图层产生含有实际像素的文字。

编辑文字图层的步骤如下。

如果要修改文字层中的文字，先选择文字工具，接着在"图层"面板中选择文字层，然后执行下面的操作选择文字。

（1）文字的选择和编辑。

① 插入文字：某个文字前单击定位插入点，然后输入文字，在原有文字中插入新输入的文字。

② 选择某些字符：文字层中某些字符的属性需要修改时，就在要选择的字符上拖曳鼠标使文字高亮显示，表示这些字符被选择了。

③ 选择所有字符：在面板中选择当前文字层，则对文字层所有文字或段落属性的修改都会作用到所有字符。

④ 替换文字：选择文字后，用文字工具继续输入，新输入的文字会替换选择的文字。

⑤ 删除文字：选择文字后，按 Delete 键删除选择的文字。

除对选择的文字进行上述文字编辑操作外，还可以修改文字的以下属性。

（2）改变文字字符属性。

最常执行的编辑操作就是修改文字的字体、大小、颜色等属性，此时在文字工具选项栏中指定新的字体、大小、颜色等属性，选择的文字就会改变。如果需要对字符进行进一步的设置，可单击工具选项栏中的调板按钮，在弹出"字符"面板中设置字符属性（执行"窗口"→"字符"命令也可显示"字符"面板）。

（3）修改段落属性。

可以通过"段落"面板来设置段落属性，如段落相对于段落框的对齐、缩进方式等（执行"窗口"→"显示段落"命令显示"段落"面板）。

（4）设置文字的绕排样式。

可以对文字应用波浪形、弯曲形等特殊绕排样式。选择文字层后，执行"图层"→"文字"→"变形文字"命令（或单击工具选项栏中的样式设置按钮），在弹出的"变形文字"对话框中选择一种变形样式，并设置样式的弯曲、水平扭曲和垂直扭曲参数，当前文字层中的文字就会产生不同的变形效果。

（5）改变文字的方向、角度。

① 执行"图层"→"文字"→"垂直"命令，可将文字层中的文字从水平方向改为垂直方向。

② 执行"图层"→"文字"→"水平"命令，可将文字层中的文字从垂直方向改为水平方向。

③ 执行"编辑"→"变换"→"变形文字"等命令，可将文字层中的文字进行旋转等变形，变形后可对文字继续进行其他编辑。

（6）文字层转换为普通图层。

一些滤镜命令不能作用于文字层，如果要对文字层进行滤镜变形操作，需要将文字层转换为普通图层。在"图层"面板上，文字层与普通层的区别是文字层的缩略图带有"T"标志，而普通图层中的文字不能进行文字编辑操作。有以下几种转换命令。

• 执行"图层"→"栅格化"→"图层"命令，可将当前文字层转换为普通图层。

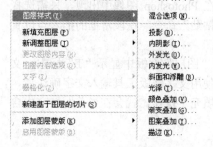

• 执行"图层"→"栅格化"→"所有图层"命令，可将文件中的所有文字层转换为普通图层。

8．创建样式层

Photoshop 可以为图层添加多达 10 种样式，如图 8-23 所示。

（1）图层样式的编辑。

设置图层样式后，"图层"面板中该图层的右侧显示"f"图标，单击旁边的下拉按钮可将图层样式展开，再次单击又

图 8-23　图层样式

可将其折叠。如要修改某个样式，只需双击样式名称，打开"图层样式"对话框。

当图层应用多个样式后，"图层样式"对话框的左侧会在应用了样式的名称前显示"√"，只要取消"√"标记，该样式就会被取消。要重新设置某个样式参数，只要双击对话框中的样式名称，窗口中即可显示该样式的参数，此时可重新设置样式参数。

图层样式也可暂时隐藏，只要执行"图层"→"图层样式"→"隐藏所有效果"命令即可。隐藏并不等于删除，需要显示时可执行"图层"→"图层样式"→"显示所有效果"命令重新显示样式。如果需要删除某层的样式，则执行"图层"→"图层样式"→"清除图层样式"命令（或在面板中将样式层拖到"删除"图标上）。

也可以执行"图层"→"图层样式"→"创建图层"命令将样式层转换为普通图层，转换后不能用样式对话框修改样式参数。

（2）"样式"面板的使用。

"样式"面板提供了图层的常用样式，执行"窗口"→"样式"命令可调出该面板。

选择某个图层后，单击"样式"面板中的某个样式，则该样式即被应用到当前图层中。如果当前图层已设置的样式需要保存到"样式"面板中，只需选择面板控制菜单中的"新样式"命令即可。

选择"样式"面板控制菜单中的样式文件后，会将一些如按钮、纹理、图像等样式文件载入"样式"面板中。

也可执行存储样式命令，将当前"样式"面板中的所有样式保存到某个*.asl样式文件中，以后只要执行载入样式或替换样式命令就可将该样式文件追加或替换到当前"样式"面板中。

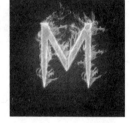

图 8-24　火焰字效果图

【例 8-3】制作燃烧的火焰字效果，如图 8-24 所示。

操作步骤如下。

（1）新建一个 600×600 像素的文档，背景填充黑色。

（2）选择渐变工具，填充深红和黑色的径向渐变，如图 8-25 所示。

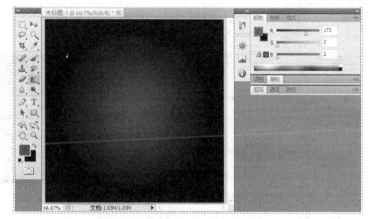

图 8-25　填充深红和黑色渐变

（3）选择文字工具，输入文字"M"，使用波纹滤镜将其边缘扭曲化。

（4）将扭曲好的文字复制一层，执行"修改"→"收缩"命令，将文字收缩 20 像素，如图 8-26 所示。

（5）羽化 20 像素，按"Delete"删除，填充淡黄色，图层模式设为"线性减淡"，如图 8-27 所示。

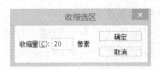

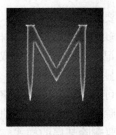

图 8-26　设置收缩量　　　　　　　　　　　　图 8-27　羽化效果

（6）为原文字层设置"外发光"图层样式，参数设置如图 8-28 所示，开始绘制火焰。在文字层上方新建图层，设置图层样式为"内发光"，参数如图 8-29 所示，并设置图层模式为"线性减淡"。

（7）选择火焰画笔把火焰喷绘到需要的地方，将多余的地方擦去。注意要分很多层来画，因为每个地方需要的火焰不同，每个火焰层的设置都与步骤（6）相同，如图 8-30 所示。

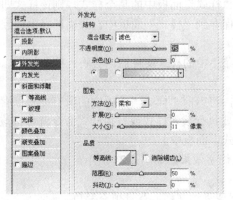

图 8-28　设置"外发光"图层样式

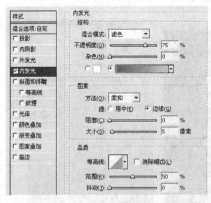

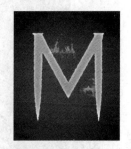

图 8-29　设置"内发光"图层样式　　　　　　　图 8-30　设置火焰层

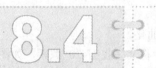

8.4　绘画和编辑

在 Photoshop 中，可以使用丰富多彩的颜色绘制具有创意的图像，也可以对已有的图像进行进一步的修饰与调整。下面介绍选择绘画颜色、各种绘画工具的使用、图像色彩和色调控制、修饰图像的方法与技巧。

8.4.1 选择绘画颜色

1．设置前/背景色

单击工具箱的前景色块，弹出"拾色器"对话框。

拖动滑块选择某一色调，然后在色域窗中单击选择该色调下的某种颜色，也可输入 RGB 等色值来精确选择颜色。单击"确定"按钮后，选择的颜色就显示在当前前景色色块中。也可单击工具箱的背景色色块，用同样的方法设置背景色。

单击工具箱默认色块可使设置前景色为黑色，背景色为白色，单击"前/背景"切换按钮可使前景色与背景色互换。

2．用"颜色"面板选择颜色

执行"窗口"→"颜色"命令，显示"颜色"面板，将指针放到颜色条上，指针变成吸管工具时单击，可将单击点的颜色设置为前景色。拖动三角滑块或输入颜色值也可选择颜色。默认颜色为 RGB 颜色模式，也可在面板控制菜单中选择另一种颜色模式，选择 CMYK Spectrum（CMYK 色谱）时，可避免所选颜色超出打印范围。

3．用"色板"面板选择颜色

执行"窗口"→"色板"命令，显示"色板"面板，在某一色板上单击，即可将该颜色指定为当前前景色。

4．用吸管工具在当前图像中选择颜色

如果需要将素材图像中的某一种颜色设置为前景色，可选择工具箱中的吸管工具，在图像中单击，可将图像中单击点的颜色作为前景色。单击点的颜色取样平均值取自于工具选项栏的"取样大小"。

5．为选区填充前景色

执行"编辑"→"填充"命令，弹出"填充"对话框。在"内容"下拉列表框中，选择前景色，表示用当前的前景色填充选区。"内容"下拉列表框中其他选项的说明如下。

- 背景色：指定用当前的背景色填充。
- 黑色：指定用黑色填充。
- 白色：指定用白色填充。
- 50%灰色：指定用 50%灰色填充。
- 历史记录：将所选区域恢复到图像的某个状态。
- 图案：用定义好的图案填充选区。当选择该选项后，在"自定义图案"下拉列表框中可选择已定义的某个图案。

在"模式"下拉列表框中默认选择正常模式，即用填充色代替原始图像选区色。

在"不透明度"文本框中，输入 1%～100%的值来指定所填充颜色或图案的不透明度。100%为完全填充，低于 100%为部分透明填充，数值越低，填充内容越透明。

填充选项设置完毕后，单击"确认"按钮，将选定的颜色填充到选区中。

此外，按 Alt+Delete 组合键可用当前前景色填充选区；按 Ctrl+Delete 组合键可用当前背景色填充选区。

6．为选区描边

除了执行"编辑"→"填充"命令为选区内部填色外，还可以执行"编辑"→"描边"命令为选区的边框描边上色，但需要在弹出的"描边"对话框中输入描边的宽度，单击颜色色块选择描边的颜色（默认为当前前景色），并选择是在选区边框的内部、居中还是外部描边上色。确认后

会以指定的颜色和像素的宽度为选区边框描边上色。

8.4.2　设置工具选项

选择绘画工具后，通常在工具选项栏中设置以下工具选项（除非使用工具默认值绘图）

1．选择画笔

在"画笔"下拉列表框中显示系统默认的可用画笔，它们的大小、软硬、形状都不同，在一些画笔下还显示该画笔的直径。单击某个画笔后，将该画笔指定为当前画笔，当前绘画工具会使用当前画笔工作。图 8-31 为使用不同画笔绘制的图案。

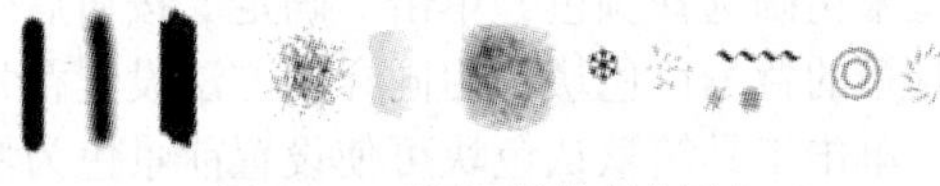

图 8-31　不同画笔绘制的图案

2．设置绘画模式

通常绘画采用正常模式，表示当前绘画工具用前景色在图像区绘制时，与底色不会互相混合，而选择其他绘画模式绘制时，会与底色以不同的方式混合，结果为混合后的颜色。

3．设置动态画笔效果

单击绘画工具选项栏最右侧的按钮，弹出动态画笔效果参数设置框。默认笔画起笔与落笔的形状相同，即该选项值均为"关"，改为"渐隐"，并设置步长（1～9 999），则在指定步长内使画笔的尺寸逐渐减小到 0，或使不透明度逐渐减弱到 0，或使绘画颜色从前景色逐渐变为背景色（所谓步长，就是画笔笔尖的一个笔画点，步长越大，笔画点越多，笔画线条也就越长）。

4．恢复默认选项值

当对工具设置选项参数后，Photoshop CS 会自动保留该选项值，该工具会一直使用该值来绘画，除非重新设置选项。如果需要使工具的选项设置恢复到默认值，可单击工具选项栏的工具图标，在弹出菜单中选择"复位工具"或"复位所有工具"命令。

8.4.3　绘画工具的使用

1．画笔、铅笔工具

* 画笔工具：绘制的线条边缘比较柔和，类似于传统的毛笔，并具有湿边选项。
* 铅笔工具：绘制的线条边缘强硬，类似于铅笔。

2．橡皮擦工具

在以上绘制过程中，出现错误除了用"历史记录"面板来将操作完全撤销外，还可以使用橡皮擦类工具来擦除局部。

橡皮擦类工具都是用来擦除图像中具有颜色色值的像素，它们的擦除特点如下。

（1）橡皮擦工具。

橡皮擦工具主要通过拖动来擦除颜色，首先确定所使用的画笔。当在背景上擦除时，擦过的区域会用当前背景色替代；当在图层上擦除时，擦过的区域会用透明色替代，只有选择工具选项栏中擦除模式为"块"时，才会是真正意义上的橡皮擦。而当选择擦除模式为画笔、喷枪、铅笔时，橡皮擦工具可模仿不同的绘画工具，擦除时相当于使用绘画工具用背景色（或透明色）绘画。

（2）魔术橡皮擦工具。

魔术橡皮擦工具的特点是，在图层中单击某一点，会自动擦除图层中所有与取样点颜色相近的图像像素并使其透明。在背景的某点单击，会使符合条件的像素透明，背景图层自动转换为普通图层（该工具类似于先用魔棒工具选择符合条件的像素，然后清除这些像素）。

（3）背景橡皮擦工具。

背景橡皮擦工具用于在图层中拖动擦除图像像素使其透明，在确定所使用的画笔后，还要指定擦除模式和容差，这些选项用来控制图像中要擦成透明的范围和边界的锐化程度。

3．历史画笔工具

历史画笔类工具与"历史记录"面板相结合，可以部分恢复修改的图像。

（1）历史记录画笔工具。

指定历史记录画笔工具的色彩模式、不透明度和画笔选项后，在图像区拖动鼠标将图像恢复到历史记录中的某一状态，或者部分恢复这个状态。

（2）历史记录艺术画笔。

历史记录艺术画笔工具在指定不同的样式、区域和容差值等参数后，在图像中拖动鼠标来用不同的色彩和艺术形式模仿绘画纹理恢复图像。

4．填充工具

（1）使用油漆桶填充工具。

选择油漆桶填充工具，在图像中单击可以填充图像中与所选取样点颜色相近的区域，填充方式有两种，用前景色填充和用图案填充，使用前需要在工具选项栏中设置填充选项，选择图案时，可在其后的"图案"下拉列表框中选择一种图案，选择前景时，则表示要用当前前景色填充。

（2）使用渐变填充工具。

渐变填充工具的特点是可在选区内填充在多种颜色间逐渐过渡的混合渐变色。在渐变填充工具选项栏中，默认工具是线性渐变工具，另外还有4种渐变工具可供选择，它们是根据渐变颜色间混合方向的不同来区别的。例如，线性渐变工具使渐变色沿直线方向渐变，而径向渐变工具沿圆形半径方向渐变。

选择某种渐变工具后，可在工具箱的前景/背景色块上定义当前的前景色和背景色，此时工具选项栏的渐变样式色条框中显示这两种颜色的渐变色，当然，也可单击渐变样式色条右侧的下拉按钮，在弹出的渐变样式预置框中选择其他渐变样式。

在工具栏的"模式"下拉框中，可选择渐变填充的模式。选中"反向"选项，表示将当前渐变颜色反向。选中"仿色"选项，可使渐变的色调过渡更加平滑。选中"透明区域"选项，表示在渐变时使用透明度蒙版。

设置以上选项后，在当前图层选区中的起点按住鼠标，拖动到终点释放鼠标，渐变的起始色在起点开始填充，逐渐过渡到终点的终止色。过渡的方向是由选择的工具决定的。图8-32为在一个圆形选区中，用相同渐变样式（白到黑），选择几种不同的渐变工具，起点在圆心，终点在圆周，拖动绘制的不同填充效果。

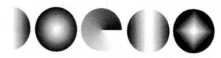

图 8-32　渐变填充工具

如果在渐变样式预览框中没有需要的渐变样式，可在工具选项栏的渐变样式色条上单击，在弹出的编辑框中指定新的渐变起始色、中间过渡色和终止色，方法如下。

① 在编辑框上部的渐变样式预置窗中选择一种类似的渐变样式，此时渐变预览条显示该样式的渐变色条。

② 定义新的渐变样式：单击"新建"按钮，在"渐变样式名"文本框中输入渐变名称。

③ 改变起始色：单击渐变起点色标，表示要对其进行修改，然后单击颜色选择框，在弹出的窗口中选择一种颜色，将该颜色作为新的渐变起始色。

④ 改变终止色：单击渐变终点色标，表示要对其进行修改，然后单击颜色选择框，在弹出的窗口中选择一种颜色，将该颜色作为新的渐变终止色。

⑤ 改变中间色：单击中间色标（如果没有该色标，只要在渐变预览条下方某一点单击，即可自动添加一个色标），同上，为它也指定一种颜色。

⑥ 改变中间色标的位置：拖动中间色标可改变该色在渐变色条中的渐变位置。用同样的方法

也可改变起点、终点色标的位置。

⑦ 改变渐变色的比例分配：拖动中点色标可改变过渡色的比例分配。

⑧ 删除色标：如果用步骤⑤介绍的方法添加了多个色标，需要删除多余的色标时，只要将其向下拖离渐变预览条即可。

⑨ 用以上方法定义新的渐变色条后，在渐变样式预览窗中出现新定义的样式，单击"确认"按钮就可以用新定义的样式填充渐变色。

8.4.4 图像色彩和色调控制

1. 图像色调控制

（1）色阶。执行"图像"→"调整"→"色阶"命令，打开"色阶"对话框，如图 8-33 所示。观察图像色调分布直方图，横轴代表像素的色调，从左到右显示为暗色值（0）到亮色值（255）之间的所有色阶值，纵轴代表像素的数量，即图像中同一色值下的像素总数，如果图像没有包含从最暗到最亮的颜色，则图像的色阶会少于 256 层次，这时需要拖动下方的黑、灰、白 3 个滑块来分别调整暗调、中间调和高调使对比度增加。调整时可预览图像的效果。

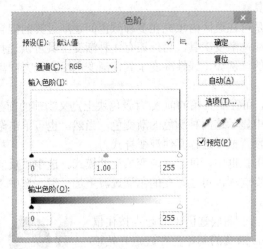

图 8-33 调整色阶

（2）直方图。显示色调值分布的范围。

（3）自动色调。自动将图像中最亮的像素变成白色，最暗的像素变成黑色。该命令对灰度图像的调整效果尤其明显。

（4）自动对比度。找到图像最亮与最暗的像素，然后忽略暗部区最暗的 0.5%的暗色，或忽略亮部区最亮的 0.5%的亮色，找到图像中最典型的暗色和亮色，分别将它们变为黑色和白色，使图像的亮区更亮，暗区更暗，中间区层次加大，自动调整了图像的对比度。

（5）曲线。除了可以调整图像的亮度外，还可以调整图像的对比度、色彩。它比色阶调整更加灵活、多样，功能更加强大。曲线调整命令特别适合对中间调的调整。

（6）亮度/对比度。粗略地调整图像的亮度和对比度，使用这个命令比使用色阶、曲线命令要方便、简单，能更直观地预览亮度、对比度的调整结果。

2. 消除偏色

由于原始照片本身的问题，或者扫描中出现了偏色，需要使用色彩平衡命令来消除偏色。这次不再直接在原始图像背景上调色（这种调色方法会直接影响原始图像的实际像素值），而是采用调整图层的方法。调整图层相当于在背景图像上增加一个有色透明层，透过它观看到的图像色彩会发生变化，但这种变化不会影响背景的实际像素值，而且调整图层可以随意修改和删除。

（1）单击"图层"→"新调整图层"→"色彩平衡"命令，弹出"新图层"对话框。

（2）在"名称"文本框中输入调整图层的名称；如果选择"与前一图层编组"选项，则表示该调整图层只对其下的一层起作用。否则将对其下所有图层起作用；与创建新图层一样，调整图层也有颜色、不透明度与模式。

（3）设置完毕后，单击"确认"按钮，弹出"色彩平衡"对话框，如图8-34所示。

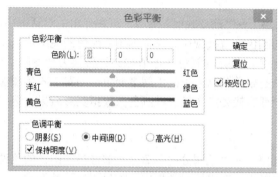

图 8-34　调整色彩平衡

（4）在"色调平衡"选项区中选择是重点调整图像的暗调、中间调，还是高光。对于 RGB 图像，应选中"保持亮度"选项，以防止在更改颜色时更改了图像中的光度值。此选项可保持图像的整体亮度不变。

（5）3个颜色条上的值分别显示红色、绿色和蓝色通道的颜色变化，范围为-100～100。如果需要增加某种颜色的饱和度，就将三角滑块拖近该颜色；如果需要降低某种颜色的饱和度，就将三角滑块拖离要在图像中减少的颜色。例如，为了降低图像中的红色，可以将红色条的滑块向左边拖动远离红色。观察图像色彩随参数改变的预览效果，直到满意后确认，完成调整图层的创建。

（6）观察"图层"面板，此时背景图层上多了一个特殊的调整图层。单击该图层的眼睛图标关闭调整图层显示，背景像素丝毫没有改变，调整图层显示时，观察到的图像色彩发生了改变。如需要修改调整参数，只要双击调整图层图标就可再次弹出调整对话框。

3．替换图像中的颜色

（1）选择"图像"→"调整"→"替换颜色"命令，打开"替换颜色"对话框默认情况下，对话框的选区显示一个黑色矩形，代表当前选区的蒙版。

（2）选择对话框的吸管工具，在对话框顶部的"颜色容差"文本框中设置取样的容差值，如20，然后将指针放在图像选区内，单击要替换的颜色取样点（如黄色），则选区中取样点容差范围内的所有黄色像素被选中，此时对话框中黑色矩形里的白色区为选中的颜色区，但该白色区可能没有将所有黄色选中。

（3）选择加色工具，设置较小一些的容差值，在其他黄色区域单击或拖动，将未选择的黄色添加到选区中，直到对话框显示的区域相同。

（4）如果容差值设置过大，就需要选择减色工具，在不需要选择的区域单击取样，将选择的颜色从白色选区中减去。

（5）选择好要替换的颜色选区后，可以在对话框下部的变换框中分别拖动色相、饱和度、明度滑块来为选区重新设定颜色，结果色会显示在对话框右下角的取样框中。

4．其他调整方法

（1）变化调整。

执行"图像"→"调整"→"变化"命令，可以在"变化"对话框中直观地调整图像的色彩平衡、亮度、对比度和饱和度。在对话框的左上角有原图与当前调整结果图的对比效果。在对话框上部的"调整"选项中选择要调整图像的暗调、中间调、高光和饱和度，在选项下方设置调整幅度，滑块越靠近"精细"，则调整一次变化的幅度就越小，滑块越靠近"粗糙"，变化的幅度就越大。

（2）渐变映射调整。

执行"图像"→"调整"→"渐变映射"命令，可在弹出的对话框中选择某种颜色渐变方式，该渐变色会替换图像中的颜色。替换规律为，根据图像颜色的亮度值，将图像中最暗的颜色（色值=0）替换成渐变的起始色，最亮的颜色（色值=255）替换为渐变的结束色，其他界于 0～255 色值的颜色，将替换成从起始色到结束色的中间渐变色。当对 256 色图像选中"仿色"选项时，会使用抖动技术在颜色渐变交接处产生第三种颜色来模拟真彩效果；选中"反向"选项时，替换顺序正好相反。

（3）色调分离调整。

执行"图像"→"调整"→"色调分离"命令，通过指定图像的色调数来减少图像色调，产生暗室特技——色调分离效果。在设置对话框中，如果"色阶数"设置为 4，表示图像中每个单色通道的色调层次为 4，RGB 图像会用 12 种颜色来表示，即用 4 种红色、4 种绿色和 4 种蓝色的组合来替代显示。

（4）反向调整。

执行"图像"→"调整"→"反相"命令，可将图像的颜色转变为互补色，类似于正片与负片的反转。正常的照片执行"反相"命令后，会变成底片效果；底片扫描后，执行该命令又会变成正常照片。

（5）去色调整

执行"图像"→"调整"→"去色"命令，可以将图像中的所有像素色彩饱和度降为 0，亮度值保持不变，使图像成为灰度图像，该命令与彩色模式图像转换为灰度模式图像的区别是只去除了彩色颜色信息，但图像的色彩模式仍保持不变。

5．调整局部颜色和色调

上面介绍的是调整图像选区整体色调、颜色的一些命令，而处理图像的局部色调、颜色、柔化等就需要使用下面的图像修饰工具。

（1）减淡工具。

减淡工具与暗室中用来遮挡镜头与相纸之间的挡板的作用相同，都是为了降低曝光量，提高图像局部亮度。选择减淡工具后，先在工具选项栏的"色调范围"框中选择是主要调整图像的暗调、中间调还是高光区，然后在"曝光度"文本框中输入数据，值越大，一次调整的效果就越明显。需要注意的是，减淡工具也要在"画笔"文本框中选择画笔尺寸、边界合适的笔刷，以及设置笔画结束效果参数，画笔尺寸越大，一次调整的范围就越大。

（2）加深工具。

加深工具更像摄影师在镜头与相纸之间用手形成的孔形挡板，孔中区域图像的曝光量会增加，降低了图像局部的亮度。选择加深工具后，同样需要在工具选项栏设置与减淡工具相同的参数，而二者的作用恰好相反。

（3）海绵工具。

海绵工具也是模仿摄影师用海绵擦拭相纸局部区域使饱和度增加这一动作，来增加或降低图像局部区域的饱和度（黑白照片则是增加或降低对比度）。选择海绵工具后，在工具选项栏可选择工具的工作模式是加色还是去色，在"压力"文本框中输入工具的压力值，值越大，一次调整的效果就越明显。当然，海面工具也要选择画笔框中合适的笔刷，笔刷的大小决定一次调整的范围。

8.4.5 路径的使用

路径是由一些点连接起来组成的一段或多段有方向的线段或曲线，是由钢笔工具或几何形状工具创建的。路径的用途基本分为三大类：通过路径进行绘画、通过路径得到复杂选区及剪贴路径的应用。

路径不同于用绘画工具绘制的线条，用绘画工具在工作区拖动鼠标绘制的线条，是由图层中实际的像素点组成的，而用钢笔工具、几何形状工具在创建工作路径模式下创建的路径线条，只要不对路径执行描边或填充操作，图层中就不会出现实际的像素点。路径通常保存在"路径"面板中。使用路径绘画的好处是：可以用钢笔类工具对路径进行调整、修正，使路径曲线符合要求后才正式用描边、填色命令上色，这样避免了用绘画工具绘画的不精确。

Photoshop 的几何形状工具和改进后的钢笔工具，既可以快速创建常用的几何形状路径，又可以在工具的创建形状图层模式下，在创建路径的同时产生新的填充图层，路径区域则成为该图层的显示蒙版。在这种模式下，Photoshop 模仿矢量绘画的特点，不管对路径进行何种缩放操作，都不会使路径绘画区的图像产生失真现象。

与其他制作选区的工具相比，路径工具可以使路径与要选择的区域边缘很好地吻合，产生更为精确、平滑流畅的路径曲线。路径可以转换为选区，选区也可转换为路径。

1. 使用钢笔工具建立路径

（1）创建直线路径。

① 显示"路径"面板。执行"窗口"→"路径"命令，即可打开"路径"面板。

② 用钢笔工具创建开放式直线路径。选择工具箱中的钢笔工具，将鼠标指针移到工作区，依次在相应点位置单击确定每一个锚点，则锚点与锚点之间自动产生直线路径线段（如果要创建另一条途径，就必须重新选择工具箱中的钢笔工具，否则

路径的锚点会与上一条路径相连），如图 8-35 所示。在创建路径的过程中，按 Delete 键可将最新创建的锚点删除，再次按 Delete 键可将当前整个路径删除。

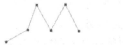

图 8-35　直线路径　　图 8-36　描边直线路径

③ 用钢笔工具创建封闭式直线路径。封闭直线路径的创建与开放式直线路径的创建类似，也是分别在工作区的不同位置依次单击确定每一个锚点，要封闭路径时，在起始点位置处指针下出现小圆圈后单击，使结束点与起始点重合就会将路径封闭。

④ "路径"面板的操作。如果当前的工作路径需要保存，可选择"路径"面板控制菜单中的"存储路径"命令，命名路径（默认为路径 n）后，在"路径"面板中保存该路径。当然，单击面板中的空白区域会将当前路径隐藏。

完成了路径的绘制后，如果当前的路径无保存价值，可选择"路径"面板控制菜单中的"删除路径"命令，将路径从"路径"面板中删除。

（2）创建曲线路径。

绘制道路、树枝、云彩这样的图案时，采用一般的绘画工具很难绘制出平滑、弯曲的曲线，选择工具也不容易制作出平滑弯曲的选区，因此对于像道路、云彩这样的曲线，可以先创建开放或封闭的曲线路径，然后将路径描边或填色（或者将封闭路径转换为选区，最后为选区填色），就可方便地绘制任意形状的曲线区。

与直线路径是在每个定位锚点单击来创建的不同，曲线路径是在每个定位锚点位置单击拖动

鼠标来创建的。

　　要创建一条弧线，只要选择钢笔工具在工作区中，将指针放在曲线开始的位置，按住鼠标左键，此时第一个锚点出现，指针变为一个箭头，沿曲线弯曲的方向拖动鼠标（如果要创建向下弯曲的曲线，就向下拖动，反之向上拖动）。拖动时，指针会将锚点的两个方向点中的一个拖出来，方向点与锚点的距离代表方向线的长度，曲线段的形状是由方向线的长度和斜率决定的。当方向点到一定位置后，释放鼠标，第一锚点创建完毕。

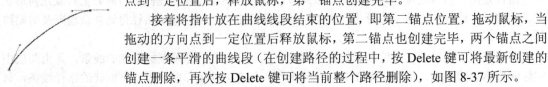

　　接着将指针放在曲线线段结束的位置，即第二锚点位置，拖动鼠标，当拖动的方向点到一定位置后释放鼠标，第二锚点也创建完毕，两个锚点之间创建一条平滑的曲线段（在创建路径的过程中，按 Delete 键可将最新创建的锚点删除，再次按 Delete 键可将当前整个路径删除），如图 8-37 所示。

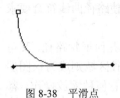

图 8-37　曲线路径

2．编辑路径

（1）平滑点。

　　当用钢笔工具创建路径时，在定位锚点位置单击并拖动鼠标，可以将该锚点的方向线拖出来，这个具有两个方向线的锚点称为平滑点，如图 8-38 所示。它与前后两个锚点之间形成的曲线是连续弧线。用直接选择工具调整一侧的曲线形状，另一侧的曲线形状也会受影响。

图 8-38　平滑点

（2）角点。

　　图 8-39 为角点，它与前后两个锚点之间形成的曲线不是连续的弧线，因此角点使路径中的曲线段变得有棱角。

　　① 创建没有方向线的角点：用钢笔工具创建路径时，在定位锚点位置单击不要拖动，则该锚点将没有方向。

图 8-39　角点

　　② 创建只有一条方向线的角点：用钢笔工具创建路径时，在定位锚点位置单击并拖动，将锚点的两条方向线拖出来，然后按 Alt 键单击该锚点，将一侧方向线删除，接着创建下一个定位锚点。具有一条方向线的角点使曲线路径不再连续平滑而有了转折。当用直接选择工具单击并拖动方向点来调整方向线时，只有方向线这一侧的路径线段发生变化，另一侧的线段形状不会受影响。

　　③ 创建有两条独立方向线的角点：用钢笔工具创建路径时，在定位锚点位置单击并拖动鼠标，将锚点的两条方向线拖出来，使该锚点为平滑点，然后选择转换点工具，在平滑点的方向点上单击并拖动鼠标，将平滑点转换为有两条独立方向线的角点，此时，用直接选择工具单击并拖动方向点来调整方向线时，将只影响方向线这一侧的曲线形状。

　　（3）路径形状的调整。

　　① 用钢笔工具创建封闭曲线路径。

　　选择钢笔工具，在起始点位置按住鼠标拖动，将锚点两个方向点中的一个拖出来，在第 2 锚点位置单击并拖动鼠标，拖出第 2 锚点的方向点，两个锚点之间出现了与各自方向线相切的曲线路径线段。

　　需要注意的是：在锚点位置拖动鼠标时，实际上是在改变锚点方向线的长短和方向。向下方拖动时，曲线向上弯曲，向上方拖动时，曲线向下弯曲，方向线越长，曲线越弯曲。拖动的方向点离前一点越近，曲线越弯曲向第二点，离前一点越远，曲线越弯向前一点。要创建封闭曲线时，只要在起始点单击并拖动鼠标，使结束点与起始点重合即可。

　　② 通过改变锚点的位置来调整曲线形状。

　　如果创建的曲线路径形状需要调整，可选择直接选择工具，在路径的某个锚点上单击选择该锚点（选择的锚点会实心显示），单击并拖动锚点可改变锚点的位置。

当需要同时调整多个锚点的位置时，可按住 Shift 键，用直接选择工具单击这些锚点，一次将多个锚点同时选择，然后拖动改变它们的位置。

③ 通过拖动方向点来调整曲线形状。

选择直接选择工具，单击选择某个锚点使锚点的两个方向点出现后，拖动其中一个方向点，改变方向线的长度和方向，可以改变这一侧的曲线弯曲程度。

④ 通过拖动曲线段来调整曲线形状。

可用直接选择工具单击并拖动两个锚点之间的曲线线段来改变曲线的形状。

⑤ 填充曲线路径。

当封闭的曲线路径形状调整完毕后，可用指定的颜色填充区域。先执行"路径"面板控制菜单中的"建立选区"命令，在"转换选区"对话框中将羽化值设大一些，确认后将路径转换为有羽化边缘的选区，然后执行"编辑"→"填充"命令为选区填充颜色。

（4）用几何工具创建路径。

几何形状工具主要用来创建各种几何形状路径。

选择一种几何形状工具后，在工具选项栏显示工作模式切换按钮、其他工具的切换按钮及相应工具的参数设置。几何形状工具的工作模式有 3 种，如图 8-40 所示。

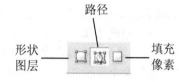

图 8-40　几何形状工具工作模式

① 创建形状图层模式：单击"创建形状图形"按钮时，在工作区拖动鼠标自动产生以当前前景色填充的新图层，鼠标所拖动的区域为该层的显示蒙版，该模式是几何形状工具的默认模式，即在创建几何路径的同时为路径区域上色。在自动创建的图层中，可以重新调整路径形状，也可以单击图层缩览图来改变填充的颜色。

② 创建工作路径模式：单击"创建工作路径"按钮时，在工作区拖动鼠标只创建工具所代表的几何路径而不会填充实际的像素。如果要为路径上色，只需要像上面介绍的那样执行"描边路径"或"填充路径"命令（在钢笔工具选项栏中，该模式是钢笔工具的默认模式）即可。

③ 填充像素模式：单击"填充区域"按钮时，会在当前层以前景色填充几何工具所拖动的几何区域。

（5）将路径转换为选区。

路径除了在绘图中广泛使用外，在选择复杂形状的图像区域时，也可围绕图像区域创建特殊形状路径，执行"路径"面板控制菜单中的"建立选区"命令，即可将路径转换为选区。

8.4.6　修饰图像

1. 用仿制图章工具修饰图像

仿制图章工具，像它的名字那样，可以在图像的任意位置单击取样，还可以对多图层图像取样，取样后在目标图像中拖动鼠标时，可在鼠标经过的区域仿制出一个以取样点为中心的部分或全部源图像。图案图章工具则只能仿制已定义的图案。

（1）选择仿制图章工具，在工具选项栏中选择合适的笔刷。

（2）将鼠标指针移到图像中，按住 Alt 键在某一点单击来定义取样点。要确保取样点的图像与要擦除的图像很好地融合在一起。

（3）将鼠标指针移到需要的图像区域位置，拖动鼠标，则取样点的图像将替代被擦除的图像区域。注意在拖动鼠标时，十字光标会随鼠标指针移动，表示仿制图章工具正在仿制的点，如果拖动的范围过大，会将不希望仿制的区域仿制。因此，在要仿制的取样点周围的区域不是很大时，建议重复取样，然后在目标位置单击或小范围拖动鼠标仿制取样点的图像。

（4）用以上方法，选择较小的笔刷，重复多次可将图像中任何不想要的污点、斑点和景物用取样点附近的图像替换掉。取样点不但可在当前图像中定义，还可以在另一文件中定义。

2. 锐化工具、模糊工具和涂抹工具

模糊工具可将明显的过渡区域模糊柔化，选择模糊工具，在工具选项栏选择合适的笔刷，设置合适的压力值（笔刷尺寸越大，模糊的范围就越大，压力值越大，工具作用的效果越明显），将鼠标指针移到要模糊的区域，单击或拖动鼠标，则鼠标经过的区域就变得模糊了。

锐化工具与模糊工具的作用相反。

涂抹工具也可以模糊图像，它与模糊工具的区别就是不仅可模糊涂抹处的图像，还可以使涂抹处的颜色均匀。用涂抹工具可以消除图像中细小的斑点和划痕，也可轻微地修改图像。

8.4.7　自动操作

在图像编辑过程中，对于大量重复性的工作，可以利用 Photoshop 提供的自动操作功能来完成。也就是将重复性的操作命令录制成一个动作，以后不用手工一步一步地操作，而是按所录制的动作自动对图像进行处理，提高了工作效率。

1. 创建动作

（1）显示"动作"面板。Photoshop 的自动操作是在"动作"面板中完成的，执行"窗口"→"动作"命令显示"动作"面板。

"动作"面板显示系统默认的动作集，如果"动作"面板已经改动，也可执行面板控制菜单的"复位动作"命令恢复默认动作集的显示。

所谓动作集，就是一些动作的集合，在"动作"面板中，将功能类似的动作归类放置在一个动作集中，单击三角形按钮，可将动作集展开，显示该动作集中的所有动作，默认动作集中是系统提供的一些常用动作。单击三角按钮还可将每个动作展开，显示该动作包含的所有操作命令，再次单击三角按钮可折叠显示动作或动作集。

（2）创建新动作集。单击默认动作前的三角按钮将其折叠。执行"动作"面板控制菜单中的"新序列"命令或单击面板下方的"新建动作集"按钮，在对话框中输入新动作集的名称，确认后在"动作"面板中显示所建的动作集。

（3）创建新动作。执行"动作"面板控制菜单的"新动作"命令或单击"建立新动作"按钮，在弹出的对话框的"名称"文本框中输入动作的名称，在"序列"下拉框中选择新动作属于哪个动作集。单击"记录"按钮，进入动作录制状态，此时"动作"面板中的录制动作按钮变为红色，以后的操作都将会录制下来。

（4）停止录制。单击"动作"面板下方的"停止"按钮，结束动作的录制。

当对大量的不同文件进行相同的操作但命令参数不同时，使用"插入"菜单中的命令可将这些操作及命令录制到动作中，只有动作执行时，命令才被执行，如果命令具有对话框，执行会暂停在对话框状态，直到输入确认后才继续执行动作。

2. 编辑动作

执行面板右上角三角形按钮弹出菜单中的"复制"或"删除"命令，可将选择的动作集、动作或命令复制或删除。

如果动作中需要添加新命令，只需单击"录制"按钮，执行一遍新命令，然后"单击停止"录制按钮即可。需要注意的是，如果当前选择的是某个动作，则新命令将添加到该动所有命令的最后面，如果当前选择的是动作中的某个命令，则新命令将添加到所选命令的后面。

执行面板右上角三角形按钮弹出菜单中的"动作选项"命令，可重新在"选项"对话框中重命名动作。

如果需要重新调整动作中的操作命令顺序，可在"动作"控制面板中，将动作中某个操作命

令拖动到新位置即可。

　　如果动作中的一些命令参数需要更改，可选择动作后，执行面板右上角三角形按钮弹出菜单的"再次记录"命令，在对话框中重新输入命令的新参数，新的参数会被录制下来。

　　如果要存储一个动作集，首先选择该动作集，然后选择面板右上角三角形按钮弹出菜单中的"存储动作"命令，在"存储"对话框中选择存储位置及输入动作集的名称，单击"存储"按钮将其存储。当需要该动作集时，选择弹出菜单中的"载入动作"命令即可。另外，在弹出菜单的底部，列出了系统提供的一些常用的图像处理动作，选择后可将它们载入"动作"面板中。如果执行弹出菜单中的"替换动作"命令，则会用选择的动作替换"动作"面板中已有的动作。

　　如果执行"清除全部动作"命令，则会将"动作"面板中的所有动作清空。

3．条件模式更改

　　执行"文件"→"自动"→"条件模式更改"命令，可以自动将多种模式的图像更改为指定的模式，如图 8-41 所示。

　　在"源模式"选项组中，可指定选择要更改的源图像模式，只有指定模式的图像才能进行模式转换，如果单击"全部"按钮，则表示所有模式的图像都能进行转换。

　　在"目标模式"选项组中，可选择转换后的模式。

　　如果在录制的动作中有图像模式转换操作，使用本命令比使用"图像"→"模式"→"更改"命令能更方便地对大量不同色彩模式的图像进行转换。

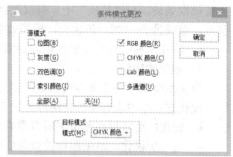

图 8-41　条件模式更改

常用滤镜

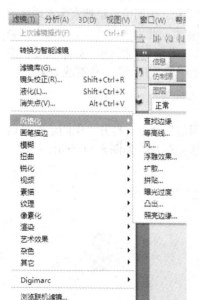

图 8-42　Photoshop "风格化"滤镜菜单

　　Photoshop 图像处理软件提供了众多有特色的图像处理滤镜，还支持许多第三方提供的滤镜。常用的滤镜组及功能如下，如图 8-42 所示。

* 像素化滤镜组：使图像产生各种纹理材质效果。

* 扭曲滤镜组：使图像产生三维、波浪、漩涡等不同的几何变形效果。

* 杂色滤镜组：通过为图像添加像素点或去除杂色像素点来改善图像的质量。

* 艺术效果滤镜组：使图像产生精美绘画式艺术效果。

* 模糊和锐化滤镜组：使图像产生各种模糊效果或清晰效果。

* 画笔描边滤镜组：使图像产生艺术效果的同时，强调图像轮廓与笔画的线条特征。

* 素描滤镜组：使图像产生不同风格的手绘素描效果。

* 风格化滤镜组：使图像产生不同的色块效果。

* 渲染滤镜组：通过为图像添加像素点或去除杂色像素点来改善图像的质量。

8.5.1　模糊、锐化滤镜

1. 模糊滤镜组

模糊滤镜组中的滤镜可以降低图像像素间的对比度，使图像变得柔和模糊。

- 模糊：通过平均所有相邻像素值来使图像产生模糊柔化效果。
- 进一步模糊：效果要比模糊滤镜的模糊柔化强 3～4 倍。
- 高斯模糊：不像前两种滤镜那样对所有像素进行模糊处理，而是通过高斯曲线的分布，选择性地模糊图像。
- 动感模糊：对图像像素沿特定方向进行线性位移来模仿运动模糊效果。
- 径向模糊：该滤镜可以使图像的画面具有强烈的动感模糊效果。在"模糊方法"选项组中选择"缩放"，使图像沿半径线产生放射线状模糊效果；选择"旋转"，图像会沿同心圆产生圆形旋转模糊效果。在"品质"中，可以选择模糊效果的质量；拖动"数量"滑块，可以控制模糊的强度，范围为 1～100，值越大，模糊效果越强烈。
- 特殊模糊：只模糊颜色相近的像素，而边缘不受影响。

2. 锐化滤镜组

锐化滤镜组中的滤镜与模糊滤镜相反，通过提高图像相邻像素间的对比度来使图像更清晰。锐化滤锐组中也有 4 种使图像产生不同锐化效果的滤镜，它们的作用如下。

- 锐化：通过提高图像中所有像素的对比度来使图像更清晰。
- 进一步锐化：清晰图像的效果要比锐化滤镜更明显。
- 锐化边缘：只对反差明显的图像轮廓区进行锐化，图像大部分区域的细节仍保留。
- USM 锐化：可以调整图像边缘的对比度，结果会在边缘的两侧产生更亮或更暗的线条，这种对图像边缘的强调结果，会使焦点模糊的图像更加清晰。

【例 8-4】医学图像平滑处理。

图像在传输过程中，由于传输信道、采样系统质量较差，或受各种干扰的影响，而造成图像毛糙时，就需对图像进行平滑处理。在 Photoshop 中，可以采用中间值或高斯模糊的方法对图像进行平滑处理。中间值是指通过混合选区中像素的亮度来减少图像的杂色。中间值滤镜搜索像素选区的半径范围，以查找亮度相近的像素，扔掉与相邻像素差异太大的像素，并用搜索到的像素的中间亮度值替换中心像素。高斯模糊方法使用可调整的量快速模糊选区。"高斯"是指 Photoshop 将加权平均应用于像素时生成的钟形曲线。"高斯模糊"滤镜可以添加低频细节，并产生一种朦胧效果。

操作步骤如下。

（1）中间值方法。

打开图像文件 L2.BMP，执行"滤镜"→"杂色"→"中间值"命令，打开"中间值"对话框，设置半径为 3，如图 8-43 所示。观察经过处理后的图片与原始图片，如图 8-44 所示。

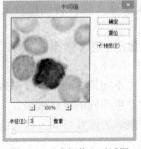

图 8-43　"中间值"对话框

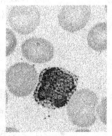
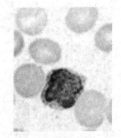

原始　　　　　　中间值处理后

图 8-44　中间值处理后前后对比

（2）高斯模糊方法。

打开图像文件 LX1.BMP，执行"滤镜"→"模糊"→"高斯模糊"命令，打开"高斯模糊"对话框，设置半径为 1.7，如图 8-45 所示。观察经过处理后的图片与原始图片，如图 8-46 所示。

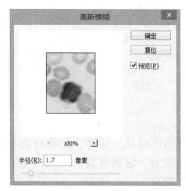

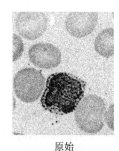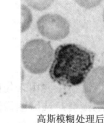

原始　　　　　　　高斯模糊处理后

图 8-45　"高斯模糊"对话框　　　　　　　　图 8-46　高斯模糊前后对比

【例 8-5】医学图像锐化处理。

图像经转换或传输后，质量可能下降，难免有些模糊。可以对图像进行锐化，加强图像轮廓，降低模糊度，使图像清晰。

操作步骤如下。

打开图像文件 T2.BMP，执行"滤镜"→"锐化"→"USM 锐化"命令，打开"USM 锐化"对话框，设置数量为 200%，半径为 10，阈值为 3，如图 8-47 所示。观察经过处理后的图片与原始图片，如图 8-48 所示。

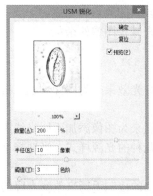

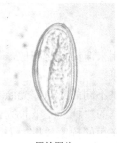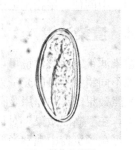

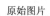

原始图片　　　　　　USM 锐化处理后

图 8-47　"USM 锐化"对话框　　　　　　　图 8-48　USM 锐化处理前后对比

【例 8-6】医学图像边缘化处理。

在医疗、教学和科研中，可以对一些医学图片的边缘进行处理，使其轮廓更加清楚。查找边缘可以显著转换所标识图像的区域，并突出边缘，用相对于白色背景的黑色线条勾勒图像的边缘，生成图像的边界。

操作步骤如下。

打开图像文件 T2.BMP，执行"滤镜"→"风格化"→"查找边缘"命令，观察经过处理后的图片与原始图片，如图 8-49 所示。

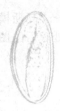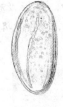

原　始　　　　　　　　　　查找边缘处理后

图 8-49　查找边缘前后对比

8.5.2　扭曲滤镜

扭曲变形滤镜主要用来使图像产生各种扭曲变形，与普通的缩放、旋转、扭曲变形不同，该滤镜组中的滤镜会对选区图像沿各个方向变形，产生三维、波浪、漩涡等复杂的几何变形效果。

（1）波纹。在图像上创建起伏的图案来产生水面的波纹效果。

（2）挤压。使图像产生向内或向外的挤压变形效果。

（3）球面化。将图像扭曲变形，产生用透镜观看图像的效果。

8.5.3　杂色滤镜

杂色滤镜组中的滤镜可以为图像添加粗糙的杂色颗粒或将细微的杂色斑点消除，从而改善图像质量。

（1）添加杂色滤镜。可以为图像添加随机像素点，使图像产生粗糙颗粒效果。

（2）去斑。该滤镜在保持图像细节的前提下，通过轻微模糊图像来使微小斑点消失，能消除图像中细小的斑点或划痕，适合去除扫描图像时产生的印刷网纹或蒙尘。

（3）蒙尘与划痕。能有选择地减少图像的杂色，消除图像中较大的斑点和划痕。

（4）中间值。用指定范围内像素的亮度中间值替换中心像素来减少图像的杂色。

8.5.4　渲染滤镜

渲染滤镜组中的滤镜可以用来渲染美化图像，可以模拟各种灯光效果、为图像创建三维造型和模拟不同镜头拍摄的光晕效果。

光照效果滤镜的作用是提供不同的光源、光照类型和光线属性来为图像添加不同光线照射后的效果。在"高照效果"对话框的"样式"下拉列表框中，有十几种的光源样式。当选择某种样式后，可在预览窗中观察当前光源的预览效果，如图 8-50 所示。

一般在当前光源的四周会出现椭圆形的边框，可以拖动边框上的控制手柄来改变光照的方向和范围，拖动代表当前光源的小圆圈图标可以改变灯光的高光点位置。

单击预览窗底部的"添加光源"图标，可在选择的样式基础上为图像添加新的光源、光源的高光点，方向和范围的调整同上。

当需要删除某个光源时，只要单击代表光源高光点的小圆圈图标将该光源选择后，单击预览窗底部的"删除光源"图标即可。

选中"光照类型"选项区中的"开"复选框后，还可在下拉列表框中选择灯光类型：全光源、平行光和点光。

拖动"强度"滑块可以调节当前光源的发光强度；拖动"聚焦"滑块可以调节当前光源的聚焦范围；单击右侧的色块可选择当前光源的颜色。

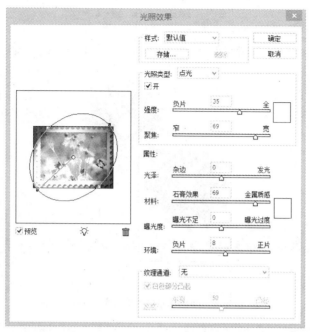

图 8-50 "光照效果"对话框

在属性框中，拖动"光泽"滑块可以调节被照射体的表面光滑度；拖动"材料"滑块可以调节被照射体以何种材料特点来反射和吸收光线（向左拖动会偏向于塑料材料，向右拖动会偏向于金属材料）；拖动"曝光度"滑块可以调节图像整体的曝光程度；拖动"环境"滑块可以调节环境光的效果，单击其右侧的色块可以选择环境光的颜色。

如果在此之前，在 Alpha 通道中已填充了一种灰度模式的纹理图案，在"纹理通道"下拉列表框中可选择 Alpha 通道，使通道中的纹理填充到光照范围内，从而产生特殊的光照纹理浮雕效果，纹理浮雕的立体效果可拖动"高度"滑块来调节。

8.5.5 风格化滤镜

风格化滤镜组中的滤镜会在原图像基础上，重点强调图像的边缘或使图像像素移位，使图像产生不同风格的绘画或印象派艺术效果。

* 浮雕效果：使图像产生浮雕效果。
* 风：在图像中添加细小的水平线来模仿被风吹过后的效果。

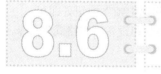

GIF 动画的制作

将已经制作完成的多帧 PSD 图像转换成 GIF 格式的动画图像，操作步骤如下。

（1）在 Photoshop CS5 中单击"动感"命令，即可进入到动画编辑的环境中，如图 8-51 所示。

（2）如果在 Photoshop CS5 的环境中制作了多图层的 PSD 格式图像，则可以看到如图 8-52 所示的"动画（帧）"面板。

（3）调整每帧显示的动画图层，如图 8-53 所示。

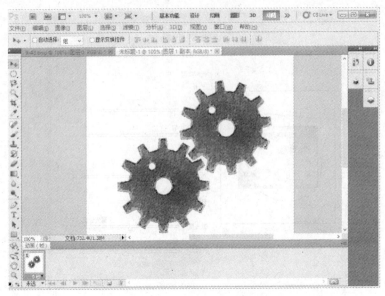

图 8-51　Photoshop CS5 动画编辑窗口

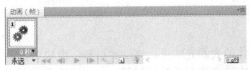

图 8-52　"动画（帧）"面板

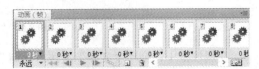

图 8-53　每帧显示的动画图层

（4）单击"动画播放"按钮▶，可以观看连续播放的动画。

（5）如果希望调整每帧动画的播放速度，可以单击动画面板中的 0 秒处，选择设置每帧动画的播放间隔时间。也可以按住 Shift 键的同时，单击最后一帧动画全选，再单击 0 秒处，设置全部帧动画的播放时间间隔。

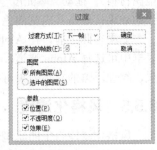

（6）如果希望在任意的二帧动画之间插入过渡帧动画，可以单击动画面板下面的"动画过渡"按钮，弹出"过渡"对话框，设置插入的过渡帧数，如图 8-54 所示。加入过渡帧后，播放的效果会产生两帧动画之间的淡入淡出特殊效果。

图 8-54　"过渡"对话框

（7）如果希望复制当前的帧，可以单击动画面板下面的"复制当前帧"按钮，将当前帧向后复制相同帧。

（8）如果希望删除当前帧，可以将动画面板中选中的帧拖到"删除选中帧"按钮处即可。

（9）如果希望保存 GIF 动画文件，可以执行"文件"→"储存为 Web 和设备所用格式"命令，选择文件保存类型为*.gif 格式，单击"保存"按钮即可。

8.7　Photoshop CS5 图像制作实例

本节主要通过实例，熟悉 Photoshop CS5 的工具使用，掌握 Photoshop 图像制作、处理的方法与技巧。

【例 8-7】制作药片。

操作步骤如下。

（1）按 Ctrl+N 组合键，设置画布宽度为 400 像素，高度为 500 像素，分辨率为 72 像素/英寸，颜色模式为 RGB。

（2）新建一个图层，使用椭圆选框工具在画布中绘制一个圆形选区，如图 8-55 所示，并使用浅灰色填充，填充效果如图 8-56 所示。

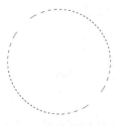

图 8-55　绘制圆形选区　　　　　　　　　　　　　　图 8-56　填充效果

（3）按 Ctrl+T 组合键，用鼠标右键单击选区，在弹出的快捷菜单中，分别选择"缩放"和"扭曲"命令，对图片进行调整，调整效果如图 8-57 所示。

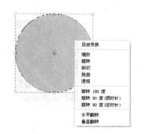 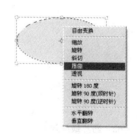

图 8-57　缩放与扭曲示意图

（4）选择"图层"面板，将图层 1 拖至"图层"面板的"创建新的图层"按钮上，复制一个新图层为"图层 1 副本"，如图 8-58 所示，将新复制的图层上移。

（5）按住 Ctrl 键单击选中图层 1 的圆形选区，设置前景色为黑色，按 Alt+Delete 组合键将圆形区域填充成黑色，复制"图层 1 副本"成为"图层 1 副本 2"，如图 8-59 所示。

（6）回到图层 1，用套索工具调整药片造型边缘后填充黑色，合并图层 1 和图层 1 副本，完成药片的立体效果，如图 8-60 所示。

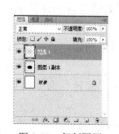 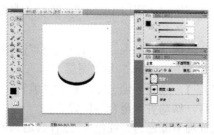 

图 8-58　复制图层　　　　　　　图 8-59　填充效果示意图　　　　　图 8-60　药片立体效果

（7）使用魔术棒工具选择黑色区域，并用浅灰色填充，将鼠标指针移动至图层 1 副本 2，双击图层调出"图层样式"对话框，设置浮雕效果样式为内斜面，方法为雕刻清晰，深度为 411%，大小为 27 像素，高度为 16 度，如图 8-61 所示。

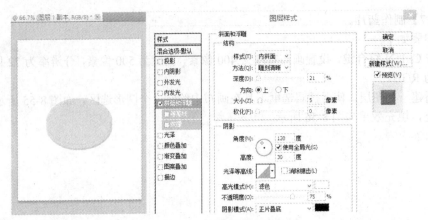

图 8-61　设置浮雕样式

（8）使用文字工具，为药品绘制剂量号码，合并图层形成最终效果，如图 8-62 所示。

【例 8-8】制作"吸烟有害"宣传画，要求使用工具箱和填充工具绘制香烟；选择合适滤镜制作烟雾效果；使用文字工具书写"吸烟有害"4 个字；使用动作，创建合适画框。制作效果如图 8-63 所示。

图 8-62　药片最终效果

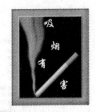

图 8-63　吸烟有害宣传画效果图

操作步骤如下。

（1）执行"文件"→"新建"命令，在"新建"对话框中，设置图片宽度为 450 像素，高度为 550 像素。设置前景色为黑色，按 Alt+Del 组合键用黑色填充背景图层。

（2）单击"创建新的图层"按钮，插入新图层"图层 1"，选择矩形选框工具，在图层 1 上画出香烟状选区。

（3）选择渐变工具，打开渐变编辑器，选择"铜色"填充选区，使选区具有立体感，按 Ctrl+Shift+U 组合键去色。

（4）复制"图层 1"，生成新图层"图层 1 副本"，按 Ctrl+T 键改变选区，做成"香烟过滤嘴"形状，如图 8-64 所示。

（5）设置前景色为金黄色，按 Alt+Delete 组合键填充"过滤嘴"区域，设置图层混合模式为叠加，按 Ctrl+E 组合键合并"图层 1 副本"与"图层 1"。

（6）按住 Ctrl 键单击图层 1，选择香烟选区，执行"编辑"→"变换"→"旋转"命令，旋转香烟角度，并使用选择工具，移动香烟至合适位置。

（7）选择画笔工具，设置画笔颜色为"红色"，选择合适画笔，绘制香烟红色火头。

（8）单击"创建新的图层"按钮，插入新图层"图层 2"，制作烟雾效果。

（9）执行"滤镜"→"渲染"→"云彩"命令，可按 Ctrl+F 组合键多做几次，直至颜色均匀为止。

（10）用魔术棒选取淡灰色选区，执行"选择"→"选取相似"命令，如图 8-65 所示。

（11）按 Ctrl+Shift+I 组合键反选，按 Delete 键删除其他部分，再按 Ctrl+Shift+I 组合键反选，选择"烟雾"选区。

（12）按 Ctrl+T 组合键，并按 Ctrl+Shift 组合键拖动鼠标，改变选区形状，如图 8-66 所示。

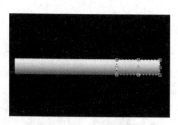
图 8-64 改变香烟选区

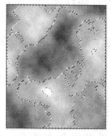
图 8-65 选择烟雾

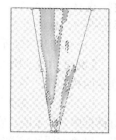
图 8-66 改变烟雾形状

（13）按 Ctrl+D 组合键取消选择，执行"滤镜"→"扭曲"→"切变"命令，设置袅袅上升的烟雾效果。

（14）将"烟雾"设置到合适位置，使用文字工具填写"吸烟有害"4 个字。

（15）打开"动作"面板，使用"木质画框动作"，保存制作结果。

【例 8-9】制作文字特效：使用"动作"面板，创作木纹效果作为背景；使用文字工具，输入"奋斗"二字，并做修饰；利用图层和图层混合选项制作木刻字效果；添加合适像框。制作效果如图 8-67 所示。

操作步骤如下。

（1）执行"文件"→"新建"命令，在"新建"对话框中，设置图片宽度为 600 像素，高度为 400 像素。

（2）打开"动作"面板，载入纹理类动作，如图 8-68 所示。

（3）在"纹理"中，找到"花纹红木"，单击"播放选区"按钮，设置切变效果（如图 8-69 所示），产生木纹效果，并生成"图层 1"

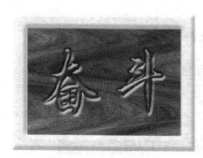
图 8-67 文字特效效果图

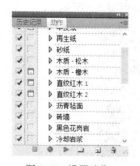
图 8-68 设置动作

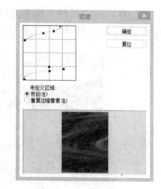
图 8-69 设置切变效果

（4）将"图层 1"拖至"创建新的图层"按钮上，创建新图层"图层 1 副本"。

（5）使用横排文字工具输入"奋斗"，并使用文字工具栏设置字体为"华文行楷"，字号为"110 点"。

（6）用鼠标右键单击文字图层，在弹出的快捷菜单中，选择"栅格化图层"命令。

（7）按住 Ctrl 键单击文字图层，选中文字部分，按 Ctrl+E 组合键，向下合并"图层 1 副本"图层。

（8）按 Ctrl+Shift+I 组合键反选，按 Delete 键，删除多余的木纹部分，再按 Ctrl+Shift+I 组合键反选，得到木纹文字。

（9）在图层中单击鼠标右键，在快捷菜单中选择"混合选项"命令，在"图层样式"对话框中，选择"斜面和浮雕"命令，设置浮雕样式为"枕状浮雕"，方法为"雕刻清晰"，深度为 100%，大小为 7，软化为 3。

（10）打开"动作"面板，使用"铝制画框动作"，保存制作结果。

【例 8-10】制作联装邮票：打开素材文件夹下的 P04.～P07.文件。使用的方法和技巧，创造联装四枚邮票的效果。制作效果可参考图 8-70。操作步骤如下。

（1）执行"文件"→"新建"命令，在"新建"对话框中，设置图片宽度为 450 像素，高度为 600 像素。以"校园风采联装邮票"为文件名保存文件。

（2）使用"文件"菜单，打开 P04.～.P07.4 个文件。分别将 P03.拖入"校园风采联装邮票"文件中，生成"图层 1"、"图层 2"、"图层 3"、"图层 4"。

（3）按 Ctrl+T 组合键，将这 4 张图片在不同图层等比例缩放到同样大小。

（4）设置前景色为淡蓝色，按 Alt+Delete 组合键填充前景色。

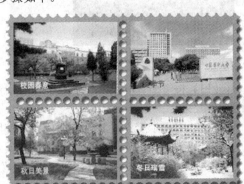

图 8-70　校园风采联装邮票

（5）使用横排文字工具，字体设为"黑体"，字号为"14 点"，分别为 4 幅图片分别输入"校园春意"、"盛夏季节"、"秋日美景"、"冬日瑞雪"，如图 8-71 所示。

（6）按 Ctrl+Shift+E 组合键，合并所有可见图层。

（7）使用矩形选框工具选择图片，并留出适当边缘。

（8）在"路径"面板中单击"从选区生成工作路径"按钮，形成工作路径。

（9）选择画笔工具，在"画笔"面板中设置画笔笔尖形状，设置画笔直径为"15"，间距为 120%。

（10）在"路径"面板中，设置"用画笔描边路径"，选择画笔工具，按住 Shift 键与单击相配合，在 4 幅图片中间绘制齿孔，如图 8-72 所示。

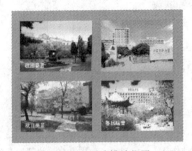

图 8-71　图片排放位置

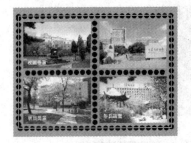

图 8-72　画笔绘制路径

（11）选择"将路径作为选区载入"。按 Ctrl+Shift+I 组合键将图片反选，按 Delete 键将多余部分删除。

（12）使用魔术棒工具，选取黑色区域，执行"选择"→"选取相似"命令，将黑色图案及黑色齿孔选中，按 Delete 键删除。

（13）单击"新建图层"按钮，产生新图层"图层 1"，使用白色前景色填充，并拖至最下作为背景。

（14）选择邮票所在图层，单击鼠标右键，在快捷菜单中选择"混合选项"命令，在"图层样式"对话框中，选择阴影样，并设置适当的参数，最后保存制作结果。

【例 8-11】制作光盘效果：选取合适工具，创作光盘形状同心圆；选择合适滤镜特效，制作光盘盘面；制作光盘上环绕文字。制作效果可参见图 8-73。

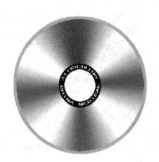

图 8-73　光盘绘制效果

操作步骤如下。

（1）执行"文件"→"新建"命令，在"新建"对话框中，设置图片宽度为 400 像素，高度为 400 像素。

（2）选择渐变工具，在渐变编辑器中进行编辑，如图 8-74 所示。新建图层 1，按住 Shift 键横向拖动鼠标，填充渐变效果。

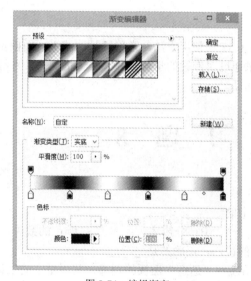

图 8-74　编辑渐变

（3）执行"滤镜"→"扭曲"→"极坐标"命令，选择"平面坐标到极坐标"命令，制作效果如图 8-75 所示。

（4）在"图层 1"中，选择椭圆选框工具，按住 Alt+Shift 组合键，以中心为圆点绘制圆形，然后按 Ctrl+Shift+I 组合键反选，按 Delete 键删除圆以外的内容，按 Ctrl+D 组合键取消选择。

（5）在"图层 1"中，再次选择椭圆选框工具，按住 Alt+Shift 组合键，以中心为圆点绘制小圆，按 Delete 键删除，最后图像呈同心圆形状。

（6）按住 Ctrl 键单击图层 1，选中同心圆，执行"编辑"→"描边"命令，给光盘边缘描边，设置描边宽度为 8 像素，如图 8-76 所示。

（7）使用同样方法制作另外一个同心圆形状，按 Alt+Delete 组合键用黑色前景色填充，制作出如图 8-76 所示的黑色背景同心圆。

（8）执行"文件"→"新建"命令，设置图片宽度为 400 像素，高度为 400 像素。

（9）使用文本工具输入 MARK，选择合适字体、字号，输入"CHINA MEDICAL UNIVERSITY"，执行"滤镜"→"扭曲"→"极坐标"→"平面坐标到极坐标"命令，将文字制成圆环，并与黑色同心圆放置在一起，如图 8-77 所示。

（10）选中文字，拖入光盘图层中，做适当修改，放置到合适的位置，最后保存制作结果。

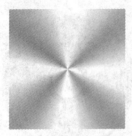
图 8-75　同心圆绘制效果

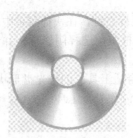
图 8-76　光盘盘面效果

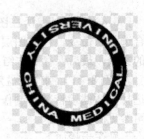
图 8-77　文字 MARK 效果

本章小结

　　本章介绍了 Photoshop CS5 的使用方法，常用工具、滤镜、面板及其他相关操作，以及常用的医学图片处理方法。要求通过对例题的学习，并加强上机操作，熟练掌握 Photoshop 的使用技巧，制作出有创意的优秀作品。

习　题　8

一、选择题

1. 色彩深度是指图像中的_____。

 A．灰度   B．分辨率   C．颜色的数量   D．色彩模式

2. 以下关于颜色通道的说法，正确的是_____。

 A．复合通道一般出现在"通道"面板的顶部，其后是它的默认通道

 B．所有通道的顺序都是可以改变的

 C．只有图像为多通道模式时，才可将专色通道移到默认颜色通道上面

 D．可以为专色通道和 Alpha 通道重新排列顺序

3. 在 Photoshop 中，按住_____组合键拖动鼠标，可以制作出从中心开始的圆形。

 A．Ctrl+Shift   B．Ctrl+Alt

 C．Shift+Alt   D．Ctrl+Shift+Alt

4. 在 Photoshop 中，用背景色填充选区，可用_____组合键。

 A．空格+Delete   B．Shift+Delete

 C．Alt+Delete   D．Ctrl+Delete

5. 在 Photoshop 中，为选区制作极坐标效果的滤镜组是_____。

 A．扭曲   B．渲染   C．纹理化   D．风格化

二、简答题

1. 在 Photoshop 中选择图像范围的方法有那些？这些方法的特点是什么？

2. 举例说明如何自定义图案与用自定义图案进行填充。

3. 设置画笔笔尖形状的方法是什么？

4. 简述为选区填充某种颜色的方法。

5．举例说明通道与蒙版的含义与作用。

6．Photoshop 的常用滤镜有哪些？

7．简述 Photoshop 图层的含义与作用。

8．举例说明如何制作 GIF 动画效果。

三、操作题

1．制作图 8-78 所示的效果，要求具有照片卡角画框，在图片合适位置，签署本人姓名、学号，并为文字添加斜面和浮雕效果。

2．制作图 8-79 所示的邮票效果，并在图片合适位置，签署本人姓名、学号。

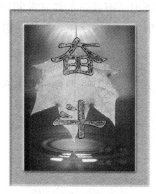

图 8-78　照片相框效果

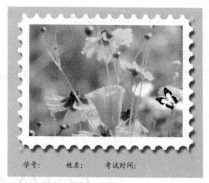

图 8-79　邮票效果

3．制作图 8-80 所示的动态效果，背景为蓝天白云，浮雕文字为新年快乐，添加浪花形画框效果，并且"新年快乐" 4 个字具有缩放动态效果。

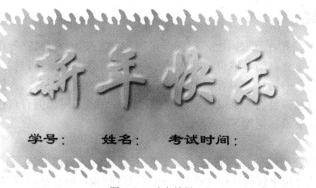

图 8-80　动态效果

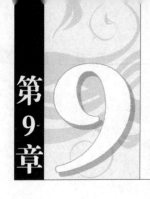

第9章 网站设计与制作

随着 Internet 的发展，网络在生活中起到了越来越重要的作用。人们越来越依赖网络信息，也有越来越多的人开始制作自己的网站。医学信息在网络信息中有着举足轻重的地位，在当今飞速发展的信息社会，医学生不但要具备在网络上寻找信息的能力，而且要具备开发制作网站的能力。随着网络开发工具的不断完善，开发制作网站已不是难事，当代大学生，特别是医学生，有能力并且也必须具备网站设计与制作的能力。

学习目标：
- 通过对网站的设计与规划，借助 Dreamweaver 开发工具，学习并制作出静态和动态网站的雏形。
- 全面了解网站的设计与规划思想。
- 理解与掌握网站的建立、制作，以及模板的应用。

9.1 网站简介

下面对网站进行初步介绍，并开始学习网站的设计与规划。

9.1.1 网站概述

网站（Website）是指在互联网上，根据一定的规则，使用 HTML 等语言制作的用于展示特定内容的相关网页的集合。简单地说，网站是一种通信工具，就像布告栏一样，人们可以通过网站来发布自己想要公开的信息，或者利用网站来提供相关的网上服务。人们可以通过网页浏览器来访问网站，获取自己需要的信息或者享受网上服务。许多公司都拥有自己的网站，利用网站来进行宣传、发布产品资讯、招聘等。

1. 网站构成

网站是由网页集合而成的，用户通过浏览器所看到的画面就是网页，网页可以看成是一个 HTML 文件，浏览器是用来解读这份文件的。也可以这样说：网页是由许多 HTML 文件集合而成的。至于要多少网页集合在一起才能称作网站，没有具体规定，即使只有一个网页也可以称为网站。

在 Internet 早期，网站还只能保存单纯的文本。经过几年的发展，当万维网出现之后，图像、声音、动画、视频，甚至 3D 技术开始在 Internet 上流行起来，网站也慢慢发展成现在看到的图文并茂的样子。通过动态网页技术，用户可以与其他用户或者网站管理者进行交流。也有一些网站提供电子邮件服务。

2. 网站分类

网站有多种分类，传统意义上的分类是动态页面和静态页面。从原则上讲，静态页面多通过网站设计软件来进行重新设计和更改，相对比较滞后，当然现在的网站管理系统也可以生成静态页面，称这种静态页面为伪静态。动态页面通过网页脚本与语言自动处理自动更新的页面。例如，论坛就是通过网站服务器运行程序，自动处理信息，按照流程更新网页。根据动态网站所用的编程语言，网站可分为 ASP 网站、PHP 网站、JSP 网站和 ASP.NET 网站等。

根据网站的用途，网站还可以分为门户网站（综合网站）、行业网站、娱乐网站等。门户网站是指通向某类综合性互联网信息资源并提供有关信息服务的应用系统。门户网站最初提供搜索服务、目录服务，后来由于市场竞争日益激烈，目前门户网站的业务包罗万象，成为网络世界的"百货商场"或"网络超市"。

根据网站的持有者，网站还可以分为个人网站、商业网站、政府网站等。个人网站通常包括主页和其他具有超链接文件的页面，是指个人或团体因某种兴趣、拥有某种专业技术、提供某种服务或把自己的作品、商品展示销售而制作的具有独立空间域名的网站。

根据网站的商业目的，可分为营利性网站（行业网站、论坛等）和非营利性网站（企业网站、政府网站、教育网站等）。图 9-1 为教育网站。

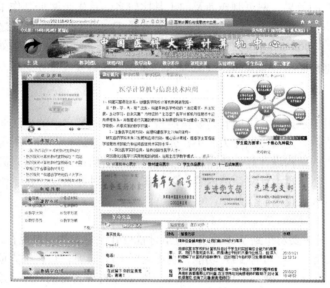

图 9-1　教育网站：中国医科大学计算机中心网站

9.1.2　网站设计与规划

由于目前所见即所得类型的工具越来越多，使用也越来越方便，所以制作网页已经变成了一件轻松的工作，不像以前要手工编写一行行的源代码。一般初学者经过短暂的学习就可以制作网页，于是有人认为网页制作非常简单，就匆匆忙忙制作自己的网站，可是做出来之后与别人一比，才发现自己的网站非常粗糙。建立一个网站就像盖一幢大楼一样，是一个系统工程，有自己特定的工作流程，只有遵循这个步骤，才能设计出满意的网站。

1．确定网站主题

网站主题就是建立网站所要包含的主要内容，一个网站必须有一个明确的主题，特别是个人网站，不可能像门户网站那样做得内容大而全，包罗万象。个人没有这个能力，也没这个精力，所以必须要找准一个自己最感兴趣内容，做深、做透，体现出自己的特色，这样才能给用户留下深刻的印象。网站的主题无定则，只要是感兴趣的和合法的，任何内容都可以，但主题要鲜明，在主题范围内内容做到大而全、精而深。

2．搜集材料

明确网站的主题以后，就要围绕主题开始搜集材料。想让网站吸引用户，就要尽量搜集材料，搜集的材料越多，以后制作网站就越容易。材料既可以从图书、报纸、光盘、多媒体上得来，也可以从互联网上搜集，然后把搜集的材料去粗取精，去伪存真，作为制作网页的素材。

3．规划网站

一个网站设计得成功与否，很大程度上取决于设计者的规划水平，规划网站就像设计师设计大楼一样，图纸设计好了，才能建成一座漂亮的楼房。网站规划包含的内容很多，如网站的结构、栏目的设置、网站的风格、颜色搭配、版面布局、文字图片的运用等，只有在制作网页之前把这些方面都考虑到了，才能在制作时驾轻就熟，胸有成竹。也只有如此，制作出来的网页才有个性、有特色，具有吸引力。

4．选择合适的制作工具

尽管选择什么样的工具并不会影响设计网页的好坏，但是一款功能强大、使用简单的软件往往可以起到事半功倍的效果。网页制作涉及的工具比较多，首先是网页制作工具，目前大多数人选用的都是所见即所得的编辑工具，这其中的优秀者是 Dreamweaver。除此之外，还有图片编辑工具，如之前学过的 Photoshop；动画制作工具，如之前学过的 Flash；视频处理工具，如之前学过的 Windows Movie Maker；还有网页特效工具，如有声有色等。有许多这方面的软件，可以根据需要灵活运用。

5．制作网页

材料有了，工具也选好了，下面就需要按照规划一步步地把自己的想法变成现实了，这是一个复杂而细致的过程，一定要按照先大后小、先简单后复杂来进行制作。所谓先大后小，就是在制作网页时，先把大的结构设计好，然后再逐步完善小的结构设计。所谓先简单后复杂，就是先设计出简单的内容，然后再设计复杂的内容，以便出现问题时好修改。在制作网页时，要多灵活运用模板，这样可以大大提高制作效率。

6．上传测试

网页制作完毕，最后要发布到 Web 服务器上，才能够让全世界的用户观看。现在上传的工具很多，有些网页制作工具本身就带有 FTP 功能。利用这些 FTP 工具，可以很方便地把网站发布到自己申请的主页存放服务器上。网站上传以后，要在浏览器中打开自己的网站，逐页逐个链接地进行测试，发现问题，及时修改，然后再上传测试。全部测试完毕就可以把网址告诉给朋友，让其浏览。

7．维护更新

网站要注意经常维护更新内容，保持内容的新鲜，不要一成不变，只有不断地补充新的内容，不断进行维护更新，才能够吸引浏览者。

9.2　Dreamweaver 概述

Dreamweaver 是美国 Adobe 公司开发的集网页制作和管理网站于一身的所见即所得网页编辑器，它是第一套针对专业网页设计师特别开发的视觉化网页开发工具，利用它可以轻而易举地制作出跨越平台限制和跨越浏览器限制的充满动感的网页。下面简要介绍 Dreamweaver 的版本、安装、启动、窗口布局和网页编辑视图。

9.2.1　Dreamweaver 的版本及安装

1．历史版本介绍

Dreamweaver 1.0 发布于 1997 年 12 月；Dreamweaver 1.2 发布于 1998 年三月。

Dreamweaver 2.0 发布于 1998 年 12 月。

Dreamweaver 3.0 发布于 1999 年 12 月。

Dreamweaver 4.0 发布于 2000 年 12 月。

Dreamweaver MX 发布于 2002 年 5 月，如图 9-2 所示。

Dreamweaver MX 2004 发布于 2003 年 9 月。

Dreamweaver 8 发布于 2005 年 8 月，如图 9-3 所示。

Dreamweaver CS3 发布于 2007 年 7 月。

Dreamweaver CS4 的 BETA 版发布于 2008 年 5 月 17 日。

Dreamweaver CS4 正式版发布于 2008 年 9 月 23 日。

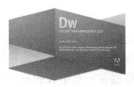 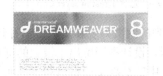 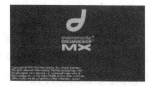

图 9-2　Dreamweaver MX　　　　图 9-3 Dreamweaver 8　　　　图 9-4　Dreamweaver CS5

2．安装启动 Dreamweaver

本章将介绍 Dreamweaver CS5。Dreamweaver CS5 的安装界面是标准的 Windows 程序安装界面，用户通过安装程序向导就可以顺利地完成安装。安装完毕后，执行"开始"→"程序"→"Macromedia"→"Macromedia Dreamweaver CS5"命令即可启动，如图 9-5 所示。

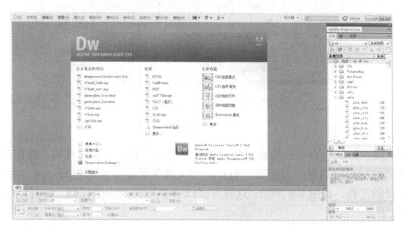

图 9-5　Dreamweaver CS5 初始界面

另一种打开 Dreamweaver CS5 的常用方法是在 Windows 资源管理器中右击需要编辑的 HTML 文件，在弹出的菜单中选择"使用 Dreamweaver CS5 编辑"，即可启动 Dreamweaver CS5，并将所需编辑的 HTML 文件打开。

9.2.2　Dreamweaver 布局

启动 Dreamweaver CS5，新建或打开一个网页文档后，可打开 Dreamweaver CS5 文档编辑窗口，如图 9-6 所示。

1．工作区视图

在工具栏上可选择"工作区视图"，有代码、拆分和设计 3 种，如图 9-6 所示。

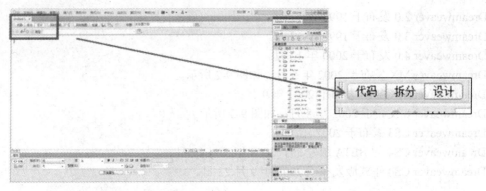

图 9-6　选择 Dreamweaver CS5 布局

（1）设计视图。在设计视图下，看到的网页外观和浏览器中看到的基本相同。通常 Dreamweaver CS5 默认为设计视图，如图 9-7 所示。设计视图留出了很大的屏幕空间来显示网页内容，让网页设计者工作起来更加方便。该工作区中的全部文档窗口和各种面板被集成在一个更大的应用程序窗口中，并将面板组放在右侧。这种方式适合使用 Dreamweaver 中的可视化工具制作静态网页。

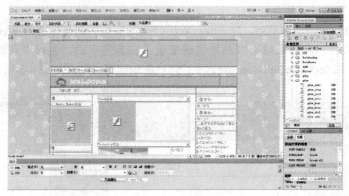

图 9-7　设计视图

（2）代码视图。如果想查看或编辑源代码，可以单击工具栏上的"代码"按钮进入代码视图。这种布局方式针对代码编写者的习惯进行设计，将大量的屏幕空间用来显示网页中的代码，极大地方便了程序员的工作，如图 9-8 所示。这种方式适合编写网页中的代码，如 HTML、CSS、ASP、JSP 和 PHP 等。

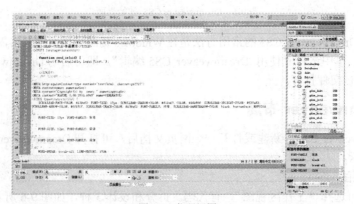

图 9-8　代码视图

（3）拆分视图。单击工具栏上的"拆分"按钮可以进入拆分视图。在拆分视图下，编辑窗口被分割成了两部分，一部分是源代码，另一部分是可视化编辑窗口，这样在编辑代码时可以同时查看编辑区中的效果，如图 9-9 所示。

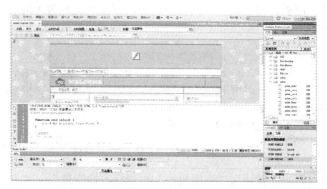

图 9-9　拆分视图

用户可以根据自己的习惯来选择工作区布局视图，在编辑的过程中也可以很方便地切换。

2．工具栏

在"窗口"→"工作区布局"中可以选择布局方式，选择"经典"进入经典布局方式。在经典布局方式下，工具栏会增加常用的网页元素编辑工具栏，如图 9-10 所示。

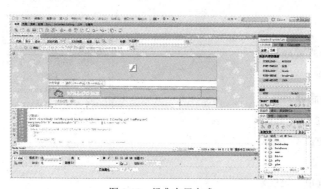

图 9-10　经典布局方式

网页的内容虽然多种多样，但是它们都可以称为对象。简单的对象如文字、图像、表格等，复杂的对象包括导航条、程序等。大部分对象都可以通过"插入"工具栏插入文档中。如图 9-11 所示。

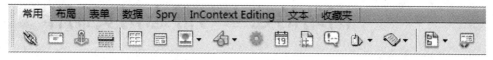

图 9-11　Dreamweaver CS5 工具栏

工具栏包括"常用"、"布局"、"表单"、"数据"、"文本"等几种，单击相应的选项，可以切换到其他工具栏。图 9-12 为"表单"工具栏。

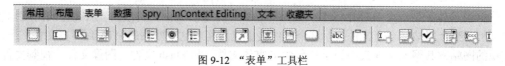

图 9-12　"表单"工具栏

3．属性面板

利用面板可以方便地设置大多数属性。可以将面板摆放到任何位置，也可以在不需要时关闭它们，甚至还可以根据习惯随意组合常用的面板。在 Dreamweaver 中，根据位置的不同，一部分是窗口底部的"属性"面板。在"属性"面板中，可以方便地设置各种网页对象的超链接、高、宽，等属性，如图 9-13 所示。

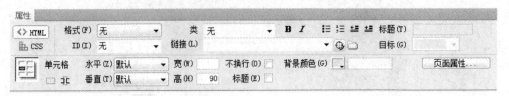

图 9-13　Dreamweaver CS5"属性"面板

另一部分是窗口右侧的"设计"、"应用程序"、"标签检查器"、"文件"等面板组，如图 9-14 所示。

4．"文件"面板

在"文件"面板中可以对站点进行新建、编辑等操作，也可以一目了然地看到并打开整个站点包含的文件夹和文件，方便用户在站点的各个文件之间切换，如图 9-15 所示。

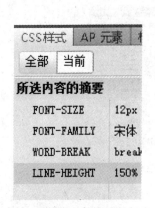

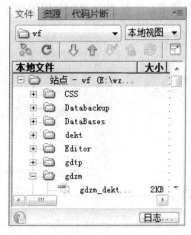

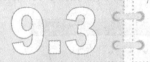

图 9-14　其他面板　　　　　　　　　　　图 9-15　"文件"面板

9.3　网站的建立与静态网页制作

通过前面的学习，相信读者对网站有了一个宏观的了解，从本节开始，将学习网站的建立和网页的制作。下面先学习网站的建立和最基础的静态网页的制作。

9.3.1　建立新站点

网页说具体了是一个 HTML 文件，而网站是由一个或多个网页构成的。从文件的角度也可以这样理解，整个网站是一个文件夹，这个文件夹中包含构成这个网站的 HTML 网页文件。一个完整美观的网站，其网站文件夹中通常还包含多媒体文件，如 Flash 文件、图像文件、视频文件等。

也就是说，通常见到的网页都是依托在网站中，网站也叫 Web 站点。在设计网页之前要先创建一个 Web 站点，然后才能制作基于 Web 站点的网页。

1．准备工作

在网站建设之初，要建立一个文件夹来存放网站，假设把网站的内容存放到 D 盘的 My_website 文件夹中，首先在 D 盘创建文件夹 My_website。

2．定义站点

新建站点可以通过"文件"面板来完成。展开"文件"面板组，单击"管理站点"命令，如图 9-16 所示。

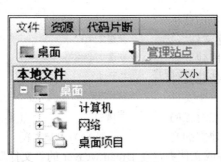

图 9-16 管理站点

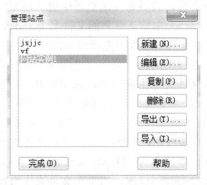

图 9-17 "管理站点"对话框

打开"管理站点"对话框，在其中单击"新建"按钮，如图 9-17 所示。

在打开的对话框左侧有 4 个选项："站点"、"服务器"、"版本控制"和"高级设置"，如图 9-18 所示。这里制作的网页都为静态网页，不涉及动态网站数据库问题，只需设置"站点"选项即可。该选项是一个创建站点的向导，可以带领用户逐步完成站点的创建。在"站点名称"文本框中输入网站名称，如"个人作品展示"；在"本地站点文件夹"文本框中选择网站所在的文件夹，也就是刚刚建立的"D:\My_website"，设置完毕后，单击"保存"按钮即可。

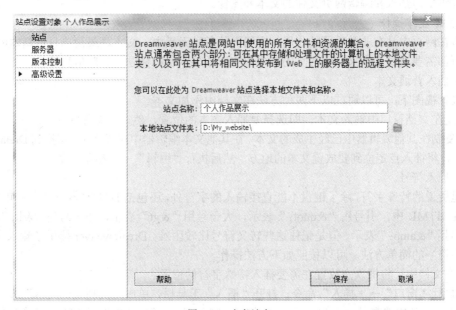

图 9-18 定义站点

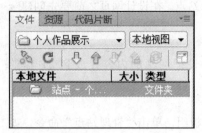

图 9-19　建立的站点

在"文件"面板中，可以看到刚刚建立的站点，如图 9-19 所示。如果要修改站点信息，可在"管理站点"对话框（见图 9-17）中单击 "编辑"按钮，修改站点信息。在后面的学习中，要在这个站点（文件夹中）中建立网页、增加多媒体文件，使网站不断丰满，达到美观实用的目的。

3．新建网页

在站点文件夹中还可以建立其他文件夹分别存放各种资料素材及网页文件，以便把相关的文件分类放置到一起。首先要添加首页，首页是在浏览器中键入网址时，服务器默认发送给浏览者的该网站的第一个网页。Dreamweaver 中默认首页的文件名为 Index.html。

在"文件"面板中选择建立的站点，在站点位置单击鼠标右键，在弹出的快捷菜单（见图 9-20）中选择"新建文件"，在站点文件夹下生成一个新的 HTML 文件，命名后即建立一个 HTML 网页文件。如果要建立文件夹，则选择"新建文件夹"，在站点文件夹下生成文件夹，命名后即建立了一个文件夹。站点即网站，它其实就是一个大文件夹，打开站点对应的文件夹，本例中为"D:\My_website"，可以看到刚才建立的文

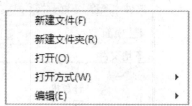

图 9-20　快捷菜单

件和文件夹。同样地，如果在文件夹中直接添加文件或文件夹，在 Dreamweaver 的"文件"面板中也会显示出来。

注意

网站的所有文件及文件夹，都应保存在建立的文件夹内（本例中为 D:\My_website）。

9.3.2　编辑文本与图像

下面将学习插入和编辑网页文件的文本和图像。

1．文本基本操作

文本在网页中具有非常重要的作用。在网页的各种元素中，文本是最简单且最基本的元素。任何网页都需要通过文本来介绍网页的基本内容以及显示各种标题、导航信息等。

（1）插入普通文本

在设计视图下，可以通过以下两种方法在文档中添加文本。

① 是在文档窗口中输入文本，即选择要插入文本的位置，然后直接输入文本。

② 复制在其他编辑器中已经生成的文本。在其他文本编辑器中拷贝文本，切换到 Dreamweaver 文档窗口，将插入点定位到要放置文本的地方，然后执行"编辑"→"粘贴"命令。

（2）插入符号。

这里所说的特殊字符，除了键盘不能直接输入的字符外，还包括 HTML 本身具有的转义字符。例如，在 HTML 中，引号用"""表示，大于号用"&gt"表示，小于号用"<"表示，"&"符号用"&"表示。但是记住这些转义符号比较困难。Dreamweaver 提供了输入字符（包括特殊字符）的简单方法。可以按照如下方法操作。

① 在文档中，将插入点放置在需要插入特殊字符的位置。

② 执行"窗口"→"插入"命令，打开"插入"工具栏，单击工具栏上"文本"选项卡，如图 9-21 所示，从中选择某一标记按钮，或者执行"插入"→"HTML"→"特殊字符"命令，然

后从子菜单中选中要插入的字符。

如果"插入"工具栏上没有需要的字符，可以单击面板最后的"插入其他字符"按钮，或者执行"插入"→"HTML"→"特殊字符"或"其他字符"命令，打开"插入其他字符"对话框。

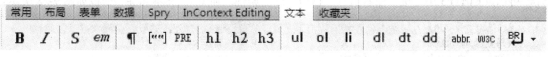

图 9-21 "文本"工具栏

（3）插入换行符。

在 Dreamweaver 文档窗口中输入文字时，文本超过一行会自动换行以多行显示。如果在文本中按回车键强制文本换行，则分成两行的文字间距比较大。这样的换行称为段落换行。如果在段落的某处进行强制换行，但又不希望间距过大，就可以使用换行符来完成换行，这样的换行称为段内换行。按 Shift+Enter 组合键可以实现段内换行，即插入换行符。在 HTML 代码中，段落换行对应的标签是 < p > 和 < /p >，插入换行符对应的标签是 < br >。

（4）插入日期。

在 Dreamweaver 中插入日期非常方便，用任意格式即可在文档中插入当前时间，还提供了日期更新选项，当保存文件时，日期也随之更新。

在文档中插入日期的步骤如下。

① 在文档窗口中，将插入点放置到要插入日期的位置。

② 执行"插入"→"日期"命令，或者单击"插入"工具栏上的"常用"面板上的"插入日期"按钮。

③ 在弹出的"插入日期"对话框中，选择日期和时间格式，如图 9-22 所示。

④ 如果希望插入的日期和时间在每次保存文档时都能自动更新，就选中"储存时自动更新"复选框。如果只是将插入的日期当作普通文本，就取消选择该复选框。

⑤ 单击"确定"按钮，即可在文档中插入日期。

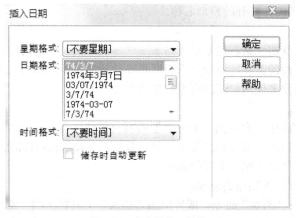

图 9-22 文本操作工具栏

这种插入日期的方式只能插入固定的当前日期，保存之后，每次浏览网页时，日期是固定不变的，如果想让网页实时更新日期，需要在网页中加入代码来实现，在后面的学习中会进行介绍。

（5）文本"属性"面板

在使用 Dreamweaver 对网页文本进行排版时，需要使用 Dreamweaver 的"属性"面板，通过"属性"面板的各种功能，定义实现丰富的文本样式。"属性"面板默认情况下是打开的，如果没有打开，可以按 Ctrl+F3 组合键，或者执行"窗口"→"属性"命令。"文本属性"面板如图 9-23 所示。

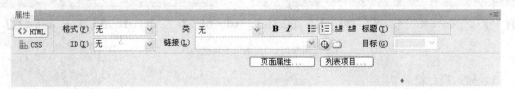

图 9-23 文本"属性"面板

在选中文本时，"属性"面板会显示文本属性。下面介绍文本"属性"面板中的各项功能。

• 格式：在"格式"下拉列表框中选择段落的格式。

• 目标规则：在左侧选择 CSS，单击"目标规则"下拉列表框，可以选择要应用到所选文本中的 CSS 样式。如果文档中没有定义或链接 CSS 样式表，则列表中没有 CSS 样式。

• 大小：在左侧选择 CSS，单击"大小"下拉列表框，选择字号。

• 设置字体的颜色：可以单击文本颜色按钮，在弹出的颜色选择器中选择字体颜色，也可在该按钮右边的文本框中直接输入颜色编号。

• 加粗/倾斜按钮：设置字体的加粗和倾斜效果。

• 设置字体的对齐方式：单击属性面板中的对齐方式按钮，可以分别设置段落左对齐、居中对齐、右对齐或者两端对齐方式。

• 项目列表/编号列表按钮：单击"属性"面板上的列表按钮可以把段落设置为项目列表或编号列表。

• 文本凸出/缩进按钮：单击"属性"面板上的文本凸出和缩进按钮，可以把段落设置为凸出和缩进方式。

• 链接：在"链接"下拉列表框中可以设置所选文本的链接。

• 目标：选择链接文件打开的窗口名称。

2．图像基本操作

图像是网页中最直观的元素，也是最容易表明内容的元素。生动的图像可以跨越语言、编码标准、种族、地域和年龄的差异，清楚地表明网页设计师的意愿。随着宽带技术的发展，几乎所有的网页都通过大量图像来使网页的内容更加丰富多彩。

（1）插入图像。

在 Dreamweaver CS5 中，允许插入多种类型的网页图像，实现丰富的应用，包括网页背景图像、普通图像、图像占位符、鼠标经过图像、导航条以及 Fireworks HTML 等。

在网页中插入图像可以按照如下步骤操作。

① 将光标定位到要插入图像的位置。

② 选择"插入"→"图像"命令；或者单击"插入"工具栏上的"常用"选项，单击"插入图像"按钮；也可以将该按钮拖到需要插入图像的位置。

以上 3 种插入操作方法都会出现"选择图像源文件"对话框，如图 9-24 所示。选择所需的文件后单击"确定"按钮，即可将图像插入文档中。如果选中"预览图像"复选框，则可以在对话框中预览图像。

无论采用上述哪种方法插入图像，相应地图像文件必须位于当前站点之内。如果不在，

Dreamweaver 会询问是否要把该文件复制到当前站点内的文件夹中，如果单击"是"按钮，还会出现一个复制文件对话框，在站点选择所复制文件的目前位置。当然，也可以直接在站点文件夹（D:\My_website）中加入图像，这样，在选择图像文件时，直接选择站点文件夹内的图片即可。

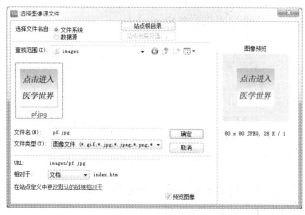

图 9-24　选择图像文件

（2）设置图像属性。

插入网页图像后，还需要对网页图像进行编辑，通过 Dreamweaver 的各种工具设置图像的属性和样式，以使图像与网页结合得更加紧密，丰富网页的内容。在属性面板中可以查看和修改图像的属性。单击属性面板右下角的下拉按钮，可以查看所有图像的属性，如图 9-25 所示。

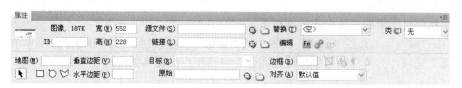

图 9-25　图像"属性"面板

图像"属性"面板的各项功能如下。

● 名称：在"属性"面板的左上角显示当前图像的缩略图，同时显示图像的大小。

● 宽和高：指定图像被载入浏览器时所需的空间（宽度和高度）。如果设置的宽和高与图像实际的宽度和高度不符，在浏览器中图像可能不能正确显示。如果希望恢复图像的真实显示大小，可以单击"宽"和"高"文本框右侧的"恢复图像大小"按钮。

● 源文件：指定图像的源文件。单击文件夹图标，找到想要的源文件，或直接在文本框中输入文件的路径。

● 链接：为图像指定超链接。

● 目标：指定链接页面载入的目标框架或窗口。

● 对齐：在同一行上设置图像与文本的对齐方式。

● 替换：指定显示在图像位置上的可选文字，当浏览器无法显示图像时，显示这些文字，当鼠标指针移动到图像上时，也会显示这些文字。

● 垂直边距和水平边距：在图像的上下左右添加以像素为单位的空间。

● 边框：设置围绕图像的链接边框的宽度。输入 0，表示无边框。

（3）图像与文本的对齐方式。

用户可以在"属性"面板的"对齐"下拉列表中设置图像与页面上的文本或其他元素的对齐

万式，具体操作步骤如下。

① 选中文档窗口中需要对齐的图像。

② 从"对齐"下拉列表中选择对齐方式，如图 9-26 所示。各种对齐方式的含义如下。

- 默认值：通常指定基线对齐（默认对齐方式可能因浏览器不同而不同）。
- 基线和底部：将文本基线与选定对象底部对齐。

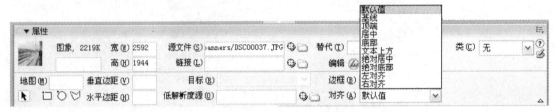

图 9-26　"对齐"下拉列表

- 顶端：将文本行中最高字符的上部与选定对象的上部对齐。
- 居中：将文本基线与选定对象的中部对齐。
- 文本上方：将文本行中最高字符与选定对象的上部对齐。
- 绝对居中：将选定对象的中部与文本中部对齐。
- 绝对底部：将文本的绝对底部与选定对象的底部对齐。
- 左对齐：将对象置于左边缘，其旁边的文本饶排到右边。
- 右对齐：将对象置于右边缘，其旁边的文本饶排到左边。

（4）鼠标经过图像。

插入鼠标经过图像的具体操作步骤如下。

① 单击"插入"工具栏"常用"面板中的"图像"下拉按钮，在弹出的下拉菜单中选择"鼠标经过图像"选项，打开"插入鼠标经过图像"对话框，如图 9-27 所示。

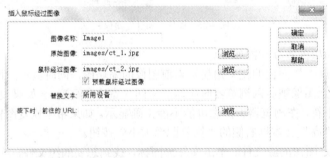

图 9-27　"插入鼠标经过图像"对话框

② 在"图像名称"文本框中输入图像的名称。

③ 在"原始图像"文本框中输入初始图像的路径及文件名。

④ 在"鼠标经过图像"文本框中输入另一张图像的路径及文件名。也就是说页面载入时，先显示原始图像，当鼠标指针经过此图像时，将变成另一张图片。

⑤ 单击"确定"按钮，完成操作。在 IE 中预览效果。

　　　　在预览网页效果时，网页会提示限制控件加载，单击允许加载控件，即可看到鼠标经过变换图像效果。

图像和文本是网页设计的最基本要素，上面重点介绍了这方面的内容。有了这两个基本要素，网页设计就有了支撑点。

9.3.3　创建超链接、锚点链接和 E-mail 链接

网站中的各个网页之间，网页的各个元素之间是通过超链接互相链接的，网页作为一种超文本的文档，其最重要的特征就是拥有超链接。超链接作为多个网页中的文档互相连接的桥梁，方便浏览者在文档间跳转。

下面介绍如何创建超链接、锚点链接和 E-mail 链接。

1．创建超链接

在 Dreamweaver CS5 中创建超链接的方式很多，也很简便。

（1）使用"属性"面板创建超链接。

使用"属性"面板创建超链接是最常用的方式。

① 选择窗口中的文本或其他对象。

② 单击"链接"下拉列表框右侧的文件夹图标，在"打开文件"对话框中浏览并选择一个文件，URL 文本框中显示被链接文档的路径，如图 9-28 所示。在"选择文件"对话框中的"相对于"下拉列表中选择相对路径类型，选择"文档"使用相对路径，选择"站点根目录"则使用根相对路径。或者在"属性"面板的"URL"文本框中输入要链接文档的路径和文件名，如图 9-29 所示。

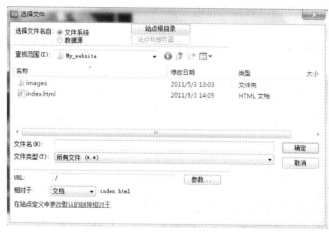

图 9-28　"选择文件"对话框

③ 选择被链接文档的载入位置。在默认情况下，被链接文档在当前窗口或框架中打开。要使被链接的文档显示在其他窗口或框架内，需要在"属性"面板的"目标"下拉列表中选择如下选项。

_blank：将被链接文档载入新的未命名浏览器窗口中。

_parent：将被链接文档载入父框架集或包含该链接的框架窗口中。

_self：将被链接文档载入与该链接相同的框架或窗口中。

_top：将被链接文档载入整个浏览器窗口并删除所有框架。

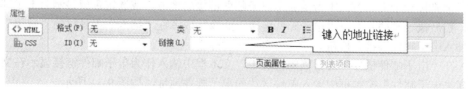

图 9-29　"链接"文本框

（2）使用"指向文件"图标创建超链接。

单击"指向文件"图标可以创建指向另一个打开文档的链接，或者是一个打开文档内的可视锚点。有文件被选取后，可以在"属性"面板和站点地图窗口中看到"指向文件"图标。另外，当按住 Shift 键的同时，用鼠标拖动选项也会出现"指向文件"图标。

（3）使用命令方式创建超链接。

在文档窗口中选中要创建链接的文字或图像，执行"修改"→"创建链接"命令，或者右击，在弹出的快捷菜单中选择"创建链接"选项，弹出"选择文件"对话框，从中选择要链接的文件即可。

2．创建锚点链接

创建锚点链接，首先要设置一个命名锚点，然后建立到命名锚点的链接。

创建命名锚点（简称锚点）就是在文档中设置位置标记，并给该位置命名，以便引用。锚点常常被用来跳转到特定的主题或文档的顶部，使访问者能够快速浏览到选定的位置，加快信息检索速度。

（1）插入锚点。

把光标置于文档窗口想要插入锚点的位置。

在"命名锚记"对话框的"锚记名称"文本框中输入锚点名称，如图 9-30 所示。注意锚点名称区分大小写。然后执行"插入"→"命名锚点"命令，或者按 Ctrl+Alt+A 组合键，或者单击"插入"工具栏"常用"面板上的"锚点"按钮。

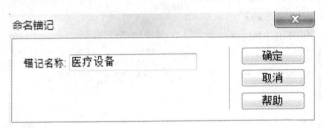

图 9-30　"命名锚记"对话框

（2）链接到锚点。

在文档窗口中选择要建立锚点链接的文本或图像。

在"属性"面板的"链接"下拉列表框中输入一个号码符号（#）和锚点名。例如，要链接到当前文档中的 top 锚点，输入"#top"。要链接到同一文件夹不同文档中的 a1 锚点，输入的示例为 index.htm#a1。

3．设置 E-Mail 链接

在网页上创建电子邮件链接，可以方便用户反馈意见。当浏览者单击电子邮件链接时，可即时打开浏览器默认的电子邮件处理程序，收件人邮件地址被电子邮件链接中指定的地址自动更新，无须浏览者手工输入。

使用命令和"属性"面板都可以创建电子邮件链接，具体操作步骤如下。

（1）把光标置于文档窗口中希望显示电子邮件链接的地方，或选定希望显示为电子邮件链接的文本，然后执行"插入"→"电子邮件链接"命令，或者在"插入"工具栏的"常用"面板上单击"插入电子邮件链接"按钮。

（2）在"电子邮件链接"对话框的"文本"文本框中输入作为电子邮件链接显示在文档中的文本，在"电子邮件"文本框中输入邮件送达的电子邮件地址，如图 9-31 所示。

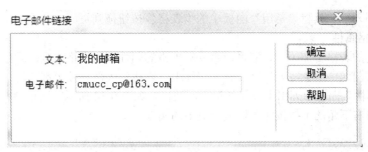

图9-31 "电子邮件链接"对话框

（3）在文档窗口选择文本或图像，在"属性"面板的"链接"下拉列表框中输入"mailto:"和电子邮件地址，也可以建立电子邮箱链接，如图9-32所示。

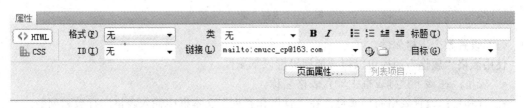

图9-32 在"属性"面板的"链接"下拉列表中建立电子邮件链接

9.3.4 表格的创建与编辑

在网页中，表格不仅可以实现 Excel 那样的数据表格，更重要的，表格还可以用来规划整个页面，使页面看起来整齐，美观。图9-33所示的网站布局就可由表格来实现。下面将介绍如何插入表格、设置表格属性、表格的常规操作等。

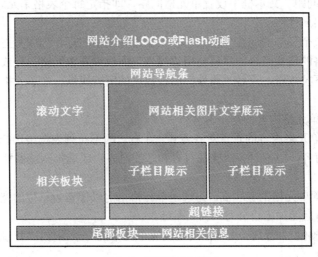

图9-33 用表格布局网站

1．插入表格

创建表格有以下几种方式。

（1）单击"插入"工具栏"常用"面板中的"表格"按钮。

（2）选择"插入"菜单中的"表格"命令。

（3）将"插入"工具栏"常用"面板中的"表格"按钮拖到页面上所需的位置。

2．设置表格属性

为了使创建的表格更加美观、醒目，需要对表格的属性（如表格边框的颜色、整个表格或某些单元格的背景图像、颜色等）进行设置。实际上，表格的大部分效果都是通过设置它的属性实现的。表格"属性"面板中列出了表格的最常用属性，如图 9-34 所示。选定整个表格，打开"属性"面板，单击右下角的下拉按钮可以展开更多的属性。

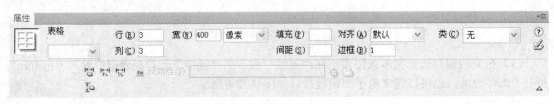

图 9-34　表格"属性"面板

（1）设置整个表格属性。

使用表格"属性"面板可以很方便地设置以下属性。

- 表格：在该下拉列表框中输入表格名称。
- 行和列：设置表格布局属性。在"行"和"列"文本框中输入表格的行数和列数。
- 宽和高：在"宽"文本框中输入以像素数或浏览器窗口的百分数表示的表格宽度（单击此文本框右边的下拉按钮，可从下拉列表中选择表示方式）。表格的高度一般不需要指定。
- 对齐：在"对齐"下拉列表中选择表格与同一段落中其他元素的对齐方式。选择"左对齐"，使表格与其他元素左对齐，"右对齐" 使表格与其他的元素右对齐，"居中" 使表格相对于其他元素居中对齐。也可以选择浏览器的默认对齐方式。
- 填充：在"填充"文本框中设置单元格边距，即指定单元格内容与单元格边线之间的距离。
- 间距：在"间距"文本框中设置单元格间距，即指定每个表格单元之间的像素数。

（2）设置单元格属性。

除了可以设置整个表格的属性外，还可以单独设置表格的行、列或某些单元格的属性。选择单个单元格或单元格的任意组合，然后使用"属性"面板设置单元格、行或列的属性。单击"属性"面板右下角的下拉按钮，查看"属性"面板提供的所有属性。在单元格"属性"面板中可以设置以下属性。

- 水平：设置单元格内容的水平对齐方式。
- 垂直：设置单元格内容的垂直对齐方式。在右边的下拉列表框中选择对齐方式，可以设置单元格内容与顶部对齐、中部对齐、底部对齐和基线对齐，或选择浏览器默认对齐方式（通常是中部对齐）。
- 宽和高：设置单元格的宽和高。为选定单元格指定以像素为单位的宽度和高度。如果使用百分数，则在输入值后面加上百分号（%）即可。
- 背景和背景颜色："背景"文本框用来设置单元格的背景图像，"背景颜色"文本框用来设置单元格的背景颜色。
- 边框：设置单元格的边框颜色。可以为表格中的单元格边框单独设置颜色。
- 不换行：可以阻止换行，从而使给定单元格中的所有文本都在一行上。如果选择"不换行"，则当输入数据或将数据粘贴到单元格时，单元格会加宽来容纳所有数据。通常，单元格在水平方向扩展，以容纳单元格中最长的单词或最宽的图像，然后根据需要在垂直方向进行扩展，以容纳其他内容。

● 标题：将所选单元格设置为表格标题单元格。默认情况下，表格标题单元格的内容为粗体并且居中。

除此之外，单元格"属性"面板中的其他属性与文本"属性"面板中的功能相同。

3．表格操作

对表格经常需要进行编辑、修改、删除等操作，尤其是用表格对整个页面进行布局时更是如此。执行"修改"→"表格"命令，在级联菜单中选择相应的命令，可以实现大多数表格操作，如图9-35所示。

通过此级联菜单可以进行插入行或列、删除表格的行或列、单元格合并、单元格分割等操作。

9.3.5 多媒体对象的创建与编辑

网页作为一种多媒体的平台，可以插入各种类型的媒体文件，包括Flash动画、各种音频以及应用程序控件等。在Dreamweaver中，用户可以通过可视化的方式，方便地插入Flash动画、音频以及一些特殊插件。

1．插入Flash动画

Flash是目前互联网中应用最广泛的动画和视频格式。目前几乎所有的网站都在使用各种基于Flash技术的动画和视频等。Dreamweaver支持3种Flash类型的媒体，包括Flash动画、Flash Paper文档和FLV视频等。

（1）插入Flash动画。

将光标置于相应的位置，执行"插入"→"媒体"→"SWF"命令，插入Flash动画。

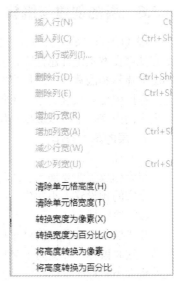

图9-35 表格菜单

（2）设置Flash动画属性。

与文本、图像类似，在选中Flash动画后，"属性"面板会显示Flash动画的各种基本属性，如图9-36所示。

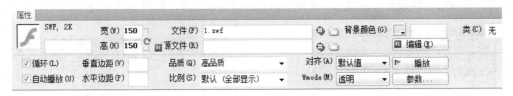

图9-36 "属性"面板

（3）插入Flash Paper。

Flash Paper是一种基于Flash动画技术的文档类型。其优点在于，用户不需要借助专用的客户端，只需用安装了Flash播放器的浏览器，即可打开具有富文本特性的文档。

（4）插入FLV。

FLV是一种基于Flash技术的高压缩比可调清晰度的视频格式。其以体积小、传输和加载速度快的特点，被很多在线视频网站使用，是目前最流行的网络视频格式之一。

2．插入音频

音频也是一种重要的媒体内容。在网页设计中，经常需要插入各种音频数据，并为用户提供播放服务。

（1）插入音频文件。

Dreamweaver 并不对插入各种音频文件提供直接支持。使用 Dreamweaver 插入音频文件必须使用 Dreamweaver 的插件。

（2）设置背景音频。

在 Dreamweaver CS5 中，如需要插入背景音频，则可以通过插件的方式，先插入音频，然后定义音频插件的参数，最后隐藏音频播放器控件来实现。

9.3.6　层的创建与编辑

层（Layer）是网页内容的容器。与表格一样，层也有网页元素定位功能。层最主要的特点就是它能够在网页上任意浮动，可以实现层对网页内容的精确定位。层可以重叠，利用程序可以控制层的显示和隐藏，实现层内容的动态交替显示等特殊效果。

在层中可以放置文本、图像、表格、媒体对象，还可以放置其他层。总之，所有可以放置于网页中的内容，都可以放置到层中。

1. 层的基本操作

（1）插入层。

将光标放置在要插入层的位置，执行"插入"→"布局对象"→"层"命令，在文档窗口插入一个空的预设置大小的层，如图 9-37 所示。

（2）绘制层。

在"插入"工具栏的"布局"面板中单击"描绘层"按钮缩小尺寸。将鼠标指针移动到文档窗口，这时鼠标指针变为十字形状。在文档窗口中希望放置层的位置上按下鼠标左键，拖动鼠标到希望大小后释放鼠标，即可创建一个新层。

如果想一次绘制多个层，可以在按住 Ctrl 键的同时，单击"布局"面板上的"描绘层"按钮，然后在文档窗口中连续绘制多个层。也可以将"插入"工具栏上的"绘制层"按钮拖到文档窗口中，移动鼠标，这时光标也跟着移动，在想要绘制层的地方释放鼠标即可。

（3）激活层。

要把对象放入层中，首先要激活层。在层内任何地方单击，即可激活层。此时，插入点被置于层内。被激活层的边界突出显示，选择手柄也同时显示出来，如图 9-38 所示。

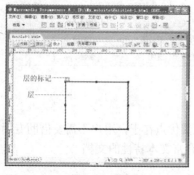

图 9-37　插入层

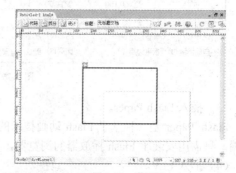

图 9-38　激活层

（4）调整层的大小。

根据需要，创建层后还要调整它的大小，可以调整单个层的大小，也可以同时调整多个层的大小，使其具有相同的宽度和高度。

若要调整选定单个层的大小，请执行以下操作之一。

① 通过拖动来调整大小，选择层后，拖动该层的任意一个大小调整柄。

② 一次调整 1 像素的大小，按住 Ctrl 键，按方向键，每按一次方向键，层的宽或高就增加或减小 1 像素。

③ 在"属性"面板中，输入宽度和高度。

④ 有时需要把多个层的高度和宽度调整为相等，这时要先选中这些层，然后执行"修改"→"对齐"→"设成宽度相同"或"修改"→"对齐"→"设成高度相同"命令。执行该命令后，选定的层将符合最后一个选定层（黑色突出显示的宽度或高度）。或者在"属性"面板的"多个层"后输入宽度和高度。这些值将应用于所有选定层。

2. 设置层的属性

要灵活地运用层来设计网页，还必须了解层的属性及其设置方法。层的"属性"面板如图 9-39 所示。

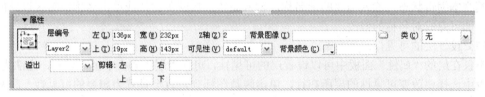

图 9-39 层的"属性"面板

* 层编号（层 ID）：指定一个名称来表示"层"面板中的层。层名只能使用英文字母，不能使用特殊字符（如空格、横杠、斜杠、句号等）。

* 左和上（左边距和顶边距）：指定层相对于页面或父层左上角的位置，即层的左上角在页面或父层中的坐标（以像素为单位）。

* 宽和高：指定层的宽度和高度。

* Z 轴：确定层的 z 轴（即层叠顺序）。在浏览器中，编号较大的层出现在编号较小的层的前面。值可以为正，也可以为负。

* 可见性：指定该层最初是否是可见的，有以下几个选项。

Default（默认）：不指定可见性属性。大多数浏览器都会默认为"继承"。

Inherit（继承）：使用该层父级的可见性属性。

Visible（可见）：显示该层的内容，忽略父层或窗口的值。

Hidden（隐藏）：隐藏这些层的内容，忽略父层或窗口的值。

* 背景图像：指定层的背景图像。单击该属性右边的文件夹图标，选择一个图像文件，或者直接在文本框中输入图像文件的路径。

* 背景颜色：指定层的背景颜色。此项为空时为透明的背景。

* 溢出：此属性仅适用于 CSS 层，控制当层的内容超过层的指定大小时，如何在浏览器中显示层。有以下几个选项。

Visible（可见）：指示在层中显示额外的内容，以便层的所有内容都可见。

Hidden（隐藏）：保持层的大小，不在浏览器中显示额外的内容。

Scroll（滚动）：指定浏览器在层上添加滚动条，不管内容是否超过了层的大小。

Auto（自动）：当层的内容超过其边界时自动显示层的滚动条。

* 剪辑：定义层的可见区域，通过指定层的左、右和上、下坐标来设置。

3. 使用"层"面板

利用"层"面板，可以对网页中的多个层进行集中管理，如可以修改层的重叠顺序和层的可见性。

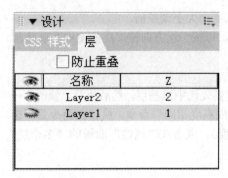

图 9-40 "层"面板

（1）显示"层"面板。

显示"层"面板，可以执行"窗口"→"层"命令或按 F2 键。一个典型的"层"面板如图 9-40 所示。从"层"面板中可以看到，当前文档中的所有层都显示在层列表中，如果存在嵌套层，还会以树状结构显示嵌套的层。

在层列表中单击层名称，可以在文档窗口中选中相应的层。按住 Shift 键，再单击多个层名称，可以选中多个层。

（2）改变层名称。

选中层，在"属性"面板的"层编号"文本框中可以输入或修改层名称。

在"层"面板上，也可以快速修改层名称，方法为：在"层"面板中双击要修改名称的层，激活其文本编辑状态，输入需要的新名称，输入完毕，按回车键，或单击名称编辑区以外的任何地方，即可完成对名称的修改。

（3）设置层的可见性。

不仅在层的"属性"面板中可以设置层的可见性，可在"层"面板中也可设置，方法为"层"在面板中选择要改变可见性的层所在行，单击眼睛图标列，直至设置为想要的可见性。睁开的眼睛表示层可见；闭上的眼睛表示层不可见；如果没有眼睛图标，则该层继承其父层的可见性，如图 9-42 所示。当层没有嵌套时，父层就是文档主体，它总是可见的。要一次改变多层的可见性，单击眼睛列顶端的眼睛图标即可。

4．层与表格之间的转换

在 Dreamweaver 中，可以将层转换成为表格，从而绘制出非常复杂的表格，以满足排版的需要。

（1）将层转换为表格。

执行"修改"→"转换"→"层到表格"命令，打开如图 9-41 所示的"转换层为表格"对话框，可在其中进行相应的选择。

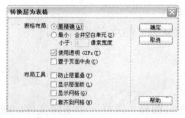

图 9-41 将层转换为表格

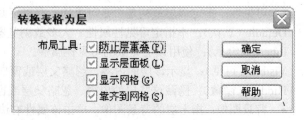

图 9-42 将表格转换为层

（2）将表格转换为层

执行"修改"→"转换"→"表格到层"命令，打开如图 9-42 所示的"转换表格为层"对话框，可在其中进行相应的选择。设置完成后，单击"确定"按钮，文档中的表格被转换为层，但空的表格单元格未被转换。表格之外的内容也被置于层中。

9.3.7 创建框架结构

下面将介绍框架的使用、创建和删除框架、设置框架和框架集的属性等。有了框架，对网页的版面设计将更加得心应手。

1．框架概述

登陆网站浏览网页时，用户经常会遇到这样的情形，浏览器窗口被分隔成了几个不同的浏览区域，每个区域显示不同的文档内容，这就是利用了框架。一般来说，框架技术主要通过两种类型的元素来实现，框架集和框架。框架就是在框架集中用来组织和显示网页文档的页面元素。框架集就是框架的集合。它用于定义在一个文档窗口中显示多个文档的框架结构。例如，框架集可以决定浏览器窗口显示的文档数、每个网页文档所占浏览器窗口的大小，以及网页文档被载入框架集窗口中的方式等。一般来说，框架集文档中的内容不会显示在浏览器中。

2．创建、删除框架

Dreamweaver 可以很容易地将普通文档分割为多个框架，从而构建框架。

（1）创建框架。

在创建框架集或使用框架前，执行"查看"→"可视化助理"→"框架边框"命令，使框架边框在文档窗口的设计视图中可见。

假设已经创建了一个新的空白文档，在该文档的基础上构建框架，可以按照如下方法进行操作。

方法一：拖动鼠标创建框架。

拖动文档窗口四周显示的框架边框，将其拖动到希望的位置上，释放鼠标，即可构建框架，如图 9-43 所示。如果用鼠标拖动的是框架的边框角，则可以在左右和上下两个方向上同时分割框架，同样，拖动的边框和方向不同，原有的内容最后所位于的框架也不同。继续拖动各框架边框（包括最初出现在文档窗口四周的边框，以及生成框架后各框架的边框），可以继续构建框架。

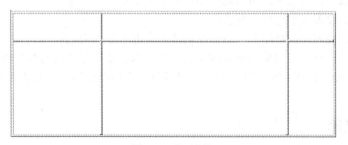

图 9-43　构建框架

方法二：使用命令创建框架。

单击要分割框架的窗口，将插入点放入窗口中。如果已经存在框架，则需要单击某个框架窗格，将插入点放入相应的窗格内。执行"修改"→"框架集"命令下面的相应命令。继续单击某个框架窗格，将插入点放入其中，然后重复上面的操作，继续分割窗口，即可构建嵌套框架。

（2）删除框架。

如果希望删除创建的框架，只需拖动框架边框，将之拖离页面或拖动到父框架边框上即可。

3．设置框架和框架集的属性

框架的属性用于确定框架的名称、框架源文件、框架的空白边距、框架的滚动特性、框架是否可以在浏览器中调整大小以及框架的边框特性等，利用框架的"属性"面板可以完成大多数的设置。

（1）认识"框架"面板。

在设置框架属性时，"框架"面板是最有用的工具之一，执行"窗口"→"框架"命令，或按 Shift+F2 组合键，即可显示"框架"面板，如图 9-44 所示。

"框架"面板中显示当前框架集文档窗口中已经出现的框架窗格结构，在不同的框架区域中，还显示相应框架的名称，如图 9-44 中的 LeftFrame、Topframe 和 MainFrame 等。

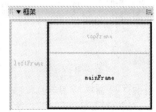

图 9-44　"框架"面板

在框架集文档窗口中构建新框架、删除某个现有框架、修改框架的尺寸或名称时，"框架"面板上显示的框架结构也会相应地发生变化。

（2）设置框架属性。

要设置框架属性，可以选中框架，然后从"属性"面板中设置框架属性。选中框架时的"属性"面板如图 9-45 所示。

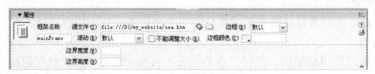

图 9-45　设置框架属性

- 框架名称：在该文本框中输入框架的名称 。
- 源文件：在该文本框中设置该框架源文件的 URL，可以单击右边的文件夹图标，从磁盘中选择框架文件。
- 滚动：在该下拉列表中选择该框架中出现滚动条的方式。
- 不能调整大小：选中该复选框，则无法通过拖动框架边框来改变框架大小。
- 边框：在该下拉列表中，可以控制当前框架的边框是否显示。
- 边框颜色：设置框架边框的颜色。
- 边界宽度：设置当前框架左右方的空白边距，即框架左右边框与内容之间的距离。
- 边界高度：设置当前框架上下方的空白边距，即框架上下边框与框架内容之间的距离。

在使用了框架技术的网页中，通常存在大量链接，之所以使用框架技术，就是为了用框架来实现站点导航。

9.3.8　创建表单

下面将介绍如何创建表单、表单的属性设置以及添加表单对象。表单可以帮助网站与用户进行信息交流。

1．表单概述

表单是 Internet 上用户与服务器进行信息交流最主要的工具。登录网页收发电子邮件时，首先需要输入用户的账号和地址，这就是表单的一种具体应用。很多网页提供留言簿，允许用户发表自己的意见，这也是表单的一种实际应用，如图 9-46 所示。

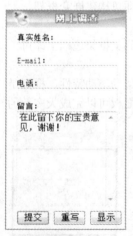

图 9-46　常见表单

表单中包含多种对象，如有用于输入文字的文本框、用于发送命令的按钮、用于选择多项的复选框、用于单选的单选按钮等。另外要完成从用户处收集信息的工作，仅仅使用表单是不够的 ，一个完整的表单应该包括两个组件：一个是表单对象，它在网页中进行描述收集，另一个是服务器端应用程序，用于处理用户信息。

2．创建表单

执行以下操作之一都可以创建一个表单。

（1）把光标置于要插入表单的位置，然后执行"插入"→"表单"命令。

（2）把光标置于要插入表单的位置，然后执行"窗口"→"插入"命令，在弹出的"插入"工具栏上选择"表单"面板，单击"表单"按钮，即可，如图 9-47 所示。

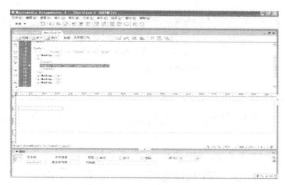

图 9-47 创建表单

（3）把"表单"按钮拖到页面上需要插入表单的位置。

创建表单时，表单的区域以虚线区域表示。它的大小随着包含内容的多少自动调整，虚线不会在浏览器中显示出来。

3. 表单的属性

选中表单，打开"属性"面板，从中可以设置表单的属性，如图 9-48 所示。

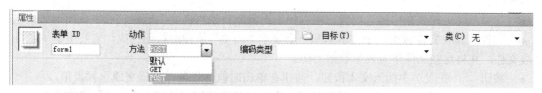

图 9-48 表单"属性"面板

- 表单名称：在该文本框中输入表单的名称。
- 动作：在该文本框中输入一个 URL 地址，可以是 HTTP 类型的地址，也可以是 MAILT0 类型的地址。还可以单击右边的"文件夹"按钮，从磁盘中选取 URL。
- 方法：从该下拉列表中选择表单数据发送的方法。

  默认：选择该项使用默认的方法发送。

  GET：选择该项表明将表单数据发往服务器时，进行 GET 请求。

  POST：选择该项表明将表单数据发往服务器时，进行 POST 请求。

- 目标：在该下拉列表中指定一个窗口，在该窗口中显示调用程序返回的数据。

4. 添加表单对象

只是在页面中添加表单，还无法构建与服务器交互的界面，还需要向表单中添加需要的表单对象。类似于表单的插入，使用 Dreamweaver CS5 给表单添加对象也可以使用以下 3 种方法。

（1）将插入点放入表单中要放置控件的位置，执行"插入"→"表单对象"命令中的命令来插入表单对象，如图 9-49 所示。

（2）将插入点放入表单中要放置控件的位置，打开"插入"工具栏，激活"表单"选项卡，从中单击对应的表单对象按钮，如图 9-50 所示。各个对象按钮说明如下。

- 文本字段 ▭：文本字段可以接受任何类型的文本、字母或数字，输入的文本可以显示为单行、多行和密码，默认为单行。

- 隐藏域 ▩：设计者利用它存储信息（如表单主题），这些信

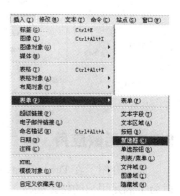

图 9-49 插入表单对象

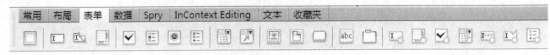

图 9-50 "表单"工具栏

息与用户无关，但却是应用程序在处理表单时所必需的。

◆ 文本区域：文本区域可以接受任何类型的文本、字母或数字，输入的文本可以显示为单行、多行和密码，默认为多行。

◆ 复选框：复选框允许用户在一组选项中选择多项。

◆ 单选按钮：在一组选项中一次只能选择一项。选择一组中的某个按钮，就会禁止选择该组中的所有其他按钮。

◆ 单选按钮组：插入共享同一名称的单选按钮的集合。

◆ 列表/菜单：提供一组选项，让用户从中选择一项或多项。该对象可以是弹出菜单，这种菜单仅在用户单击时才显示出来，且仅能从中选择一项。或者是列表框，在可滚动列表中，选择一项或多项。

◆ 跳转菜单：跳转菜单中的每个选项都链接到一个文件。从中选择一项，将跳转到被链接的网页。

◆ 图像域：在表单中插入图像。可以使用图像域替换"提交"按钮，以生成图形化按钮。

◆ 文件域：文件域由一个文本框和一个显示"浏览"字样的按钮组成，主要用于从磁盘上选取文件，并将这些文件作为表单数据上传。

◆ 按钮：在表单中插入文本按钮。按钮在单击时执行任务，如提交或重置表单。

图 9-51 是一个表单的应用。这里设计了一个比较复杂的用户注册页面，它包含文本域、单选按钮、列表/菜单、复选框和按钮等常见的表单对象。

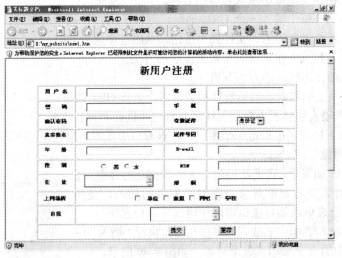

图 9-51 表单应用

9.3.9 函数应用

前面介绍了在 Dreamweaver 的设计视图下，通过直观的方式在网页中插入对象、元素。但有时为了满足用户的特定需求，需要在网页中加入特定代码，以实现更加复杂、实用的功能。这里以插入当前日期、星期为例，对函数进行简单介绍。

在网页的显著位置中，经常会看到当前的日期、星期等数据（见图 9-52），这些都是通过在网页中加入函数实现的。本例中以 JavaScript 为例，介绍如何在网页中插入当前日期和星期。

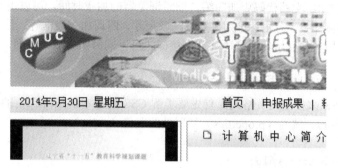

图 9-52　显示当前日期、星期

把光标放到想加入日期、星期的位置，切换到代码视图，加入如下代码。

```
<script language="JavaScript">
<!--
var enabled = 0; today = new Date();
var day; var date; var data1
if(today.getDay()==0) day = "星期日"
if(today.getDay()==1) day = "星期一"
if(today.getDay()==2) day = "星期二"
if(today.getDay()==3) day = "星期三"
if(today.getDay()==4) day = "星期四"
if(today.getDay()==5) day = "星期五"
if(today.getDay()==6) day = "星期六"
date = (today.getUTCFullYear()) + "年" + (today.getMonth() + 1 ) + "月" +
today.getDate() + "日 " + day +"";
document.write("今天是"+date);
// -->
</script>
```

加入上述函数代码，即可在相应位置显示当前的日期及星期。

HTML 支持多种代码嵌套，可以实现非常丰富的功能，这些需要读者在开发过程中不断学习和积累。

9.4　CSS 网页布局

完成网页框架的构建后，下一步就使用 CSS 来布局和修饰网页。CSS 可以有效地实现各种布局，使网页更加美观，整洁。下面将学习 CSS 的基础语法和简单应用。

9.4.1　CSS 语法

CSS（cascading style sheet，可译为"层叠样式表"或"级联样式表"）是一组格式设置规则，用于控制 Web 页面的外观。使用 CSS 样式设置页面的格式，可将页面的内容与表现形式分离。

页面内容存放在 HTML 文档中，而用于定义表现形式的 CSS 规则则存放在另一个文件中或 HTML 文档的某一部分，通常为文件头部分。将内容与表现形式分离，不仅可使维护站点的外观更加容易，而且可以使 HTML 文档代码更加简练，缩短浏览器的加载时间。可以用 CSS 精确控制页面中每一个元素的字体样式、背景、排列方式、区域尺寸、四周加入边框等。使用 CSS 能够简化网页的格式代码，加快下载显示的速度，外部链接样式可以同时定义多个页面，大大减少了重复劳动的工作量。

1．基本语法

要灵活运用 CSS 来控制网页格式，首先要了解 CSS 的基本语法，CSS 的定义由 3 个部分构成：选择符（selector）、属性（properties）和属性的取值（value）。

基本格式如下。

```
selector {property: value}
```

（选择符 {属性：值}）

选择符可以是多种形式，一般是要定义样式的 HTML 标记，如 BODY、P、TABLE 等，可以通过此方法定义其属性和值，属性和值要用冒号隔开。例如：

```
body {color: black}
```

选择符 body 是指页面主体部分，color 用于控制文字颜色的属性，black 是颜色的值，此例的效果是使页面中的文字为黑色。

如果属性的值由多个单词组成，则必须在值上加引号。例如，字体的名称经常是几个单词的组合。

```
p {font-family: "sans serif"}
```

（定义段落字体为 sans serif）

需要对一个选择符指定多个属性时，使用分号将所有的属性和值分开，例如：

```
p {text-align: center; color: red}
```

（段落居中排列，并且段落中的文字为红色）

CSS 基本结构如图 9-53 所示。

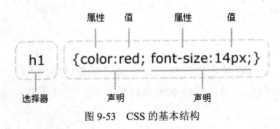

图 9-53　CSS 的基本结构

为了使定义的样式表方便阅读，可以采用分行的书写格式。例如：

```
p
{text-align: center;
color: black;
font-family: arial}
```

表示段落排列居中，段落中的文字为黑色，字体是 arial。

2．选择符组

可以把相同属性和值的选择符组合起来书写，用逗号将选择符分开，这样可以减少样式重复定义。例如：

```
h1, h2, h3, h4, h5, h6 { color: green }
```

（这个组中包括所有的标题元素，每个标题元素的文字都为绿色）

```
p, table{ font-size: 9pt }
```
（段落和表格中的文字尺寸为 9 号字）

效果完全等效于：
```
p { font-size: 9pt }
table { font-size: 9pt }
```

3．类选择符

用类选择符可以把相同的元素分类定义不同的样式，定义类选择符时，在自定义类的名称前面加一个点号。例如，使两个不同的段落，一个段落向右对齐，一个段落居中，可以先定义两个类。
```
p.right {text-align: right}
p.center {text-align: center}
```
然后在不同的段落的 HTML 标记中加入自定义的 class 参数。
```
<p class="right">
这个段落是向右对齐的
</p>
<p class="center">
这个段落是居中排列的
</p>
```

　　　　　　　类的名称可以是任意英文字母或以英文字母开头与数字的组合，一般以其功能和效果简要命名。

类选择符还有一种用法，在选择符中省略 HTML 标记名，这样可以把几个不同的元素定义成相同的样式。例如：
```
.center {text-align: center}
```
（定义.center 的类选择符为文字居中排列）

这样的类可以被应用到任何元素上。下面使 h1 元素（标题 1）和 p 元素（段落）都归为"center"类，使这两个元素的样式都跟随 ".center" 这个类选择符。
```
<h1 class="center">
这个标题是居中排列的
</h1>
<p class="center">
这个段落也是居中排列的
</p>
```

　　　　　　　这种省略 HTML 标记的类选择符是最常用的 CSS 方法，使用这种方法，可以很方便地在任意元素上套用预先定义好的类样式。

4．ID 选择符

在 HTML 页面中，ID 参数指定某个单一元素，ID 选择符用来单独定义这个单一元素的样式。ID 选择符的应用和类选择符类似，只要把 class 换成 id 即可。将上例中类用 id 替代：
```
<p id="intro">
这个段落向右对齐
</p>
```
定义 ID 选择符要在 ID 名称前加上一个 "#" 号。和类选择符相同，定义 ID 选择符的属性也

有两种方法。下面这个例子，ID 属性将匹配所有 id="intro"的元素。

```
#intro
{font-size:110%;
font-weight:bold;
color:#0000ff;
background-color:transparent}
```

（字体尺寸为默认尺寸的 110%；粗体；蓝色；背景颜色透明）

下面这个例子，ID 属性只匹配 id="intro"的段落元素。

```
p#intro
{font-size:110%;
font-weight:bold;
color:#0000ff;
background-color:transparent}
```

ID 选择符的局限性很大，只能单独定义某个元素的样式，一般只在特殊情况下使用。

5．包含选择符

可以单独对某种元素包含关系定义的样式表，元素 1 中包含元素 2，这种方式只定义元素 1 中的元素 2，对单独的元素 1 或元素 2 无定义。例如：

```
table a
{font-size: 12px}
```

在表格内的链接改变了样式，文字大小为 12 像素，而表格外链接的文字仍为默认大小。

6．样式表的层叠性

层叠性就是继承性，样式表的继承规则是指外部的元素样式保留下来继承给这个元素包含的其他元素。事实上，所有在元素中嵌套的元素都会继承外层元素指定的属性值，有时会把很多层嵌套的样式叠加在一起，除非另外更改。例如，在 DIV 标记中嵌套 P 标记。

```
div {color: red; font-size:9pt}
......
<div>
<p>
```

这个段落的文字为红色 9 号字

```
</p>
</div>
```

（P 元素中的内容会继承 DIV 定义的属性）

有些情况下，内部选择符不继承周围选择符的值，但理论上这些都是特殊的。例如，上边界属性值不会继承。

另外，当样式表继承遇到冲突时，总是以最后定义的样式为准。如果上例中定义了 P 的颜色：

```
div { color: red; font-size:9pt}
p {color: blue}
......
<div>
<p>
```

这个段落的文字为蓝色 9 号字

```
</p>
</div>
```

可以看到段落中的文字大小为 9 号字是继承 div 属性的，而 color 属性则依照最后定义的。

不同的选择符定义相同的元素时，要考虑不同选择符之间的优先级。ID 选择符、类选择符和 HTML 标记选择符，因为 ID 选择符是最后加上元素上的，所以优先级最高，其次是类选择符。如果想超越这三者之间的关系，可以用!important 提升样式表的优先级。例如：

```
p { color: #FF0000!important }
blue { color: #0000FF}
#id1 { color: #FFFF00}
```

同时对页面中的一个段落加上这 3 种样式，其最后会依照被!important 声明的 HTML 标记选择符样式为红色文字。如果去掉!important，则依照优先级最高的 ID 选择符为黄色文字。

7. 注释

可以在 CSS 中插入注释来说明代码的含义，注释有利于以后编辑和更改代码时理解代码的含义。在浏览器中，注释是不显示的。CSS 注释以"/*"开头，以"*/"结尾。例如：

```
/* 定义段落样式表 */
p
{text-align: center; /* 文本居中排列 */
color: black; /* 文字为黑色 */
font-family: arial /* 字体为 arial */}
```

9.4.2　CSS 基本应用

在了解了 CSS 的语法后，想在浏览器中显示出效果，就要让浏览器识别并调用。浏览器读取样式表时，要依照文本格式来读取。这里介绍在页面中插入样式表的 4 种方法：链入外部样式表、内部样式表、导入外表样式表和内嵌样式。

1. 链入外部样式表

链入外部样式表是把样式表保存为一个样式表文件，然后在页面中用<Link>标记链接到这个样式表文件，这个<link>标记必须放到页面的<head>标签中。例如。

```
<head>
……
<link rel="stylesheet" type="text/css" href="mystyle.css">
……
</head>
```

上面的例子表示浏览器从 mystyle.css 文件中以文档格式读出定义的样式表。rel="stylesheet"是指在页面中使用这个外部的样式表。type="text/css"是指文件的类型是样式表文本。href="mystyle.css"是文件所在的位置。

一个外部样式表文件可以应用于多个页面。当改变这个样式表文件时，所有页面的样式都随之而改变。在制作大量相同样式页面的网站时，非常有用，不仅减少了重复的工作量，而且有利于以后的修改、编辑，浏览时也减少了重复下载代码。

样式表文件可以用任何文本编辑器（如记事本）打开并编辑，一般样式表文件的扩展名为.css。内容是定义的样式表，不包含 HTML 标记。mystyle.css 文件的内容如下。

```
hr {color: sienna}
```

```
p {margin-left: 20px}
body {background-image: url("images/back40.gif")}
```

（定义水平线的颜色为土黄色；段落左边的空白边距为 20 像素；页面的背景图片为 images 目录下的 back40.gif 文件）

2. 内部样式表

内部样式表是把样式表放到页面<head>标签中，将定义的样式应用到页面中。内部样式表用<style>标记插入。从下例中可以看出<style>标记的用法。

```
<head>
……
<style type="text/css">
hr {color: sienna}
p {margin-left: 20px}
body {background-image: url("images/back40.gif")}
</style>
……
</head>
```

有些低版本的浏览器不能识别<style>标记，这意味着低版本的浏览器会忽略<style>标记中的内容，并把<style>标记中的内容以文本直接显示到页面上。为了避免这样的情况发生，用加 HTML 注释（<!-- 注释 -->）的方式隐藏内容而不让它显示。例如：

```
<head>
……
<style type="text/css">
<!--
hr {color: sienna}
p {margin-left: 20px}
body {background-image: url("images/back40.gif")}
-->
</style>
……
</head>
```

3. 导入外部样式表

导入外部样式表是指在内部样式表的<style>标签中导入一个外部样式表，导入时用@import。例如：

```
<head>
……
<style type="text/css">
<!--
@import "mystyle.css"
```

其他样式表的声明

```
-->
</style>
……
</head>
```

其中，@import "mystyle.css" 表示导入 mystyle.css 样式表，注意使用时外部样式表的路径。方法和链入样式表的方法很相似，但导入外部样式表的输入方式更有优势。实质上它相当于存在内部样式表中。

导入外部样式表必须在样式表的开始部分，在其他内部样式表上面。

4. 内嵌样式

内嵌样式是混合在 HTML 标记中使用的，使用内嵌样式，可以很简单地对某个元素单独定义样式。内嵌样式的使用是直接在<HTML>标记中加入 style 参数，而 style 参数的内容就是 CSS 的属性和值。例如：

```
<p style="color: sienna; margin-left: 20px">
```

这是一个段落

```
</p>
```

（这个段落颜色为土黄色，左边距为 20 像素）

style 参数后面的引号中的内容相当于在样式表大括号中的内容。

style 参数可以应用于任意<body>标签内除了 BASEFONT、PARAM 和 SCRIPT 以外的其他元素。

5. 多重样式表的叠加

前面介绍过样式表的层叠顺序，这里讨论插入样式表的这几种方法的叠加。在同一个选择器上使用几个不同的样式表时，这个属性值将会叠加几个样式表，遇到冲突的地方会以最后定义的为准。例如，首先链入一个外部样式表，其中定义了 h3 选择符的 color 、text-alig 和 font-size 属性。

```
h3
{color: red;
text-align: left;
font-size: 8pt}
```

（标题 3 的文字颜色为红色；向左对齐；文字大小为 8 号）

然后在内部样式表中也定义了 h3 选择符的 text-align 和 font-size 属性。

```
h3
{text-align: right;
font-size: 20pt}
```

（标题 3 文字向右对齐；文字大小为 20 号）

那么这个页面叠加后的样式就是：

```
color: red;
text-align: right;
font-size: 20pt
```

（文字颜色为红色；向右对齐；文字大小为 20 号）

字体颜色从外部样式表中保留下来，而对齐方式和文字大小都定义时，按照后定义的优先而依照内部样式表。

依照后定义的优先，所以优先级最高的是内嵌样式，内部样式表高于导入外部样式表，链入的外部样式表和内部样式表之间是最后定义的优先级高。

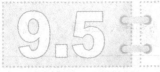

动态网站设计

动态网站并不是指具有动画功能的网站，而是指通过数据库进行架构的网站。动态网站除了要设计网页外，还要通过数据库和编程序来使网站具有更多自动的和高级的功能。下面将学习动态网站的搭建和简单应用。

9.5.1　动态网站概述

这里所说的动态网页，与网页上的各种动画、滚动字幕等视觉上的"动态效果"没有直接关系，动态网页可以是纯文字内容的，也可以是包含各种动画的内容，这些只是网页具体内容的表现形式，无论网页是否具有动态效果，采用动态网站技术生成的网页都称为动态　网页。

从网站浏览者的角度来看，无论是动态网页，还是静态网页，都可以展示基本的文字和图片信息，但从网站开发、管理、维护的角度来看就有很大的差别。

将动态网页的一般特点简要归纳如下。

（1）动态网页以数据库技术为基础，可以大大降低网站维护的工作量。

（2）动态网站可以实现更多的功能，如用户注册、用户登录、在线调查、用户管理、订单管理等。

（3）动态网页实际上并不是独立存在于服务器上的网页文件，只有当用户请求时服务器才返回一个完整的网页。

相比传统的静态网页，动态网页技术的优点在于，将网站的内容存储到各种数据库中，通过编程语言来调用数据库内的数据，不需要重新修改网页，即可动态、便捷地对网页进行更新。静态网页的扩展名一般为.html，而动态网页的扩展名一般为 asp、jsp、php、aspx 等，不同的扩展名也表示了不同的动态网站开发语言。应用较多的动态网站开发语言有 ASP、JSP 和 PHP 3 种，但随着.net 的飞速发展，基于 C#语言的功能更加强大的 asp.net 动态网站逐渐增多。下面会着重介绍较为成熟的 ASP 的简单应用。

要构建动态网站，数据库也是必不可少的。数据库是相互关联数据的集合，对数据进行处理的软件系统称为数据库管理系统。数据库管理系统功能强大，不仅能对数据进行收集、存储、加工和传播等处理，还能对数据进行分类、检索、筛选、提取、存储和维护等管理。数据库和数据库管理系统的结合称为数据库系统。目前主流的数据库管理系统包括 Oracle、SQLServer、MySQL、Access 等，下面将以基础的 Access 为例进行介绍。

9.5.2　ASP+Access 构架安装

ASP+Access 是比较成熟的动态网站技术，很多动态网站都基于这种技术开发。

1．ASP 构架安装

要在本地运行 ASP 网站，需要配置 IIS，IIS 是 Internet Information Services（互联网信息服务）的缩写，是一个 WWW 服务器。Gopher 服务器和 FTP 服务器全部包容在里面。IIS 意味着能发布网页，由 ASP（Active Server Pages）、Java、VBscript 产生页面，并有一些扩展功能。图 9-54 为 IIS 7 欢迎界面。

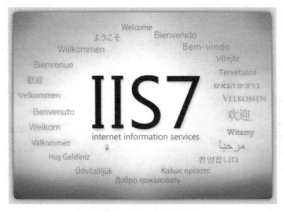

图 9-54　IIS 7 欢迎界面

下面介绍在 Windows7 旗舰版下，配置 IIS 的具体方法。

（1）进入 Windows7 的控制面板，在地址栏选择"所有控制面板"选项，选择"程序和功能"，再选择左侧的"打开或关闭 Windows 功能"，如图 9-55 所示。

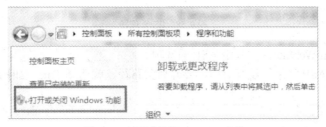

图 9-55　打开或关闭 Windows 功能

（2）出现安装 Windows 功能的选项菜单，注意选择的项目，手动选择需要的功能，如图 9-56 所示。

（3）安装完成后，再次进入控制面板，选择"管理工具"，双击"Internet(IIS)管理器"选项，进入 IIS 设置，如图 9-57 所示。

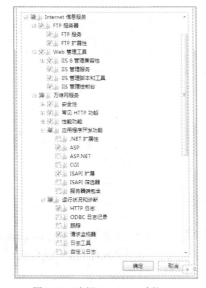

图 9-56　选择 Windows 功能

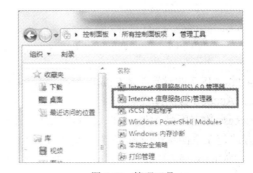

图 9-57　管理工具

（4）进入 IIS 7 控制面板，如图 9-58 所示。

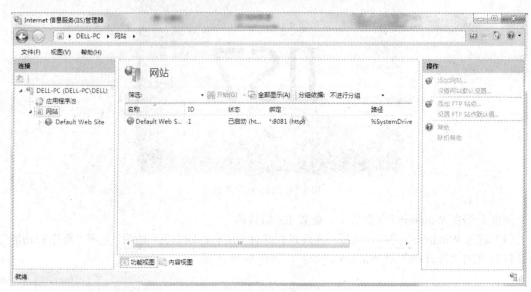

图 9-58　IIS 管理器

（5）选择 DefaultWebSite，并双击 ASP 的选项。

（6）IIS 7 中的 ASP 父路径没有启用，要开启父路径，就选择 True，如图 9-59 所示。

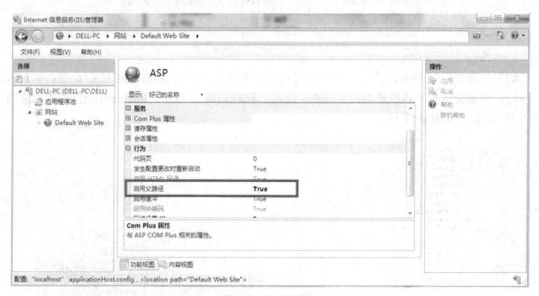

图 9-59　启用父路径

至此，IIS 7 的设置基本完成，ASP+Access 程序调试成功。

2．Access 数据库安装

Access 数据库是 Microsoft Office 中的一部分，只需典型安装 Office 即可。建立 Access 数据库的方法是在桌面单击鼠标右键，新建 Microsoft Access 数据库，如图 9-60 所示。或者执行"开始"→"Microsoft Office"→"Microsoft Access"命令库，如图 9-61 所示。

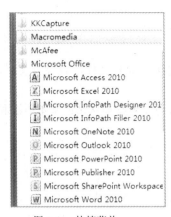

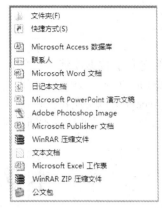

图 9-60　快捷菜单　　　　　　　　　　图 9-61　"开始"菜单

9.5.3　ASP+Access 的基本应用

ASP（Active Server Pages）其实是 Microsoft 开发的一套服务器端脚本环境，通过 ASP 可以结合 HTML 网页、ASP 指令和 ActiveX 元件建立动态、交互且高效的 Web 服务器应用程序。有了 ASP 就不必担心浏览器能否运行所编写的代码，因为所有的程序都将在服务器端执行，包括所有嵌在普通 HTML 中的脚本程序。当程序执行完毕后，服务器仅将执行的结果返回给客户浏览器，这样也就减轻了客户端浏览器的负担，大大提高了交互的速度。

利用 ASP 可以实现与 Access 数据库的连接，下面先在站点目录下建立 data 文件夹，在文件夹内建立 Access 数据库 zygx.mdb。

在站点文件夹内建立 conn.asp 文件，conn.asp 文件是专门用来连接数据库的连接文件，其代码如下。

```
<%@ LANGUAGE = VBScript CodePage = 936%>
<%
Option Explicit
Response.Buffer = True
Dim Conn,Startime
Startime = Timer()
Sub ConnectionDatabase()
Dim ConnStr,Db
Db = "Data/cmucc.mdb"    '数据库路径
ConnStr = "Provider = Microsoft.Jet.OLEDB.4.0;Data Source = " & Server.MapPath(Db)
On Error Resume Next
Set Conn = Server.CreateObject("ADODB.Connection")
Conn.open ConnStr
If Err Then
    err.Clear
    Set Conn = Nothing
    Response.Write "数据库连接出错，请检查连接字串。"
    Response.End
End If
End Sub
Sub CloseDatabase()
If IsObject(Conn) then
Conn.close
Set Conn=Nothing
```

```
End If
End Sub
%>
```

　　这样就建立了数据库连接文件，其他网页如果要连接数据库文件，只需在文件头部加入
<!--#include file="Conn.asp"-->语句即可。

　　ASP+Access 可以实现各种网站功能，本节只是引导读者了解动态网站的基本语法和构架，要
实现更多的功能，还需要读者不断地学习和练习。

本章小结

　　随着互联网的发展，网站的功能也越来越丰富，本章从网站的规划与设计开始，由浅入深地
介绍对静态网站的制作、CSS 布局、动态网站的构建和基础应用。读者可以在掌握基础网页构建
的基础上，应用网站模板，做出自己满意的作品。

习 题 9

一、单选题

1．在_____视图下，既可以看到网页效果，又可以看到网页代码。
　　A．代码　　　　　　B．拆分　　　　　　C．设计　　　　　　D．兼容
2．网页元素不包括_____。
　　A．图片　　　　　　B．文字　　　　　　C．界面　　　　　　D．视频
3．如果不想在网页段落间留有空行，可以按_____组合键。
　　A．Enter　　　　　　B．Ctrl+Enter　　　C．Alt+Enter　　　D．Shift+Enter
4．要通过工具栏为网页插入图像，应该将"插入"工具栏切换到_____选项卡。
　　A..　"常用"　　　　B．"布局"　　　　C．"文本"　　　　D．"HTML"
5．在_____中可以为文字设置对齐方式、字体、字号和颜色。
　　A．兼容面板　　　　B．设计视图　　　　C．属性面板　　　　D．代码视图
6．在设置超链接时，如要将被链接文档载入新的未命名浏览器窗口中，应将目标设置
为_____。
　　A．_blank　　　　　B．_parent　　　　C．_self　　　　　D．_top
7．在网页中如想跳转到特定的主题或文档的顶部，加快信息检索速度，应该用_____。
　　A．表格　　　　　　B．锚点　　　　　　C．换行符　　　　　D．文本
8．CSS 文件后缀名一般为_____。
　　A．cs　　　　　　　B．css　　　　　　C．html　　　　　　D．dwt
9．在 HTML 页面中，ID 参数指定了某个单一元素，_____用来对这个元素定义单独样式。
　　A．ID 选择符　　　　B．类选择符　　　C．class 选择符　　D．CSS 属性
10．下面不属于动态网页的文件是_____。
　　A．cmu.asp　　　　B．cmu.aspx　　　　C．cmu.htm　　　　D．cmu.jsp

二、填空题

1. _____网站，是指通向某类综合性互联网信息资源并提供有关信息服务的应用系统。

2. 动态网页的典型特征是一般会连接_____。

3. 在"表格"对话框中，"表格宽度"有两个可选择的单位，一种是百分比，另一种是_____。

4. CSS 的基本语法可以概括为_____、选择属性和_____。

5. _____是网页与浏览者的一种交互界面。

三、操作题

1. 以小组形式规划、设计一个班级网站。

2. 以小组形式创建班级网站。

3. 在网页中创建鼠标经过图像。

4. 在网页中插入当前日期、星期的代码。

5. 用 CSS 布局一个网页。

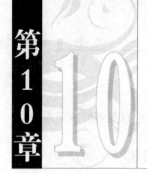

大数据概论

大数据（big data）是继云计算、物联网之后 IT 产业又一次颠覆性的技术变革。当今信息时代所产生的数据量已经大到无法用传统的工具进行采集、存储、管理和分析。全球产生的数据量，仅在 2011 年就达到 1ZB，且根据预测，未来 10 年，全球数据存储量将增长 50 倍。大数据不是云计算，而是云计算的终极目标和升级方向；大数据只有针对某个方面的应用，找出数据源，确定数据量，选择处理方法，并得出最终结果才有意义，即大数据=互联网+有价值的数据+应用+方法。互联网是大数据的载体，离开了一定量的数据，大数据就失去了灵魂。避开实际应用，数据量再大也将毫无意义，没有正确的方法管理数据，应用就成了无本之木。

无论是分析专家，还是数据科学家最终都会殊途同归地探索新的，无法想象的庞大数据集，以期发现一些有价值的趋势、形态和解决问题的方法。由于多大数据源都是半结构化或多结构化的，而不是非结构化的，因此处理数据不像处理传统结构化数据那么简单。而要处理半结构化的数据，不但需要花费很多时间，而且也很难找出解决问题的方法。这也是为什么人们很难就大数据给出一个既严格又准确的定义，而是用几乎玄学的说法去神话它的存在。这也是为什么大数据发展至今也没有建立起一套完整的理论体系的原因所在。对它的定义也多少有些牵强附会和模棱两可。

以企业为例，对企业内部的纷乱数据通过分析进行决策的目的就是帮助企业领导者更好地管理企业。一旦人们开始认识到数据的价值，那么驾驭和分析大数据仅仅是现在工作的扩展和延伸。要知道大数据并不是救世主，它不会带给我们翻天覆地的变化，更没有必要去畏惧它。大数据就是互联网发展到现今阶段的一种表象或特征而已，没有必要神话它或对它保持敬畏之心，在以云计算为代表的技术创新大幕的衬托下，这些原本很难收集和使用的数据开始容易被利用起来了，通过各行各业的不断创新，大数据会逐步为人类创造更多的价值。

学习目标：

- 了解大数据的基本概念、特点和技术架构。
- 熟悉大数据整体技术和关键技术。
- 熟悉大数据处理分析的 5 种典型工具。
- 了解大数据的应用案例和在医疗邻域中的应用。
- 了解大数据未来的发展趋势。

10.1 大数据技术概述

10.1.1 大数据的基本概念

大数据（big data），或称巨量资料，是指所涉及的资料量规模巨大到无法透过目前主流的软件和硬件工具，在合理时间内达到撷取、管理、处理，并整理成为帮助企业经营决策更积极目的的资讯。

从技术层面上看，大数据无法用单台的计算机进行处理，而必须采用分布式计算架构。它的特色在于对海量数据的挖掘，但它必须依托一些现有的数据处理方法，如云计算的分布式处理、分布式数据库、云存储和/或虚拟化技术。

早在1980年，著名未来学家阿尔文·托夫勒便在《第三次浪潮》一书中，就将大数据热情地赞颂为"第三次浪潮的华彩乐章"。不过，大约从2009年开始，"大数据"才真正成为互联网信息技术行业的流行词汇。美国互联网数据中心指出，互联网上的数据每年将增长50%，而每两年就将翻一番，目前世界上90%以上的数据是最近几年才产生的。此外，数据并非单纯指人们在互联网上发布的信息，全世界的工业设备、汽车、电表上有着无数的数码传感器，随时测量和传递着有关位置、运动、震动、温度、湿度，乃至空气中化学物质的变化，必然会产生海量的数据信息。

大数据的意义在于是由人类日益普及的网络行为附带生成的，受到相关部门、企业采集的，蕴含数据生产者真实意图、喜好、非传统结构的数据。

从海量数据中"提纯"出有用的信息，这对网络架构和数据处理能力而言也是巨大的挑战。在经历了几年的批判、质疑、讨论、炒作之后，大数据终于迎来了属于它自己的时代。2012年3月22日，奥巴马政府宣布投资2亿美元拉动大数据相关产业发展，将"大数据战略"上升为国家战略。奥巴马政府甚至将大数据定义为"未来的新石油"。

大数据时代已经来临，它将在众多领域掀起变革的巨浪，如图10-1所示。但我们要冷静地看到，大数据的核心在于为客户挖掘数据中蕴藏的价值，而不是软硬件的堆砌。因此，针对不同领域的大数据应用模式、商业模式的研究和探索将是大数据产业健康发展的关键。

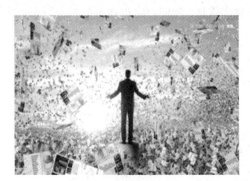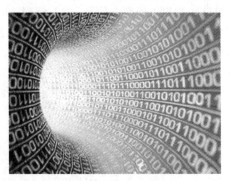

图 10-1 大数据时代

10.1.2 大数据的发展简史

回顾过去的50多年，我们可以看到IT产业已经经历过几轮新兴和重叠的技术浪潮，如图10-2所示。这里的每一波浪潮都是由新兴的IT供应商主导的。他们改变了已有的秩序，重新定义了计算机的规范，并为进入新时代铺平了道路。

所有这一切都开始于20世纪60年代和20世纪70年代的大型机浪潮，它是以BUNCH（Burroughs、Univac、NCR、Control Data 和 Honeywell）等公司为首的。然后，在步入20世纪70年代和20世纪80年代后，小型机浪潮和分布式计算涌现出来，为首的公司包括DEC、IBM、Data General、Wang、Prime 等。

在20世纪70年代后期到进入20世纪90年代，微处理器或者个人计算机浪潮冲刷了IT产业，领先者为 Microsoft、Intel、IBM 和 Apple 等公司。从20世纪90年代中期开始，进入了网络化浪潮。如今，全球在线的人数已经超过了10亿，而且有多出在线人数几倍的人使用移动电话。这一浪潮由 Cisco、Google、Oracle、EMC、Salesforce.com 等公司领导。有些公司更善于驾驭这些连续的浪潮，而另一些公司则被落下了。

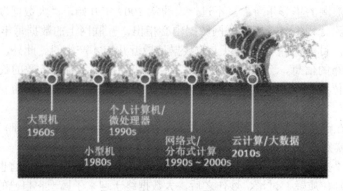

图 10-2　IT 科技浪潮

那么，下一波浪潮会是什么？它还没有被正式命名。我们更愿意称它为云计算和大数据浪潮。其实，不管它被叫作什么，它都将比在它之前发生过的浪潮更大、触及面更广。非常重要的是：新的浪潮正在迅速地朝我们涌来，并将触及 IT 的各个方面。

数字信息每天在无线电波、电话电路和计算机电缆中川流不息。我们周围到处都是数字信息。我们在高清电视机上看数字信息，在互联网上听数字信息，我们自己也在不断制造新的数字信息。每次用数码相机拍照后，都产生了新的数字信息，通过电子邮件把照片发给朋友和家人，又制造了更多的数字信息，如图 10-3 所示。

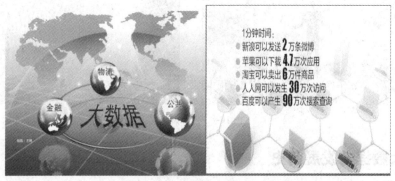

图 10-3　各行各业每天制造大量数据

不过，没人知道这些数字比特共有多少？数字比特增加的速度有多快？比特激增意味着什么？

人们制造、获取和复制的所有 1 和 0 组成了数字世界。人们通过拍照片和共享音乐制造了数字比特，而公司则组织和管理对这些数字信息的访问和存储，并为其提供了强有力的安全保障。

目前世界上有 3 种类型的模拟—数字转换方式为这种增长提供动力和服务：用胶片拍摄影像转换为数字影像拍摄、模拟语音转换为数字语音，以及模拟电视转换为数字电视。从数码相机、可视电话、医用扫描仪到保安摄像头，全世界有 10 亿多台设备在拍摄影像，这些影像成为数字宇宙中最大的组成部分。这些影像通过互联网、企业内部网在 PC 和服务器及数据中心中复制，通过数字电视广播和数字投影银幕播放。

2007 年是人类创造的信息量有史以来第一次在理论上超过可用存储空间总量的一年。然而，这没有什么好怕的，调查结果强调现在人类应该也必须合理调整数据存储和管理。有很多数据是没有必要复制和存储下来的，而且存储那些数据的成本也很高。

IDC 和 EMC 都认为数字信息量的增长是因为网络应用的不断增长，以及人类开始将物理数据转化为数字格式的数据所致。被存储下来的数据从本质上说已经发生了重大的变化，数字化数据总量增长得很快。大约 30 年前，通信行业的数据大部分还是结构化数据。如今，多媒体技术的普及导致非结构化数据，如音乐和视频等的数量出现爆炸式增长。虽然 30 多年前的一个普通企业用户文件也许表现为数据库中的一排数字，但是如今，类似普通文件可能包含许多数字化图片和文件的影像或者数字化录音内容。现在，95%以上的数字信息都是非结构化数据。在各组织和企业中，非结构化数据占到了所有信息数据总量的 80%以上。

"可视化"是引起数字世界急速膨胀的主要原因之一。由于数码相机、数码监控摄像机和数字电视内容的加速增多，以及信息的大量复制趋势，使得数字宇宙的容量和膨胀速度超过此前估计。

IDC 的数字世界白皮书指出，个人日常生活的"数字足迹"也大大刺激了数字宇宙的快速增长。通过互联网及社交网络、电子邮件、移动电话、数码相机和在线信用卡交易等多种方式，每个人日常生活都在被数字化。数字世界的规模从 2006 年到 2011 年这 5 年间膨胀了 10 倍，如图 10-4 所示。

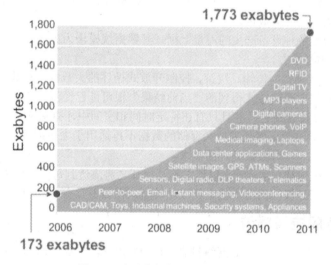

图 10-4 全球数字信息 5 年增长 10 倍

大数据快速增长的部分原因归功于智能设备的普及，如传感器和医疗设备，以及智能建筑，如楼宇和桥梁。此外，非结构化信息，如文件、电子邮件和视频，将占到未来 10 年新生数据的 90%。非结构化信息的增长部分应归功于高宽带数据的增长，如视频。

手机和移动设备是数据量爆炸的一个重要原因，目前，全球用户拥有 50 亿台手机，其中 20 亿台为智能电话，这相当于 20 世纪 80 年代 20 世纪 20 亿台 IBM 的大型机在消费者手里。

10.1.3 大数据时代的数据格式特性

首先了解大数据时代的数据格式特性。从 IT 角度来看，信息结构类型大致经历了 3 次浪潮。必须注意这一点，新的浪潮并没取代旧浪潮，它们仍在不断发展，3 种数据结构类型一直存在，只是其中一种结构类型往往主导于其他结构。

结构化信息：这种信息可以在关系数据库中找到，多年来一直主导着 IT 应用。这是关键任务 OLTP 系统业务所依赖的信息，另外，还可对结构数据库信息进行排序和查询。

半结构化信息：这是 IT 的第二次浪潮，包括电子邮件、文字处理文件以及大量保存和发布在网络上的信息。半结构化信息以内容为基础，可以用于搜索，这也是 Google 等搜索引擎存在的理由。

非结构化信息：该信息在本质形式上可认为主要是位映射数据。数据必须处于一种可感知的形式中（诸如可在音频、视频和多媒体文件中被听或被看）。许多大数据都是非结构化的，其庞大规模和复杂性需要高级分析工具来创建或利用一种更易于人们感知和交互的结构。

10.1.4　大数据的特点

大数据通常用来形容一个公司创造的大量非结构化和半结构化数据，这些数据下载到关系数据库用于分析时会花费过多时间和金钱。大数据分析常和云计算联系到一起，因为实时的大型数据集分析需要像 MapReduce 那样的框架来向数十、数百或甚至数千的计算机分配工作。简言之，从各种各样类型的数据中，快速获得有价值信息的能力，就是大数据技术。明白这一点至关重要，也正是这一点促使该技术具备走向众多企业的潜力。

大数据呈现出"4V+1C"的特点。

（1）variety：大数据种类繁多，在编码方式、数据格式、应用特征等多个方面存在差异性，多信息源并发形成大量的异构数据。

（2）volume：通过各种设备产生的海量数据，其数据规模极为庞大，远大于目前互联网上的信息流量，PB 级别将是常态。

（3）velocity：涉及感知、传输、决策、控制开放式循环的大数据，对数据实时处理有着极高的要求，通过传统数据库查询方式得到的"当前结果"很可能已经没有价值。

（4）vitality：数据持续到达，并且只有在特定时间和空间中才有意义。

（5）complexity：通过数据库处理持久存储的数据不再适用于大数据处理，需要有新的方法来满足异构数据统一接入和实时数据处理的需求。

无所遁形的大数据时代已经到来，以迅雷不及掩耳之势渗透到每一个职能领域内，如何借助大数据浪潮持续创新发展，舒筋活血，使企业成功转型，在当下具有非凡的意义。

10.1.5　大数据的应用领域

大数据的应用领域十分广泛，如网络日志、RFID 传感器、社会网络、社会数据、互联网文本和文件、互联网搜索索引、呼叫详细记录、天文学、大气科学、基因组学、生物和其他复杂或跨学科的科研、军事侦察、医疗记录、摄影档案馆视频档案、大规模的电子商务等。

10.2　大数据技术架构

各种各样的大数据应用迫切需要新的工具和技术来存储、管理和实现商业价值。新的工具、流程和方法支撑起了新的技术架构，使得企业能够建立、操作和管理这些超大规模的数据集和储藏数据的存储环境。

在全新的数据增长速度条件下，一切都必须重新评估。这项工作必须全盘入手，并考虑大数据分析要容纳数据本身，IT 基础架构必须能够以经济的方式存储比以往量更大、类型更多的数据。

此外，还必须能适应数据速度，即数据变化的速度。数量如此大的数据难以在当今的网络连接条件下快速来回移动。大数据基础架构必须分布计算能力，以便能在接近用户的位置进行数据分析，减少跨越网络所引起的延迟。

随着企业逐渐认识到必须在数据驻留的位置进行分析，提升计算能力，以便为分析工具提供实时响应带来挑战。考虑到数据速度和数据量，来回移动数据进行处理是不现实的。相反，计算和分析工具可能会移到数据附近，而且云计算模式对大数据的成功至关重要。

云模型在从大数据中提取商业价值的同时也在驯服它。这种交付模型能为企业提供一种灵活的选择，以实现大数据分析所需的效率、可扩展性、数据便携性和经济性。但仅仅存储和提供数据还不够，只有以新方式合成、分析和关联数据，才能提供商业价值。部分大数据方法要求处理未经建模的数据。因此，可以用毫不相干的数据源比较不同类型的数据和进行模式匹配，从而使大数据的分析能以新视角挖掘企业传统数据，并带来传统上未曾分析过的数据洞察力。基于上述考虑，一般可以构建出适合大数据的 4 层堆栈式技术架构，如图 10-5 所示。

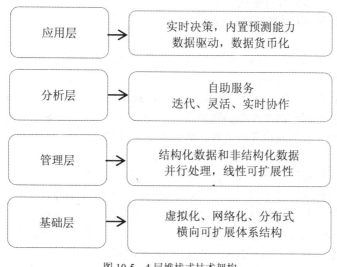

图 10-5　4 层堆栈式技术架构

1．基础层

第一层作为整个大数据技术架构基础的最底层，也是基础层。要实现大数据规模的应用，企业需要一个高度自动化的、可横向扩展的存储和计算平台。这个基础设施需要从以前的存储孤岛发展为具有共享能力的高容量存储池。容量、性能和吞吐量必须可以线性扩展。

云模型鼓励访问数据并提供弹性资源池来应对大规模问题，解决了如何存储大量数据，以及如何积聚所需的计算资源来操作数据的问题。在云中，数据跨多个节点调配和分布，使得数据更接近需要它的用户，从而可以缩短响应时间和提高生产率。

2．管理层

要支持在多源数据上做深层次的分析，大数据技术架构中需要一个管理平台，使结构化和非结构化数据管理为一体，具备实时传送和查询、计算功能。本层既包括数据的存储和管理，也涉及数据的计算。并行化和分布式是大数据管理平台所必须考虑的要素。

3．分析层

大数据应用需要大数据分析。分析层提供基于统计学的数据挖掘和机器学习算法，用于分析和解释数据集，帮助企业获得对数据价值深入的领悟。可扩展性强、使用灵活的大数据分析平台更可成为数据科学家的利器，起到事半功倍的效果。

4．应用层

大数据的价值体现在帮助企业进行决策和为终端用户提供服务的应用。不同的新型商业需求驱动了大数据的应用。反之，大数据应用为企业提供的竞争优势使得企业更加重视大数据的价值。新型大数据应用对大数据技术不断提出新的要求，大数据技术也因此在不断的发展变化中日趋成熟。

10.3　大数据的整体技术和关键技术

大数据需要特殊的技术，以有效地处理那些在允许时间范围内的大量数据。适用于大数据的技术包括大规模并行处理（MPP）数据库、数据挖掘电网、分布式文件系统、分布式数据库、云计算平台、互联网和可扩展的存储系统。

大数据技术分为整体技术和关键技术两个方面。

1．整体技术

大数据处理整体技术一般包括：数据采集、数据存取、基础架构、数据处理、统计分析、数据挖掘、模型预测和结果呈现等。

（1）数据采集：ETL（Extract&Transformation&Loading）工具负责将分布的、异构数据源中的数据如关系数据、平面数据文件等抽取到临时中间层后进行清洗、转换、集成，最后加载到数据仓库或数据集市中，成为联机分析处理、数据挖掘的基础。

（2）数据存取：关系数据库、NOSQL、SQL 等。

（3）基础架构：云存储、分布式文件存储等。

（4）数据处理：自然语言处理（NLP，NaturalLanguageProcessing）是研究人与计算机交互的语言问题的一门学科。处理自然语言的关键是要让计算机理解自然语言，所以自然语言处理又叫做自然语言理解（Natural Language Understanding，NLU），也称为计算语言学。一方面它是语言信息处理的一个分支，另一方面它是人工智能（AI, Artificial Intelligence）的核心课题之一。

（5）统计分析：假设检验、显著性检验、差异分析、相关分析、T 检验、方差分析、卡方分析、偏相关分析、距离分析、回归分析、简单回归分析、多元回归分析、逐步回归、回归预测与残差分析、岭回归、logistic 回归分析、曲线估计、因子分析、聚类分析、主成分分析、因子分析、快速聚类法与聚类法、判别分析、对应分析、多元对应分析（最优尺度分析）、bootstrap 技术等。

（6）数据挖掘：分类、估计、预测、相关性分组或关联规则、聚类、描述和可视化、复杂数据类型挖掘（文本、网页、图像、视频、音频等）。

（7）模型预测：预测模型、机器学习、建模仿真。

（8）结果呈现：云计算、标签云、关系图等。

2．关键技术

大数据处理关键技术一般包括：大数据采集、大数据预处理、大数据存储及管理、大数据分析及挖掘、大数据展现和应用（大数据检索、大数据可视化、大数据应用、大数据安全等）。

（1）大数据采集技术：数据是指通过 RFID 射频数据、传感器数据、社交网络交互数据及移动互联网数据等方式获得的各种类型的结构化、半结构化（或称之为弱结构化）及非结构化的海量数据，是大数据知识服务模型的根本。重点要突破分布式高速高可靠数据采集、高速数据全映像等大数据收集技术；突破高速数据解析、转换与装载等大数据整合技术；设计质量评估模型，开发数据质量技术。

大数据采集一般分为大数据智能感知层：主要包括数据传感体系、网络通信体系、传感适配体系、智能识别体系及软硬件资源接入系统，实现对结构化、半结构化、非结构化的海量数据的智能化识别、定位、跟踪、接入、传输、信号转换、监控、初步处理和管理等。必须着重掌握针对大数据源的智能识别、感知、适配、传输、接入等技术。基础支撑层：提供大数据服务平台所需的虚拟服务器，结构化、半结构化及非结构化数据的数据库及物联网资源等基础支撑环境。重点攻克分布式虚拟存储技术，大数据获取、存储、组织、分析和决策操作的可视化接口技术，大数据的网络传输与压缩技术，大数据隐私保护技术等。

（2）大数据预处理技术：主要完成对已接收数据的辨析、抽取、清洗等操作。

① 抽取：因获取的数据可能具有多种结构和类型，数据抽取过程可以帮助将这些复杂的数据转化为单一的或者便于处理的构型，以达到快速分析处理的目的。

② 清洗：由于在海量数据中，并不全是有价值的，有些数据并不是我们所关心的内容，而另一些数据则是完全错误的干扰项，因此要对数据通过过滤"去噪"，从而提取出有效数据。

（3）大数据存储及管理技术：大数据存储与管理要用存储器把采集到的数据存储起来，建立相应的数据库，并进行管理和调用。重点解决复杂结构化、半结构化和非结构化大数据管理与处理技术。主要解决大数据的可存储、可表示、可处理、可靠性及有效传输等几个关键问题。开发可靠的分布式文件系统（DFS）、能效优化的存储、计算融入存储、大数据的去冗余及高效低成本的大数据存储技术；突破分布式非关系型大数据管理与处理技术，异构数据的数据融合技术，数据组织技术，研究大数据建模技术；突破大数据索引技术；突破大数据移动、备份、复制等技术；开发大数据可视化技术。

开发新型数据库技术，数据库分为关系型数据库、非关系型数据库以及数据库缓存系统。其中，非关系型数据库主要指的是 NoSQL 数据库，分为键值数据库、列存数据库、图存数据库以及文档数据库等类型。关系型数据库包含了传统关系数据库系统以及 NewSQL 数据库。

（4）开发大数据安全技术：改进数据销毁、透明加解密、分布式访问控制、数据审计等技术；突破隐私保护和推理控制、数据真伪识别和取证、数据持有完整性验证等技术。

（5）大数据分析及挖掘技术：大数据分析技术。改进已有数据挖掘和机器学习技术，开发数据网络挖掘、特异群组挖掘、图挖掘等新型数据挖掘技术，突破基于对象的数据连接、相似性连接等大数据融合技术，突破用户兴趣分析、网络行为分析、情感语义分析等面向领域的大数据挖掘技术。

数据挖掘就是从大量的、不完全的、有噪音的、模糊的、随机的实际应用数据中，提取隐含在其中的、人们事先不知道的，但又是潜在有用的信息和知识的过程。

数据挖掘涉及的技术方法很多，包括多种分类法。根据挖掘任务可分为：分类或预测模型发现、数据总结、聚类、关联规则发现、序列模式发现、依赖关系或依赖模型发现、异常和趋势发现等；根据挖掘对象可分为关系数据库、面向对象数据库、空间数据库、时态数据库、文本数据源、多媒体数据库、异质数据库、遗产数据库以及环球网 Web；根据挖掘方法可粗分为机器学习方法、统计方法、神经网络方法和数据库方法。机器学习可细分为归纳学习方法（决策树、规则归纳等）、基于范例学习、遗传算法等。统计方法，可细分为回归分析（多元回归、自回归等）、判别分析（贝叶斯判别、费歇尔判别、非参数判别等）、聚类分析（系统聚类、动态聚类等）、探索性分析（主元分析法、相关分析法等）等。神经网络方法可细分为前向神经网络（BP 算法等）、自组织神经网络（自组织特征映射、竞争学习等）等。数据库方法主要是多维数据分析或 OLAP 方法，另外还有面向属性的归纳方法。

从挖掘任务和挖掘方法的角度，着重突破以下几点。

① 可视化分析。数据可视化无论是对于普通用户，还是数据分析专家，都是最基本的功能。

数据图像化可以让数据自己说话，让用户直观地感受到结果。

② 数据挖掘算法。图像化是将机器语言翻译给人看，而数据挖掘就是机器的母语。分割、集群、孤立点分析还有各种各样五花八门的算法让我们精炼数据，挖掘价值。这些算法一定要能够应付大数据的量，同时还具有很高的处理速度。

③ 预测性分析。预测性分析可以让分析师根据图像化分析和数据挖掘的结果做出一些前瞻性判断。

④ 语义引擎。语义引擎需要设计到有足够的人工智能以足以从数据中主动地提取信息。语言处理技术包括机器翻译、情感分析、舆情分析、智能输入、问答系统等。

⑤ 数据质量和数据管理。数据质量与管理是管理的最佳实践，透过标准化流程和机器对数据进行处理可以确保获得一个预设质量的分析结果。

（6）大数据展现与应用技术：大数据技术能够将隐藏于海量数据中的信息和知识挖掘出来，为人类的社会经济活动提供依据，从而提高各个领域的运行效率，大大提高整个社会经济的集约化程度。

在我国，大数据将重点应用于以下三大领域：商业智能、政府决策、公共服务，如商业智能技术、政府决策技术、电信数据信息处理与挖掘技术、电网数据信息处理与挖掘技术、气象信息分析技术、环境监测技术、警务云应用系统（道路监控、视频监控、网络监控、智能交通、反电信诈骗、指挥调度等公安信息系统）、大规模基因序列分析比对技术、Web 信息挖掘技术、多媒体数据并行化处理技术、影视制作渲染技术、其他各种行业的云计算和海量数据处理应用技术等。

10.4　大数据处理分析的 5 种典型工具

大数据分析是在研究大量数据的过程中寻找模式、相关性和其他有用的信息，可以帮助企业更好地适应变化，并做出更明智的决策。

1. Hadoop

Hadoop 是一个能够对大量数据进行分布式处理的软件框架。但是 Hadoop 是以一种可靠、高效、可伸缩的方式进行处理的。Hadoop 是可靠的，因为它假设计算元素和存储会失败，因此它维护多个工作数据副本，确保能够针对失败的节点重新分布处理。Hadoop 是高效的，因为它以并行的方式工作，通过并行处理加快处理速度。Hadoop 还是可伸缩的，能够处理 PB 级数据。此外，Hadoop 依赖于社区服务器，因此它的成本比较低，任何人都可以使用。其特点如下。

Hadoop 是一个能够让用户轻松架构和使用的分布式计算平台。用户可以轻松地在 Hadoop 上开发和运行处理海量数据的应用程序。它主要有以下几个优点。

（1）高可靠性。Hadoop 按位存储和处理数据的能力值得人们信赖。

（2）高扩展性。Hadoop 是在可用的计算机集簇间分配数据并完成计算任务的，这些集簇可以方便地扩展到数以千计的节点中。

（3）高效性。Hadoop 能够在节点之间动态地移动数据，并保证各个节点的动态平衡，因此处理速度非常快。

（4）容错性。Hadoop 能够自动保存数据的多个副本，并且能够自动将失败的任务重新分配。

Hadoop 带有用 Java 语言编写的框架，因此运行在 Linux 生产平台上是非常理想的。Hadoop 上的应用程序也可以使用其他语言编写，如 C++。

2. HPCC

HPCC 是 high performance computing and communications（高性能计算与通信）的缩写。1993 年，由美国科学、工程、技术联邦协调理事会向国会提交了"重大挑战项目：高性能计算与 通信"的报告，也就是被称为 HPCC 计划的报告，即美国总统科学战略项目，其目的是通过加强研究与开发解决一批重要的科学与技术挑战问题。HPCC 是美国实施信息高速公路基础上实施的计划，该计划的实施将耗资百亿美元，其主要目标是开发可扩展的计算系统及相关软件，以支持太位级网络传输性能，开发千兆比特网络技术，扩展研究和教育机构及网络连接能力。该项目主要由以下 5 部分组成。

（1）高性能计算机系统（HPCS）：内容包括今后几代计算机系统的研究、系统设计工具、先进的典型系统及原有系统的评价等;

（2）先进软件技术与算法（ASTA）：内容包括巨大挑战问题的软件支撑、新算法设计、软件分支与工具、高性能计算研究中心等。

（3）国家科研与教育网格（NREN）：内容包括中接站及 10 亿位级传输的研究与开发。

（4）基本研究与人类资源（BRHR）：内容包括基础研究、培训、教育及课程教材。具体做法是以设立奖励制度开始，通过提高被调查者的教育水平、给予相应的培训和加强相互间的通信联系，从而支持这项调查工作顺利进行。

（5）信息基础结构技术和应用（IITA），目的在于保证美国在先进信息技术开发方面的领先地位。

3. Storm

Storm 是一种开源软件，是一个分布式的、容错的实时计算系统。Storm 可以非常可靠地处理庞大的数据流，用于处理 Hadoop 的批量数据。 Storm 很简单，支持许多种编程语言，使用起来非常有趣。Storm 由 Twitter 开源而来，其它知名的应用企业包括 Groupon、淘宝、支付宝、阿里巴巴、乐元素、Admaster 等。

Storm 有许多应用领域：实时分析、在线机器学习、不停顿的计算、分布式 RPC（远过程调用协议，一种通过网络从远程计算机程序上请求服务的协议）、

ETL（extraction transformation loading，即数据抽取、转换和加载）等。Storm 的处理速度惊人：经测试，每个节点每秒钟可以处理 100 万个数据元组。Storm 是可扩展、容错，很容易设置和操作。

4. Apache Drill

为了帮助企业用户寻找更为有效、加快 Hadoop 数据查询的方法，Apache 软件基金会发起了一项名为"Drill"的开源项目。Apache Drill 实现了 Google's Dremel。

据 Hadoop 厂商 MapR Technologies 公司产品经理 Tomer Shiran 介绍，"Drill"已经作为 Apache 孵化器项目来运作，将面向全球软件工程师持续推广。

该项目将会创建出开源版本的 Google Dremel Hadoop 工具（Google 使用该工具来为 Hadoop 数据分析工具的互联网应用提速）。而"Drill"将有助于 Hadoop 用户实现更快查询海量数据集的目标。

"Drill"项目其实也是从 Google 的 Dremel 项目中获得灵感：该项目帮助 Google 实现海量数据集的分析处理，包括分析抓取 Web 文档、跟踪安装在 Android Market 上的应用程序数据、分析垃圾邮件、分析 Google 分布式构建系统上的测试结果等。

通过开发"Drill"Apache 开源项目，组织机构将有望建立 Drill 所属的 API 接口和灵活强大的体系架构，从而帮助支持广泛的数据源、数据格式和查询语言。

5. RapidMiner

RapidMiner 是世界领先的数据挖掘解决方案，在一个非常大的程度上有着先进技术。它的数据挖掘任务涉及范围广泛，包括各种数据艺术，能简化数据挖掘过程的设计和评价。其功能和特

点如下。

（1）免费提供数据挖掘技术和库。

（2）100%用 Java 代码（可运行在操作系统）。

（3）数据挖掘过程简单，强大和直观。

（4）内部 XML 保证了标准化的格式来表示交换数据挖掘过程。

（5）可以用简单脚本语言自动进行大规模进程。

（6）多层次的数据视图，确保有效和透明的数据。

（7）图形用户界面的互动原型。

（8）命令行（批处理模式）自动大规模应用。

（9）Java API（应用编程接口）。

（10）简单的插件和推广机制。

（11）强大的可视化引擎，许多尖端的高维数据的可视化建模。

10.5　大数据的 3 个应用案例

1. Informatica Cloud 解决方案

PDI 是一家领先的医疗商业化公司，Informatica Cloud 加强了该公司的销售、客户报告、洞察力和合规性。Informatica Google 通过确保交付及时和相关的信息，帮助 PDI 取得高额数据回报，同时减少了企业的应用程序、数据和 CRM 备份成本，更在不到一个月的时间就部署完毕。

解决方案将 PDI 的 Salesforce.com CRM 数据复制到基于云的报表系统中，使数据完整且保持最新，完成报表周期所用的时间只是以前所需时间的零头。可以每周、每日，甚至实时生成报告，而从前则是 30 天的周期。

数据集成和 CRM 备份成本也大幅降低，同时 PDI 销售团队可以共享他们的业绩视图，跟踪生物医药销售指标和其他促进销售的信息。

PDI 的首席信息官 Jo AnnSaitta 表示："离了 Informatica Cloud，PDI 的销售团队就会抓瞎。这种灵活易用、基于 SaaS 的集成服务正帮助公司实现数据的巨大回报，推动本来向下的销售上行，最终提高 IT 利润。"

新西兰最大的金融机构 Westpac Life 将 Informatica 部署在其雄心勃勃的保险项目中，这个项目是一个商业智能环境，帮助金融机构增加收入、留住更多客户、增加交叉销售的潜在客户并降低风险。

系统提供了一个可信业务和保险客户数据的单一来源，有望交出 240 %以上的投资回报，保单的生命周期收入提高至少一个百分点。

Informatica 还助力 Westpac 的社交媒体项目，利用客户所说的话，从而将客户放在 Westpac 活动的前沿和中心。

超过 120 万客户每月进行 300 万的在线交易，庞大的数据集带来了复杂的挑战。但是通过部署 Informatica 平台，避免了在孤岛上做出决策。可基于具有高级报告和可视化的全盘信息，在保密情况下通过强大数据治理做出战略决策。

Westpac Life 新西兰有限公司的保险负责人 KevinCrowley 说："在财务不确定的环境中，更快做出决策所需的财务效率和业务洞察是 Westpac 已经解决的挑战。因为有 Informatica，我们有更好地定位，对更大透明度的需求做出响应，并将公司的客户保险数据资产转化为业务洞察力。"

Informatica 深知，对于很多企业来说，向数据回报模型的转变不会一蹴而就。管理数据并将其成本降低的短期要求将会是首要焦点，同样还需要打破障碍以了解数据。企业只有这时才可以开始从传统和新兴数据集获得更多价值。Informatica 可提供数据集成平台和领导力，为企业提供全程帮助。

2．IBM 战略

IBM 的大数据战略以其在 2012 年 5 月发布智慧分析洞察"3A5 步"动态路线图作为基础。所谓"3A5 步"，指的是在"掌握信息"（align）的基础上"获取洞察"（anticipate），进而采取行动（action），优化决策策划能够拯救业务绩效。除此之外，还需要不断地"学习"（learn）从每一次业务结果中获得反馈，改善基于信息的决策流程，从而实现"转型"（transform）。基于"3A5 步"动态路线图，IBM 提出了"大数据平台"架构。该平台的四大核心能力包括 Hadoop 系统、流计算（stream computing）、数据仓库（data warehouse）和信息整合与治理（information integration and governance）。

在大数据处理领域，IBM 于 2012 年 10 月推出了 IBM pure systems 专家集成系统的新成员——IBM PureData 系统。这是 IBM 在数据处理领域发布的首个集成系统产品系列。PureData 系统具体包含 3 款产品，分别为 PureDataSystem for Transactions、PureData System forAnalytics 和 PureData System for Operational Analytics，可分别应用于 OLTP（联机事务处理）、OLAP（联机分析处理）和大数据分析操作。与此前发布的 IBM Pure Systems 系列产品一样，IBM PureData 系统提供内置的专业知识、源于设计的集成，以及在其整个生命周期中的简化体验。

3．Microsoft 战略

在大数据时代的热潮中，Micwsoft 公司生产了一款数据驱动软件，主要是为工程建设节约资源提高效率。在这个过程里可以为世界节约 40% 的能源。抛开这个软件的前景不看，从 Microsoft 团队致力于研究开始，可以看他们的目标不仅是节约能源，更加关注智能化运营。通过跟踪取暖器、空调、风扇以及灯光等积累下来的超大量数据，捕捉如何杜绝能源浪费。"给我提供一些数据，我就能做一些改变。如果给我提供所有数据，我就能拯救世界。"Microsoft 史密斯这样说，而智能建筑正是他的团队专注的事情。

10.6　大数据在医学领域中的应用

1989 年，Gartner 提出 BI 概念。2008 年，Gartner 将 BI 概念进一步升级为高级分析（advanced analytics）。2011 年，麦肯锡阐释大数据的概念。虽然名称不同，但实际上它们要解决的问题从来没有变过。只不过，现在的大数据分析技术能处理相比 20 年前更大量、多样、实时（volume、variety、velocity）的数据，即大数据。相比 20 年前的 BI，现在的大数据分析能够产生更大的商业价值，大数据存储和分析技术的发展也得益于商业场景中数据量的激增和数据种类的多样化。

除了较早前就开始利用大数据的互联网公司，医疗行业可能是让大数据分析最先发扬光大的传统行业之一。医疗行业早就遇到了海量数据和非结构化数据的挑战，而近年来很多国家都在积极推进医疗信息化发展，这使得很多医疗机构有资金来做大数据分析。因此，医疗行业将和银行、电信、保险等行业一起首先迈入大数据时代。麦肯锡在其报告中指出，排除体制障碍，大数据分析可以帮助美国的医疗服务业一年创造 3000 亿美元的附加价值。

下面列出了医疗服务业 5 大领域（临床业务、付款/定价、研发、新的商业模式、公众健康）的 14 项应用，这些场景下，大数据的分析和应用都将发挥巨大的作用，提高医疗效率和医疗效果，如图 10-6 所示。

10.6.1 临床业务

在临床业务方面，有 5 个主要场景的大数据应用。麦肯锡估计，如果这些应用被充分采用，光是美国，国家医疗健康开支一年就将减少 165 亿美元。

1．比较效果研究

通过全面分析病人特征数据和疗效数据，然后比较多种干预措施的有效性，可以找到针对特定病人的最佳治疗途径。

基于疗效的研究包括比较效果研究（comparative effectiveness research，cer）。研究表明，对同一病人来说，医疗服务提供方不同、医疗护理方法和效果不同，成本上也存在着很大的差异。精准分析包括病人体征数据、费用数据和疗效数据在内的大型数据集，可以帮助医生确定临床上最有效和最具有成本效益的治疗方法。医疗护理系统实现 CER，将有可能减少过度治疗（如避免那些副作用比疗效明显的治疗方式），以及治疗不足。从长远来看，不管是过度治疗，还是治疗不足都将给病人身体带来负面影响，以及产生更高的医疗费用。

世界各地的很多医疗机构（如英国的 NICE、德国 IQWIG、加拿大普通药品检查机构等）已经开始了 CER 项目并取得了初步成功。2009 年，美国通过的复苏与再投资法案，就是向这个方向迈出的第一步。在这一法案下，设立的比较效果研究联邦协调委员会协调整个联邦政府的比较效果的研究，并对 4 亿美元投入资金进行分配。这一投入想要获得成功，还有大量潜在问题需要解决。例如，临床数据和保险数据的一致性问题，当前在缺少 HER（电子健康档案）标准和互操作性的前提下，大范围仓促部署 EHR 可能造成不同数据集难以整合。再如，病人隐私问题，想要在保护病人隐私的前提下，又要提供足够详细的数据以便保证分析结果的有效性不是一件容易的事情。还有一些体制问题，如目前美国法律禁止医疗保险机构和医疗补助服务中心（centers for medicare and medicaid services）（医疗服务支付方）使用成本/效益比例来制定报销决策，因此即便他们通过大数据分析找到更好的方法，也很难落实。

2．临床决策支持系统

临床决策支持系统可以提高工作效率和诊疗质量。目前的临床决策支持系统分析医生输入的条目，比较其与医学指引不同的地方，从而提醒医生防止潜在的错误，如药物不良反应。通过部署这些系统，医疗服务提供方可以降低医疗事故率和索赔数，尤其是那些临床错误引起的医疗事故。在美国 Metropolitan 儿科重症病房的研究中，两个月内，临床决策支持系统就削减了 40%的药品不良反应事件数量。

大数据分析技术将使临床决策支持系统更智能，这得益于对非结构化数据的分析能力的日益加强。例如，可以使用图像分析和识别技术，识别医疗影像（X 光、CT、MRI）数据，或者挖掘医疗文献数据建立医疗专家数据库（就像 IBM Watson 做的），从而给医生提出诊疗建议。此外，临床决策支持系统还可以使医疗流程中大部分的工作流流向护理人员和助理医生，使医生从耗时过长的简单咨询工作中解脱出来，从而提高治疗效率。

3．医疗数据透明度

提高医疗过程数据的透明度，可以使医疗从业者、医疗机构的绩效更透明，间接促进医疗服务质量的提高。

根据医疗服务提供方设置的操作和绩效数据集，可以进行数据分析并创建可视化的流程图和仪表盘，促进信息透明。流程图的目标是识别和分析临床变异和医疗废物的来源，然后优化流程。仅仅发布成本、质量和绩效数据，即使没有与之相应的物质上的奖励，也往往可以促进绩效的提高，使医疗服务机构提供更好的服务，从而更有竞争力。

数据分析可以带来业务流程的精简，通过精益生产降低成本，找到符合需求的工作更高效的员工，从而提高护理质量并给病人带来更好的体验，也给医疗服务机构带来额外的业绩增长潜力。美国医疗保险和医疗补助服务中心正在测试仪表盘，将其作为建设主动、透明、开放、协作型政府的一部分。本着同样的精神，美国疾病控制和预防中心（centers for disease control and prevention）已经公开发布医疗数据，包括业务数据。

公开发布医疗质量和绩效数据还可以帮助病人做出更明智的健康护理决定，这也将帮助医疗服务提供方提高总体绩效，从而更具竞争力。

4．远程病人监控

远程病人监控从对慢性病人的远程监控系统收集数据，并将分析结果反馈给监控设备（查看病人是否正在遵从医嘱），从而确定今后的用药和治疗方案。

2010年，美国有1.5亿慢性病患者，如糖尿病、充血性心脏衰竭、高血压患者，他们的医疗费用占到了医疗卫生系统医疗成本的80%。远程病人监护系统对治疗慢性病患者是非常有用的。远程病人监护系统包括家用心脏监测设备、血糖仪，甚至还包括芯片药片。芯片药片被患者摄入后，实时传送数据到电子病历数据库。举个例子，远程监控可以提醒医生对充血性心脏衰竭病人采取及时治疗措施，防止紧急状况发生，因为充血性心脏衰竭的标志之一是由于保水产生的体重增加现象，这可以通过远程监控实现预防。更多的好处是，通过对远程监控系统产生的数据的分析，可以减少病人住院时间，减少急诊量，实现提高家庭护理比例和门诊医生预约量的目标。

5．对病人档案的先进分析

在病人档案方面应用高级分析可以确定哪些人是某类疾病的易感人群。举例说，应用高级分析可以帮助识别哪些病人有患糖尿病的高风险，使他们尽早接受预防性保健方案。这些方法也可以帮助患者从已经存在的疾病管理方案中找到最好的治疗方案。

10.6.2 付款/定价

对医疗支付方来说，通过大数据分析可以更好地对医疗服务进行定价，如图10-6所示。以美国为例，这将有潜力创造每年500亿美元的价值，其中一半来源于国家医疗开支的降低。

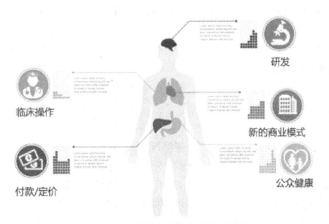

图10-6 大数据在付款/定价中的应用

1．自动化系统

自动化系统（如机器学习技术）可以检测欺诈行为。业内人士评估，每年有2%~4%的医疗索赔是欺诈性的或不合理的，因此检测索赔欺诈具有巨大的经济意义。通过一个全面的一致的索赔数据库和相应的算法，可以检测索赔准确性，查出欺诈行为。这种欺诈检测可以是追溯性的，也可以是实时的。在实时检测中，自动化系统可以在支付发生前就识别出欺诈，避免重大的损失。

2．基于卫生经济学和疗效研究的定价计划

在药品定价方面，制药公司可以参与分担治疗风险，如基于治疗效果制定定价策略。这对医疗支付方的好处显而易见，有利于控制医疗保健成本支出。对于患者来说，好处更加直接。他们能够以合理的价格获得创新的药物，并且这些药物经过了基于疗效的研究。而对医药产品公司来说，更好的定价策略也是好处多多。他们可以获得更高的市场准入可能性，也可以通过创新的定价方案，推出更有针对性疗效的药品，获得更高的收入。

在欧洲，现在有一些基于卫生经济学和疗效的药品定价试点项目。一些医疗支付方正在利用数据分析衡量医疗服务提供方的服务，并依据服务水平进行定价。医疗服务支付方可以基于医疗效果进行支付，他们可以与医疗服务提供方进行谈判，看医疗服务提供方提供的服务是否达到特定的基准。

10.6.3　研发

医疗产品公司可以利用大数据提高研发效率。以美国为例，这将创造每年超过 1 000 亿美元的价值。

1．预测建模

医药公司在新药物的研发阶段，可以通过数据建模和分析，确定最有效率的投入产出比，从而配备最佳资源组合。模型基于药物临床试验阶段之前的数据集及早期临床阶段的数据集，尽可能及时地预测临床结果。评价因素包括产品的安全性、有效性、潜在的副作用和整体的试验结果。通过预测建模可以降低医药产品公司的研发成本，在通过数据建模和分析预测药物临床结果后，可以暂缓研究次优的药物，或者停止在次优药物上的昂贵的临床试验。

除了研发成本，医药公司还可以更快地得到回报。通过数据建模和分析，医药公司可以将药物更快推向市场，生产更有针对性的药物和有更高潜在市场回报和治疗成功率的药物。原来一般新药从研发到推向市场的时间大约为 13 年，使用预测模型可以帮助医药企业提早 3～5 年将新药推向市场。

2．提高临床试验设计的统计工具和算法

使用统计工具和算法，可以提高临床试验设计水平，并在临床试验阶段更容易地招募到患者。通过挖掘病人数据，评估招募患者是否符合试验条件，从而加快临床试验进程，提出更有效的临床试验设计建议，并能找出最合适的临床试验基地。例如，那些拥有大量潜在符合条件的临床试验患者的试验基地可能是更理想的，或者在试验患者群体的规模和特征二者之间找到平衡。

3．临床实验数据的分析

分析临床试验数据和病人记录可以确定药品更多的适应症和发现副作用。在对临床试验数据和病人记录进行分析后，可以对药物进行重新定位，或者实现针对其他适应症的营销。实时或者近乎实时地收集不良反应报告可以促进药物警戒（药物警戒是上市药品的安全保障体系，对药物不良反应进行监测、评价和预防）。或者在一些情况下，临床实验暗示出了一些情况，但没有足够的统计数据去证明，现在基于临床试验大数据的分析可以给出证据。

这些分析项目是非常重要的。可以看到最近几年药品撤市数量屡创新高，药品撤市可能给医药公司带来毁灭性的打击。2004 年从市场上撤下的止痛药 Vioxx，给默克公司造成 70 亿美元的损失，短短几天内就造成股东价值 33% 的损失。

4．个性化治疗

另一种在研发领域有前途的大数据创新，是通过对大型数据集（如基因组数据）的分析发展个性化治疗。这一应用考察遗传变异、对特定疾病的易感性和对特殊药物的反应的关系，然后在药物研发和用药过程中考虑个人的遗传变异因素。

个性化医学可以改善医疗保健效果，比如在患者发生疾病症状前，就提供早期的检测和诊断。很多情况下，病人用同样的诊疗方案，但疗效却不一样，部分原因是遗传变异。针对不同的患者

采取不同的诊疗方案，或者根据患者的实际情况调整药物剂量，可以减少副作用。

个性化医疗目前还处在初期阶段。麦肯锡估计，在某些案例中，通过减少处方药量可以减少 30%～70% 的医疗成本。比如，早期发现和治疗可以显著降低肺癌给卫生系统造成的负担，因为早期的手术费用是后期治疗费用的一半。

5．疾病模式的分析

通过分析疾病的模式和趋势，可以帮助医疗产品企业制定战略性的研发投资决策，帮助其优化研发重点，优化配备资源，如图 10-7 所示。

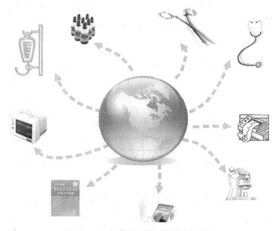

图 10-7　大数据时代的数字医院

10.6.4　新的商业模式

大数据分析可以给医疗服务行业带来新的商业模式。

1．汇总患者的临床记录和医疗保险数据集

汇总患者的临床记录和医疗保险数据集，并进行高级分析，将提高医疗支付方、医疗服务提供方和医药企业的决策能力。例如，对于医药企业来说，他们不仅可以生产出具有更佳疗效的药品，而且能保证药品适销对路。临床记录和医疗保险数据集的市场刚刚开始发展，扩张的速度将取决于医疗保健行业完成 EMR 和循证医学发展的速度。

2．网络平台和社区

另一个潜在的大数据启动的商业模型是网络平台和大数据，这些平台已经产生了大量有价值的数据。例如，PatientsLikeMe.com 网站，病人可以这个网站上分享治疗经验；Sermo.com 网站，医生可以在这个网站上分享医疗见解；Participatorymedicine.org 网站，这家非营利性组织运营的网站鼓励病人积极进行治疗。这些平台可以成为宝贵的数据来源。例如，Sermo.com 向医药公司收费，允许他们访问会员信息和网上互动信息。

10.6.5　公众健康

大数据的使用可以改善公众健康监控。公共卫生部门可以通过覆盖全国的患者电子病历数据库，快速检测传染病，进行全面的疫情监测，并通过集成疾病监测和响应程序，快速进行响应。这将带来很多好处，包括医疗索赔支出减少、传染病感染率降低，卫生部门可以更快地检测出新的传染病和疫情。通过提供准确和及时的公众健康咨询，将会大幅提高公众健康风险意识，同时也将降低传染病感染风险。所有的这些都将帮助人们创造更好的生活。

10.7　大数据的发展趋势

大数据正在以不可阻拦的磅礴气势，与当代同样具有革命意义的最新科技进步（如纳米技术、生物工程、全球化等）一起，揭开人类新世纪的序幕。

对于地球上的每一个普通居民而言，大数据有什么应用价值呢?只要看看周围正在变化的一切，你就可以知道，大数据对每个人的重要性不亚于人类初期对火的使用。大数据让人类对一切事物的认识回归本源；大数据通过影响经济生活、政治博弈、社会管理、文化教育科研、医疗保健休闲等行业，与每个人产生密切的联系。

大数据时代已悄然来到我们身边，并渗透到我们每个人的日常生活消费之中，每时每刻，事无巨细，谁都无法回避，因为它无微不至：它提供了光怪陆离的全媒体、难以琢磨的云计算、无法抵御的虚拟仿真的环境和随处可在的网络服务，这就是大数据带给人类的福音。说穿了，大数据是互联网产物，即互联网是大数据的载体和平台。同时大数据让互联网生机无限。而随着互联网技术的蓬勃发展，我们一定会迎来大数据的智能时代，即大数据的技术和你我生活紧密相连，它也再不仅仅是人们津津乐道的一种时尚，而是作为我们生活上的向导和助手存于世。我们完全有理由期待着这一天早日到来。

2013 年，大数据应用带来了令人瞩目的成绩。作为新的重要资源，世界各国都在加快大数据的战略布局，制定战略规划。美国奥巴马政府发起了《大数据研究和发展倡议》，斥资 2 亿美元用于大数据研究。英国政府预计在大数据和节能计算研究上投资 1.89 亿英镑；法国政府宣布投入 1 150 万欧元，用于 7 个大数据市场研发项目。日本在新一轮 IT 振兴计划中，将发展大数据作为国家战略层面提出，重点关注大数据应用技术，如社会化媒体、新医疗、交通拥堵治理等公共领域的应用。中国的"基础研究大数据服务平台应用示范项目"正在启动，有关部门正在积极研究相关发展目标、发展原则、关键技术等方面的顶层设计。

目前我国大数据产业还处于发展初期，市场规模仍然比较小，2012 年仅为 4.5 亿元，而且主导厂商仍以外企居多。2016 年，我国大数据应用的整体市场规模将突破百亿元量级，未来将形成全球最大的大数据产业带。然而，相对于发展前景的乐观预测，我国发展大数据产业面临的现实挑战更值得认真分析和对待。

总而言之，大数据技术的发展有可能解开宇宙起源的奥秘。因为，计算机技术将一切信息，无论是有与无、正与负，都归结为 0 与 1，原来一切存在都在于数的排列组合，在于大数据。

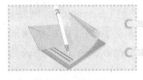

习　题　10

一、简答题

1. 简述大数据的特点。
2. 简述大数据的应用领域（5 个以上）。
3. 简述大数据技术架构。
4. 简述大数据的关键技术。
5. 简述大数据在医疗上的五大应用领域。

参 考 文 献

［1］覃雄派，王会举，杜小勇，王珊.大数据分析——RDBMS 与 MapReduce 的竞争与共生［J］.软件学报，2012，23（1）:32-45.

［2］王珊，王会举，覃雄派，周垣. 架构大数据：挑战、现状与展望［J］. 计算机学报，2011，34（10）：1741—1752.

［3］丁琳琳，信俊昌，王国仁. 基于 Map Reduce 的海量数据高效 Skyline 查询处理. 计算机学报，2011，34（10）：1785—1796.

［4］Xiaojun Chen，Yunming Ye，Xiaofei Xu etc. A feature group weighting method for subspace clustering of high—dimensional data［J］. Pattern Recognition，2012，45（I）：434—446.

［5］Bingguo Li，Xiaojun Chen，Mark Junjie Li，etc. Scalable random forests for massive data［C］. PAKDD，2012.

［6］人人网 http://blog.renren.com/share/366516165/16768509477

［7］360 图书馆 http://www.360doc.com/content/13/1228/12/175820_340743136.shtml

参考文献

[1]张俊林，王刚，等. 大数据日知录——架构与算法[M]. RDBMS与MapReduce的比较与融合[M]. 北京：电子工业出版社，2012.

[2]李建中，王宏志，等. 海量数据上的查询处理与优化[J]. 计算机研究与发展，2011.48(9)：1741-1752.

[3]覃雄派，王会举，等. 大数据Map Reduce与并行数据库技术[J]. Science Journal，计算机学报，2012，34(10)：1765-1766.

[4]Xiaolan Chen, Jianmei Yu, Xiaofei Xu, et al. A feature group weighting method for subspace clustering of high-dimensional data [J]. Pattern Recognition，2012. 45(1)：434-446.

[5]Guoping Li, Xiaojun Chen, Mark Junjie Li, etc. Scalable random forests for massive data [C]. PAKDD，2012.

[6]人人网，http://page.renren.com/hereShow/519?cs/0s3568517.

[7]360百科，http://www.360doc.com/content/14/1238/2/29.5830_94513436.shtml.